癌症局部放射性核素治疗学
临床应用与科学研究

Locoregional Radionuclide Cancer Therapy
Clinical and Scientific Aspects

原　著　Franklin C. L. Wong

主　审　王俊杰

主　译　邵玉军　王　超

副主译　卢　霞　童冠圣　史育红　楼　岑　赵新明　高洪波

北京大学医学出版社

AIZHENG JUBU FANGSHEXING HESU ZHILIAOXUE——LINCHUANG
YINGYONG YU KEXUE YANJIU

图书在版编目（CIP）数据

癌症局部放射性核素治疗学：临床应用与科学研究／（美）富兰克
林·C.L. 王（Franklin C. L. Wong）原著；邵玉军，王超主译.
—北京：北京大学医学出版社，2024.3

书名原文：Locoregional Radionuclide Cancer Therapy：Clinical and
Scientific Aspects

ISBN 978-7-5659-2841-3

Ⅰ.①癌… Ⅱ.①富… ②邵… ③王… Ⅲ.①癌 – 放射性同位素 –
放射疗法 Ⅳ.① R730.55

中国国家版本馆 CIP 数据核字 (2023) 第 013336 号

北京市版权局著作权合同登记号：图字：01–2023–0084
First published in English under the title
Locoregional Radionuclide Cancer Therapy: Clinical and Scientific Aspects
edited by Franklin C. L. Wong
Copyright © Springer Nature Switzerland AG, 2021
This edition has been translated and published under licence from
Springer Nature Switzerland AG.

Simplified Chinese translation Copyright © 2024 by Peking University Medical Press.
All Rights Reserved.

癌症局部放射性核素治疗学——临床应用与科学研究

主　　译：邵玉军　王　超
出版发行：北京大学医学出版社
地　　址：（100191）北京市海淀区学院路 38 号　北京大学医学部院内
电　　话：发行部 010-82802230；图书邮购 010-82802495
网　　址：http://www.pumpress.com.cn
E - m a i l：booksale@bjmu.edu.cn
印　　刷：北京信彩瑞禾印刷厂
经　　销：新华书店
策划编辑：冯智勇
责任编辑：王 霞　吕曼婕　　责任校对：靳新强　　责任印制：李 啸
开　　本：710 mm × 1000 mm　1/16　　印张：19.5　　字数：294 千字
版　　次：2024 年 3 月第 1 版　2024 年 3 月第 1 次印刷
书　　号：ISBN 978-7-5659-2841-3
定　　价：135.00 元
版权所有，违者必究
（凡属质量问题请与本社发行部联系退换）

译审者名单

王　超　北京核工业医院

赵新明　河北医科大学第四医院（河北省肿瘤医院）

卢　霞　江苏省苏北人民医院（扬州大学附属苏北人民医院）

王海军　甘肃省人民医院

王　茸　甘肃省人民医院

高洪波　北京核工业医院

邵玉军　北京核工业医院

楼　岑　浙江大学医学院附属邵逸夫医院

史育红　核工业四一六医院（成都医学院第二附属医院）

王剑杰　北京大学首钢医院

赵　斌　北京大学首钢医院

胡　瑞　中山大学附属第六医院

代若雪　南方医科大学研究生院

黄乐琪　南方医科大学研究生院

张　丽　首都医科大学附属北京世纪坛医院

童冠圣　首都医科大学附属北京世纪坛医院

杜立晴　首都医科大学附属北京世纪坛医院

中文版序

随着人口老龄化社会进程的加速，肿瘤发病率呈上升趋势。重视早期筛查、早期诊断、早期治疗仍是目前肿瘤防治的关键。肿瘤治疗包括三大手段，即手术治疗、放射治疗和化学治疗，其中放射治疗的地位日益凸显。根据世界卫生组织统计，70%的肿瘤患者需要借助放射治疗达到根治、姑息或者配合手术的术前、术后治疗目的。放射治疗由过去的二维时代，进入三维和四维时代，治疗更加精准，疗效进一步提高，副反应大大降低。在鼻咽癌、喉癌、早期肺癌、前列腺癌、宫颈癌等癌症中，放射治疗可达到与手术一样的根治性疗效，而且患者的器官功能可得到保全，代表了未来肿瘤治疗的发展方向。

放射治疗的原理是利用直线加速器或者天然放射性核素释放的高能X射线或其他种类的射线，通过各种准直器和影像引导技术投射到肿瘤组织，对肿瘤细胞进行杀伤，使用这类技术或设备进行治疗称外照射放疗；也有通过人体自然腔道或者各种影像引导技术将放射源直接放置或插植到肿瘤组织内，对肿瘤细胞进行定点清除，这类技术称内照射，也称近距离治疗。部分近距离治疗技术与核素治疗有交叉或联合，如前列腺癌的放射性粒子植入治疗，其疗效已可以与手术治疗和外照射治疗相媲美。早期的放射治疗与放射诊断、核医学为一个科室，随着技术不断进步，逐渐分为放射诊断科、放疗科和核医学科，构成了肿瘤诊断和治疗的三大主要支柱科室。

放射性核素治疗是近年来新兴的治疗方法，在肿瘤防治领域起到越来越重要的作用。^{89}Sr和^{153}Sm两种核素已经广泛应用于各种癌症骨转移的治疗，^{223}Ra作为前列腺癌骨转移治疗的特异性药物也已经进入临床，^{90}Y治疗肝癌在临床获得巨大成功。这些均标志着核素治疗将进入全新的时代。

美国得克萨斯大学 M.D. 安德森癌症中心的 Franklin C.L.Wong 教授联合多位肿瘤放疗和核医学专家，组织编写了《癌症局部放射性核素治疗学——临床应用与科学研究》（*Locoregional Radionuclide Cancer Therapy: Clinical and Scientific Aspects*）一书。全书共 11 章，系统全面地介绍了癌症流行病学、治疗模式和放射治疗，重点介绍了放射性核素治疗原理、剂量学研究、动物实验、密封放射性核素和非密封放射性核素临床应用，起到很好的技术普及和推广作用。

北京核工业医院牵头，组织国内部分高等院校附属医院和三甲教学医院的相关领域专家，对该书进行了全面系统地翻译，并在国内出版。相信该书的出版，必将为我国肿瘤治疗领域提供最新的技术信息、核素治疗的最新理念和先进的治疗手段，使更多的肿瘤患者获益，生存期得以延长，生存质量得到提高。与此同时，该书的出版也为住院医师、主治医师的继续教育学习提供了高质量和高水平的培训教材。希望我国的专家学者在此基础上，不断创新，做出中国人的数据，并使这些数据进入各种指南，提升我国肿瘤治疗的整体水平。

王俊杰

中华医学会放射肿瘤治疗学分会第十届委员会主任委员

中国核学会近距离治疗与智慧放疗分会理事长

北京大学第三医院肿瘤放疗科主任

北京大学医学部近距离放疗研究中心主任

原著者名单

A. Cahid Civelek，MD 约翰·霍普金斯医学院核医学与分子影像学部放射学系，美国马里兰州巴尔的摩

Suzanne L. Craig，DVM 南卡罗来纳医科大学实验动物资源部，美国南卡罗来纳州查尔斯顿

Nuhad K. Ibrahim，MD 得克萨斯大学 M.D. 安德森癌症中心乳腺肿瘤学系，美国得克萨斯州休斯顿

V. Behrana Jensen，DVM 得克萨斯大学 M.D. 安德森癌症中心兽医和外科学系，美国得克萨斯州休斯顿

Melissa M. Joyner，MD，MBA 得克萨斯大学 M.D. 安德森癌症中心放射肿瘤学系，美国得克萨斯州休斯顿；得克萨斯大学医学分部放射肿瘤学系，美国得克萨斯州加尔维斯顿

Dao Le，PharmD 得克萨斯大学 M.D. 安德森癌症中心，美国得克萨斯州休斯顿

Lilie L. Lin，MD 得克萨斯大学 M.D. 安德森癌症中心放射肿瘤学系，美国得克萨斯州休斯顿

Armeen Mahvash，MD 得克萨斯大学 M.D. 安德森癌症中心影像诊断学部介入放射学系，美国得克萨斯州休斯顿

Greta S. P. Mok，PhD 澳门大学科技学院电机与计算机工程系生物医学影像实验室，中国澳门特别行政区

Matthew S. Ning，MD，MPH 得克萨斯大学 M.D. 安德森癌症中心放射肿瘤学系，美国得克萨斯州休斯顿

Roberto Carmagnani Pestana，MD 得克萨斯大学 M.D. 安德森癌症中心癌症医学系，美国得克萨斯州休斯顿

Richard B. Sparks，PhD CDE 剂量测定服务公司，美国田纳西州

诺克斯维尔

Brian S. Wong，MD，MPH 得克萨斯大学医学分部放射学系，美国得克萨斯州加尔维斯顿

Calvin W. Wong，BA 莱斯大学生物科学系，美国得克萨斯州休斯顿

Franklin C. L. Wong，MD，PhD，JD 得克萨斯大学 M.D. 安德森癌症中心核医学系，美国得克萨斯州休斯顿

Steven Yevich，MD，MPH 得克萨斯大学 M.D. 安德森癌症中心影像诊断学部介入放射学系，美国得克萨斯州休斯顿

Alison K. Yoder，MD 得克萨斯大学 M.D. 安德森癌症中心放射肿瘤学系，美国得克萨斯州休斯顿

原著前言

　　通过全身给药进行放射性核素治疗正在逐渐成为癌症治疗的主要方法。该方法已从放射性碘消融治疗发展至难治性癌性骨痛的放射性核素姑息治疗（^{89}Sr、^{153}Sm-EDTMP 和 ^{223}Ra），并进一步发展至放射免疫治疗（^{177}Lu-PSMA 和其他配体）以及骨转移治疗（^{223}Ra）。局部放射性核素治疗（locoregional radionuclide therapy，LRCT）具有利用药代动力学优势扩大治疗窗口的巨大潜力，但该领域仍处于发展阶段。尽管 LRCT 具有与外照射放疗（一种已被广泛接受的癌症疗法）相同的局部性特征，但人们对于 LRCT 的作用以及靶器官和机体其他部位的辐射剂量学特征仍缺少了解，因此限制了该疗法的广泛应用。

　　仪器、成像算法和辐射剂量测定建模方面的最新进展使人们能够利用小体积微量放射性活度进行准确成像。因此，目前是重新审视将 LRCT 应用于人类癌症治疗的理论基础和实际问题的关键时机。本书前三章回顾了人类癌症的范围、当前治疗方法以及癌症的局部放疗。第 4 章和第 5 章介绍了当前放射性核素治疗和使用介入方案进行局部给药的一般方法。第 6 章探讨了常见几何模型的靶组织和周围组织商用放射性核素的辐射剂量学测定，然后在第 7 章详细介绍了显像方案，以便得出基于图像相关性的经验剂量。第 8 章讨论了动物模型中 LRCT 的实验结果，然后在第 9 章介绍了不同肿瘤类型的动物模型，为进一步进行动物实验提供指导。第 10 章描述了进行 LRCT 临床试验时的实践、后勤和监管方面的内容，为执业医师提供 LRCT 方面的指导。第 11 章回顾了目前的临床核医学研究，并将其作为未来可能进行的 LRCT 研究进行介绍。

　　LRCT 的实践依靠多学科的努力。本书旨在向相关学科的科学家、医生和未来的 LRCT 执业医师介绍 LRCT。希望本书能够涵盖 LRCT 各相关学科的必备知识。为了将 LRCT 进一步发展至临床试验阶段，必然需要更多从业人员付出更多的努力。

Franklin C. L. Wong

美国得克萨斯州休斯顿

（邵玉军　王　超　译审）

致 谢

本书原著者十分感激每一位为本书的写作做出贡献的作者，感谢他们所付出的大量努力。衷心感谢 Springer 项目协调员 Abha Krishnan 和 Springer 编辑 Margaret Moore 的持续支持。

目　录

第 1 章　人类癌症：流行病学、标志和防御策略……………………… 1

第 2 章　癌症全身和局部治疗模式：多学科方法
　　　　面临的挑战与机遇…………………………………………… 18

第 3 章　癌症的放射治疗：一般注意事项和人体放射生物学……… 42

第 4 章　放射性核素用于癌症治疗：非密封的α和β发射体 ……… 65

第 5 章　癌症局部治疗：使用与不使用放射性核素的介入治疗…… 97

第 6 章　癌症局部放射性核素治疗：辐射剂量学考虑……………… 121

第 7 章　基于体素的放射性核素靶向治疗剂量学…………………… 144

第 8 章　非密封放射性核素用于局部癌症治疗：实验结果………… 174

第 9 章　动物癌症治疗模型：已准备好推广至人类………………… 212

第 10 章　放射性药物法规概述 ……………………………………… 254

第 11 章　使用密封和非密封放射性核素对癌症进行
　　　　　局部放射性核素治疗（LRCT）…………………………… 281

第 1 章
人类癌症：流行病学、标志和防御策略

Brian S. Wong，Calvin W. Wong，Franklin C. L. Wong

一、引言

（一）癌症的流行病学：2018 年引起的人类损失

癌症是一类以异常生长和扩散的恶性肿瘤细胞为特征的非传染性疾病（noncommunicable disease，NCD）。目前已知至少有 100 种人类癌症类型。恶性肿瘤细胞能够局部生长、扩散至邻近组织并通过多种机制侵入远隔部位。据了解，生长失调是环境因素、感染原和基因突变等原因引起的基因水平上的变化所致。癌症的临床表现与产生癌细胞的组织的位置和类型直接相关。

预计未来的癌症发病率将会上升，癌症将成为 21 世纪人类死亡的主要原因[1]。2018 年，全球约诊断出 1810 万例癌症，其中美国有 170 万例[1, 2]。据估计，2018 年，每 100 000 人中可诊断出 199.8 例癌症[1]。2011—2015 年，在美国每年每 100 000 人中可诊断出 439.2 例癌症[3]。癌症发病率的差异可归因于多种因素，包括群体年龄、发育阶段和接受

B. S. Wong（✉）
美国得克萨斯州加尔维斯顿得克萨斯大学医学分部放射学系
电子邮箱：bswong@utmb.edu
C. W. Wong
美国得克萨斯州休斯顿莱斯大学生物科学系
电子邮箱：cwong@rice.edu
F. C. L. Wong
美国得克萨斯州休斯顿得克萨斯大学 M. D. 安德森癌症中心核医学系
电子邮箱：fwong@mdanderson.org
© Springer Nature Switzerland AG 2021
F. C. L. Wong (ed.), Locoregional Radionuclide Cancer Therapy, https://doi.org/10.1007/978-3-030-56267-0_1

筛查的机会的差异等。在过去的 10 年中，美国男性的新发癌症诊断率平均每年降低 1.8%，女性则保持不变[2]。

2016 年，恶性肿瘤成为美国居民的第二大死亡原因，约 600 000 例死亡，仅次于心血管疾病[4]。据估计，2018 年全球男性和女性的癌症死亡率分别为每 100 000 人（男性）中 218.6 人和每 100 000 人（女性）中 182.6 人[1]。2011—2015 年，每年美国男性和女性的癌症死亡率分别为每 100 000 人（男性）中 196.7 人和每 100 000 人（女性）中 139.5 人[2]。死亡率的差异可归因于群体的人口统计学特征和获得医疗保健服务的差异。1999—2015 年间，美国男性和女性的癌症死亡率平均每年分别降低 1.8% 和 1.4%[3]。1991—2015 年，死亡率持续降低，总计降低 26%[2]。

虽然死亡率的降低可能与现代医学的进步有关，但癌症已在全球范围内造成了巨大的社会和经济负担。2015 年，癌症在全球范围内造成了 2.083 亿个伤残调整生命年（disability-adjusted life year，DALY），其中大部分年数（96%）归因于过早死亡导致的寿命损失年（years of life lost，YLL）[5]。癌症对属于较高社会人口指数（sociodemographic index，SDI）的个体影响更大。最高 SDI 五分位数中的男性发生癌症的可能性是最低 SDI 五分位数中的男性的 3 倍。对于女性，这种影响不太显著，与最低 SDI 五分位数的女性相比，最高 SDI 五分位数的女性发生癌症的概率增加了 60%。除发病率和死亡率外，当今社会癌症幸存者众多，经济负担也是一个重要问题。在美国，2017 年用于癌症治疗的国家经济负担估计为 1473 亿美元[6]。随着癌症患病率的上升和新治疗方法成为标准治疗，这一估计值预计将会升高。

无论是在全球范围内还是在美国，实体瘤都是最常见的癌症。据估计，2018 年在全球范围内诊断的最常见的癌症类型为肺癌（11.6%）、女性乳腺癌（11.6%）、前列腺癌（7.1%）和结直肠癌（6.1%）[1]，在美国诊断的最常见的癌症类型为女性乳腺癌（15.3%）、肺和支气管癌（13.5%）、前列腺癌（9.5%）、结直肠癌（8.1%）和黑色素瘤（5.3%）[2]。在美国，已知会影响大量人群的其他形式的实体癌包括妇科肿瘤（6.3%）、甲状腺癌（3.1%）、肾脏肿瘤（3.8%）、膀胱癌（4.7%）和头颈癌（3.7%）。在美国，液体瘤也具有较高的发病率，包括白血病

（3.5%）、淋巴瘤（4.8%）和骨髓瘤（1.8%）[2]。下文选择了几种人们关注的实体癌进行讨论。

（1）乳腺癌 乳腺癌是指起源于乳腺组织的恶性肿瘤，包括浸润性导管癌（70%～80%）、浸润性小叶癌（8%）和混合性导管和小叶癌（7%）等亚型。可根据能够决定预后和指导治疗的人表皮生长因子 2（human epidermal growth factor 2，HER2）等基因的表达，按照分子亚型对其进行进一步区分。乳腺癌是美国最常见的癌症，据估计，2018 年有 266 120 例确诊病例和 41 400 例死亡病例[2]。2018 年，在全球范围内有 2 088 849 例乳腺癌新发病例确诊和 626 679 例死亡，使乳腺癌成为仅次于肺癌的全球第二大常见癌症[1]。1999—2004 年，美国乳腺癌的发病率每年降低 2.3%。研究表明，这可以通过激素替代治疗的停用和筛查性乳腺 X 射线检查的减少（与前者相比可能性较低）来解释。而 2005—2014 年的近期数据显示，美国乳腺癌发病率每年平均上升 0.4%，但这可能是由于筛查的增加导致了更多早期病例被检出[2]。自 20 世纪 70 年代以来，乳腺癌的死亡率稳步降低。2011—2015 年的数据显示，美国乳腺癌的死亡率平均每年降低 1.8%[2]。死亡率的降低归因于乳腺癌筛查和辅助治疗的进步。2007—2013 年，美国 I 期乳腺癌的 5 年生存率为 100%。2008—2014 年，所有分期的乳腺癌的 5 年生存率为 81.1%[3]。

（2）肺癌/支气管癌 肺癌起源于肺部组织，分为小细胞肺癌（10%）、非小细胞肺癌（85%）和其他亚型（5%）。非小细胞肺癌进一步分为鳞状细胞癌、腺癌和大细胞癌。在美国，肺癌是第二常见的癌症，据估计，2018 年有 234 030 例新发病例和 154 050 例死亡病例[2]；在全球范围内，肺癌是最常见的癌症类型，有 2 093 876 例新发确诊病例和 1 761 007 例死亡病例[1]。2008 年至 2014 年间，5 年生存率为 16.2%[3]。2005 年至 2014 年间，男性肺癌发病率降低了 2.5%，女性肺癌发病率降低了 1.2%。2011 年至 2015 年间，男性死亡率降低了 3.8%，女性死亡率降低了 2.3%[2]。2015 年，肺癌和支气管癌是男性因癌症死亡的主要原因，造成 3640 万个伤残调整生命年[5]。

（3）前列腺癌 前列腺癌可累及精囊腺。2018 年，美国前列腺癌

有 164 690 例预计新发病例和 29 430 例死亡病例[2]。2018 年，全球有
1 276 106 例病例和 358 989 例死亡病例[1]。在美国，2005 年至 2014 年间
发病率降低了 5.6%，2006 年至 2015 年间死亡率降低了 2.9%[2]。2008 年
至 2014 年间，5 年生存率为 95.9%[3]。在全球范围内，前列腺癌是男性
中最常见的癌症之一，在 2015 年导致 630 万个伤残调整生命年[5]。

（4）结直肠癌/胰腺癌/胃癌和肝癌　结直肠癌始于大肠，通常
起源于结肠内侧形成的息肉。2018 年，美国有 140 250 例新发病例和
50 630 例死亡病例。2018 年，全球范围内有 1 096 601 例新发病例和
861 662 例死亡病例。1998 年至 2014 年间，男性结直肠癌的发病率
降低了 2.9%。2008 年至 2012 年间，女性经延迟校正后的发病率降低
了 4.1%。2011 年至 2015 年间，男性死亡率降低了 2.5%，女性死亡率
降低了 1.8%。2008 年至 2014 年间，5 年生存率为 57.8%[3]。2015 年，
结直肠癌导致 1700 万个伤残调整生命年[5]。

胰腺癌的特征是早期难以发现和侵袭性生长。2018 年，美国有
55 440 例胰腺癌新发病例和 44 330 例死亡病例。全球有 458 918 例新发
病例和 432 242 例死亡病例。2010 年至 2014 年间，男性发病率升高了
0.9%，女性发病率升高了 1.0%。2011 年至 2015 年间，男性死亡率升
高了 0.3%。在相同时间段内，女性死亡率未出现具有统计学意义的变
化。2008 年至 2014 年间，5 年生存率为 8.6%[3]。

大多数胃癌起源于胃黏膜，胃癌的出现与食用熏烤和盐腌食物有
关。随着食品冷藏越来越普遍，并取代了熏烤和盐腌，胃癌的发病率普
遍下降。2018 年，美国的胃癌发病人数为 26 240，死亡人数为 10 800。
2018 年，全球的胃癌发病人数为 1 033 701，死亡人数为 782 685。
2008 年至 2014 年，5 年生存率为 31.1%[3]。2015 年，胃癌导致 1170
万个伤残调整生命年[5]。

当肝受到肝炎、酗酒或血色素沉着病的影响时，就会发生肝癌。
2018 年，有 42 220 例新发病例和 30 200 例肝癌相关死亡病例。2018 年，
在全球范围内观察到 841 080 例新发病例和 781 631 例死亡病例。根
据 2005 年至 2014 年的数据，男性的发病率平均升高了 2.7%。2010 年
至 2014 年间，女性的平均发病率升高了 2.8%。然而，根据 2011 年至

2015 年的数据，女性的死亡率升高了 2.7%，而男性的死亡率仅升高了 1.6%。肝癌的预后仍相对较差，2008 年至 2014 年间，5 年生存率为 14%[3]。2015 年，肝癌导致了 2000 万个伤残调整生命年[7]。

（5）黑色素瘤　尽管有时黑色素瘤是遗传性的，但也常因过度的紫外线照射而发生，常见于皮肤颜色较浅的群体。从美国收集的数据（1975—2015 年）表明有 91 270 例新发病例和 9320 例死亡病例，而全球有 287 723 例新发病例和 60 712 例死亡病例。根据 2005 年至 2014 年间收集的数据，男性发病率升高了 1.8%（经延迟校正），而 2010 年至 2014 年的近期数据也显示男性发病率升高了 1.8%；对于女性，发病率升高了 2.3%（经延迟校正），年平均变化百分比相似。2011 年至 2015 年间，死亡率总体降低，其中男性死亡率降低了 3%，女性死亡率降低了 0.7%。2008 年至 2014 年，5 年生存率为 65.2%[3]。

（6）宫颈癌和宫体癌　宫颈癌通常与人乳头状瘤病毒（human papilloma virus，HPV）感染以及长期使用口服避孕药有关。2018 年，美国报告了 13 240 例新发病例和 4170 例死亡病例，而全球有 569 847 例新发病例和 311 365 例宫颈癌相关死亡病例。2008 年至 2014 年间，5 年生存率为 55.5%[3]。2015 年，宫颈癌导致 700 万个伤残调整生命年。

宫体癌更有可能在绝经后的女性中发生，2018 年美国有 63 230 例新发病例和 11 350 例死亡病例。与此同时，2018 年全球有 382 069 例新发病例和 89 929 例死亡病例。平均而言，2005 年至 2014 年间，宫体癌的发病率升高了约 1.2%，2011 年至 2015 年间，死亡率升高了 1.9%。2008 年至 2014 年间，5 年生存率为 64%[3]。

（7）膀胱癌 / 肾细胞癌　肾细胞癌和膀胱癌通常通过血尿发现。2018 年，美国群体中有 81 190 例新发病例和 17 240 例死亡病例。2018 年，全球有 549 393 例新发病例和 199 922 例膀胱癌 / 肾细胞癌导致的死亡病例。2008 年至 2014 年，5 年生存率为 63.0%[3]。2015 年，膀胱癌导致 340 万个伤残调整生命年[5]。膀胱癌在男性中比在女性中更常见，二者比值比为 1/59∶1/239。

（8）分化型甲状腺癌　分化型甲状腺癌起源于滤泡细胞，与颈部肿胀或结节有关。2018 年，美国有 53 990 例新发病例和 2060 例死亡病例，而全球有 567 223 例新发病例和 41 071 例分化型甲状腺癌相关死亡病例。2005 年至 2014 年间，男性和女性的发病率均升高了 3.9%。未报告死亡率的变化，但死亡率较低，每 100 000 例病例中仅有 0.9 例死亡。根据 2008 年至 2014 年的数据，5 年生存率为 97.2%[3]。

（9）头颈癌　头颈癌与吸烟和 HPV 感染相关，其症状可能出现在口、鼻窦、喉、鼻中。2018 年，美国有 64 690 例新发病例和 13 740 例死亡病例，全球有 479 996 例发病和 253 747 例死亡病例。口腔癌和咽癌的 5 年生存率为 48.1%，喉癌的 5 年生存率为 52%[3]。

（10）淋巴瘤　淋巴瘤可分为霍奇金淋巴瘤和非霍奇金淋巴瘤，其特征为淋巴结肿大和疲乏。2018 年，美国群体中有 83 180 例新发病例和 20 960 例死亡病例，全球有 589 580 例新发病例和 274 891 例死亡病例。2008 年至 2014 年间，霍奇金淋巴瘤的 5 年生存率为 69.7%，非霍奇金淋巴瘤的 5 年生存率为 66.2%[3]。2015 年，非霍奇金淋巴瘤导致 630 万个伤残调整生命年[5]。

（11）骨髓瘤和白血病　骨髓瘤在浆细胞中形成，其特征为骨骼强度减弱和贫血，2018 年美国报告了 30 770 例新发病例和 12 770 例死亡病例。而 2018 年全球报告了 159 985 例新发病例和 106 105 例死亡病例。2008 年至 2014 年间，5 年生存率为 52.1%[3]。白血病是指造血组织癌症，其特征可能为淋巴结肿大、频繁感染和疲乏。此外，白血病可分为急性淋巴细胞白血病（acute lymphoid leukemia，ALL）、慢性淋巴细胞白血病（chronic lymphoid leukemia，CLL）、急性髓细胞性白血病（acute myelogenous leukemia，AML）和慢性髓细胞性白血病（chronic myelogenous leukemia，CML）。2018 年，美国群体中有 60 300 例新发病例和 24 370 例死亡病例。5 年生存率因疾病类型而异，总生存率为 55.4%，其中 ALL 为 64.6%，CLL 为 73.1%，AML 为 28.8%，CML 为 70.0%[3]。2015 年，白血病导致 1200 万个伤残调整生命年[5]。

二、人类癌症生物学：标志与弱点

理解人类癌症时，不受控制的细胞生长是其关键概念。Hanahan（2000 和 2011）提出了人类癌症的六个经典标志，将癌症与宿主的相互作用及其后续生长和进展加以分类，这些标志描述了癌症发生和进展过程中的细胞和亚细胞事件[8,9]。并且还增加了其他重要事件，以便更好地了解癌症的生物学特征及其弱点，如表 1.1 所示。

　　理解这些机制后，便可提取出多个生物标志物，用于筛选和监测癌症的发生和发展。传统化学治疗通过干扰癌细胞的复制和细胞分裂周期来抑制其生长，而新型治疗靶向癌细胞的特定弱点，毒性较小，且已开始在临床试验中进行检验。

三、原发性癌症的标志

　　（1）逃避生长抑制　　如果无法避开能引起衰老的生长抑制，癌细胞就不能实现大量或长时间的增殖。癌细胞逃避生长抑制最简单的方法是生长抑制基因功能的丧失。这通常由肿瘤抑制基因（tumor suppressor gene，TSG）的突变引起，TSG 可编码一种对细胞生长、增殖以及凋亡进行负调节的蛋白质。TSG 的数量众多，其中最著名的人 TSG 为 *TP*53 和 *BRCA*1。典型的 TSG 通常参与更大的细胞信号传导通路，该通路控制细胞是否进入凋亡、衰老或增殖通路。因此，如果没有使受损或应激细胞进入衰老通路的适当保护机制，癌细胞逃避生长抑制的能力会越来越强，因为它累积了更多可导致 TSG 功能丧失的突变。与野生型小鼠相比，缺乏 *TP*53 编码基因的小鼠中白血病和肉瘤的发生率明显更高，这一发现也许可以说明 *TP*53 的重要性[10]。

表 1.1　癌症的经典标志和新提出标志均形成了研究和理解癌症生物学相互作用的新范式。对癌症标志的理解有助于实现通过靶向对治疗发展至关重要的细胞过程而进行的有效治疗

癌症标志/事件	弱点示例
逃避生长抑制	细胞周期蛋白依赖性激酶抑制剂
避免免疫破坏	免疫检查点抑制剂
实现无限复制	端粒酶抑制剂
促肿瘤炎症	抗炎药物
激活侵袭和转移	HGF/c-Met抑制剂
诱导血管生成	VEGF信号传导抑制剂

续表

癌症标志/事件	弱点示例
基因组不稳定和突变	PARP抑制剂
抵抗细胞死亡	促凋亡BH3类似物
细胞能量异常	有氧糖酵解抑制剂
维持增殖信号传导	EGFR抑制剂

（2）抵抗细胞死亡　如果细胞逃避衰老，则凋亡信号传导通路就位，以诱导程序性细胞死亡[11, 12]。通常，这些凋亡通路由细胞应激或损伤增加这一指标来触发。更具体而言，异常细胞增殖的迹象（如线粒体能量转化效率低下、DNA损伤和癌基因信号传导增加）可促使凋亡机制的激活。凋亡机制分为两种途径：外源性途径和内源性途径。外源性途径依赖于Fas受体，而内源性途径结合了有关细胞健康、DNA损伤和能量转化效率的多种细胞内指标。外源性途径激活脱天蛋白酶8，内源性途径激活脱天蛋白酶9，二者均触发细胞蛋白质水解、分解和由吞噬细胞进行的消化分解。虽然凋亡通路的缺陷可能出现在不同阶段，但癌细胞最常通过可触发信号传导级联反应的突变来逃避凋亡。例如，TP53突变通常会消除内源性途径的启动信号。虽然细胞凋亡被认为是针对癌症的"内置"屏障，但在真正发生癌变的细胞中编码凋亡信号传导或执行的基因通常会发生突变。

（3）实现无限复制　另一个密切相关的标志是癌细胞的无限复制：能够无限增殖以达到肉眼可见的体积。这种能力由永生化细胞中存在的功能性端粒酶介导[13]。健康细胞缺乏具有功能活性的端粒酶，因此在健康细胞分裂时其端粒会逐渐磨损。事实上，一个细胞经历的分裂次数可以描述为端粒长度的函数。随着端粒逐渐磨损，细胞开始衰老或凋亡[13]。因此，永生化细胞中的活性端粒酶可以使有丝分裂中丢失的序列再生，从而阻止在正常情况下已超出其复制能力的细胞启动衰老和凋亡。

（4）维持增殖信号传导　迄今为止，主要讨论了癌细胞逃避衰老或凋亡的能力。关于癌症主要标志的其他讨论将主要集中在增殖方面。癌细胞不仅需要逃避或抵抗被摧毁的命运，而且需要能够维持其增殖信号的传导。相比之下，健康细胞具有高度可控的细胞周期信号传导通路，可谨慎控制有丝分裂的进行。促有丝分裂信号传导通路通常需要一种旁分泌或内分泌生长因子来结合细胞表面的受体酪氨酸激酶[14, 15]。癌细胞可能组成性地产生生长因子受体的配体，从而具备自分泌促有丝分裂活性，或者可能通过合成和分泌可触发旁分泌促有丝分裂信号传导的因子使其具有该活性[16]。癌细胞维持其增殖信号传导的能力也可能涉及受体蛋白的过度表达，从而导致对生长因子的超敏反应。最后，受体蛋白编码基因的突变可能导致在不存在配体的情况下使蛋白质具有活性，或者受体下游信号传导成分的突变可能导致与生长因子无关的促有丝分裂信号传导。

（5）激活侵袭和转移　随着癌细胞维持增殖信号传导的能力越来越强，其也将能够侵袭新组织并发生转移，上皮间充质转化的情况就是一个例子。虽然预计癌细胞的形状和细胞外基质会发生改变，但癌细胞的一个更常见的特征是上皮钙黏素功能丧失，该蛋白质负责在相邻上皮细胞之间形成黏连。没有上皮钙黏素，癌细胞就可以自由迁移，离开其相邻的上皮细胞，而使上皮钙黏素功能所需基因的突变减少似乎可抑制癌细胞的迁移能力[17, 18]。然而，在浸润性癌症中并非所有黏附蛋白的表达都发生了下调。例如，在许多浸润性癌症中神经钙黏素的表达发生了上调。这与神经钙黏素通常在迁移细胞的器官发生过程中的表达相一致。

癌症的侵袭和转移通常被认为是一个逐步进展的过程，有明确的阶段。该过程始于局部组织浸润，随后进入淋巴管和血管运输，然后从血管腔中溢出[19]。然后，出现结节生长（称为微转移），随后定植，形成肉眼可见的肿瘤。上皮性肿瘤类型的侵袭性记录最为详细，然而也记录了一些神经外胚层肿瘤和肉瘤经历的过程，该过程与上皮间充质转化类似。

（6）诱导血管生成　进行这种快速的细胞分裂、生长和迁移的代谢需要有充足的氧气供应。因此，即使在癌症发生的较早期，癌细胞也表现出诱导血管生成的能力，例如从现有血管向外长出新血管系统。正常情况下，血管生成仅在成人伤口愈合期间和女性月经卵泡期会偶尔发生。相反，在生长活跃的肿瘤周围会持续激活血管生成，以提供维持肿瘤生长所需的氧气和营养物质[20]。血管生成过程受内皮细胞的细胞表面受体控制。虽然关于血管生成既有细胞外诱导因子也有抑制因子，但与肿瘤新生血管形成密切相关的典型诱导因子是血管内皮生长因子A和成纤维细胞生长因子家族。肿瘤的新血管系统更加错综复杂，具有分支、易漏且血流不稳定，可以根据这些特征将其与健康血管系统区分开。

然而，血管生成的诱导作用会被内源性蛋白抵消，如血小板反应蛋白-1、纤溶酶和内皮抑素[21, 22]。在鼠类模型中进行的实验证明了这一点，实验表明这些抑制剂的过表达可以减缓肿瘤的发生[21, 23]。这些研究结果表明，这些蛋白除了在伤口愈合过程中控制暂时性血管生成外，还可发挥其对肿瘤形成的屏障作用。

四、次要/新提出标志

（1）避免免疫破坏 癌症发生的另一个标志是具有逃避免疫系统破坏的能力。虽然尚未明确具体机制，但已知免疫系统在监测和消除肿瘤形成方面起关键作用，因此达到肉眼可见体积的肿瘤必须有一套躲避免疫系统监测和破坏的方法。这与以下发现一致：在试验模型中，免疫缺陷小鼠比免疫活性小鼠更易发生癌症[24, 25]。此外，有证据表明，细胞毒性T淋巴细胞和自然杀伤细胞浸润的某些类型的上皮肿瘤比缺乏免疫细胞浸润的上皮肿瘤具有更好的预后[26, 27]。

癌细胞可通过多种机制产生逃避免疫激活或破坏的能力。细胞避免被破坏的最简单的方法是直接合成和分泌免疫抑制因子，如转化生长因子-β[28, 29]。但是也有其他方法，如募集免疫抑制炎性细胞，如骨髓来源的抑制性细胞和调节性T细胞[30, 31]。癌细胞也能在酸性微环境中大量生长，已知酸性微环境对某些免疫细胞过程有害。

（2）促肿瘤炎症 炎症也可促进肿瘤生长。这似乎自相矛盾，因为炎症通常是免疫系统被激活时的副产物，但炎症有助于肿瘤的生长，因为它为癌细胞提供促进细胞存活和增殖的大量营养和生长因子[32-35]。此外，炎症细胞可能释放活性氧，加速癌细胞的生长，从而形成癌症标志。癌细胞也能够募集促炎细胞，从而为肿瘤提供有利的微环境条件。

（3）细胞能量异常　与癌细胞中细胞增殖和细胞周期过程的异常有关的是细胞能量和代谢的异常。癌症中能量改变的一个众所周知的例子是癌细胞在有氧气存在的情况下依然大量依赖糖酵解来获得能量的发现。由于糖酵解过程中产生的腺苷三磷酸（adenosine triphosphate，ATP）比线粒体中反应产生的 ATP 少得多，因此依赖糖酵解产能显然对癌症不利。但是癌细胞通过上调葡萄糖转运蛋白的量并转运至细胞中来补偿这种情况[36]。此外，已经提出，由于增加的糖酵解通量能够产生更多氨基酸和核苷，依赖糖酵解导致 ATP 相对减少的损失至少部分被抵消。

在乏氧条件下，电子载体必须经过再生才能在胞质溶胶中继续进行糖酵解。糖酵解的产物丙酮酸盐可转化为乳酸盐，以氧化烟酰胺腺嘌呤二核苷酸，使其能够更多地用于糖酵解通量。有两种类型的癌细胞，其中的乳酸盐可能会经历截然不同的命运。一些癌细胞将其产生的乳酸盐分泌至细胞外，而另一些癌细胞则优先选择利用乳酸盐作为其主要能量来源。这两种类型的细胞可能存在于同一个肿瘤中，它们对乳酸盐的利用具有协同作用。

（4）基因组不稳定和突变　到目前为止，已对癌症的许多标志和特征进行了讨论。然而，由于存在各种能够防止癌症发生的机制，基因组需要出现不稳定和突变才能产生这些标志。也就是说，细胞往往会增加突变率以丧失或获得一些功能，从而使肿瘤发生。这种突变率的增加可能是细胞对诱变剂的敏感性增加或抑癌基因出现缺陷所致，后者在保留基因组完整性和稳定性方面发挥重要作用[37]。DNA 测序技术的近期进展使得癌症基因组能够被有效和彻底地测序，从而帮助人们了解哪些突变模式在某些肿瘤类型中更常见。此外，DNA 测序为癌症中核苷酸序列变异的增加和基因拷贝数的增加提供了更多证据。

了解癌症的各种标志物对癌症治疗的途径有众多深远的影响。化学治疗靶向与癌症各个标志相关的蛋白质的功能或信号传递相关。例如，细胞逃避生长抑制的能力可能会被能够抑制周期蛋白依赖性激酶的药物抵消，这些激酶控制细胞在细胞周期中的进程；通过靶向端粒酶抑制其活性的药物可能会大大降低癌细胞进行无限复制的能力；可通过使用抗炎药剂靶向产生炎症、并由炎症维持的癌症；血管生成信号传导受体抑制剂（如 VEGF 受体抑制剂）可削弱癌细胞诱导血管生成的能力；此外，对癌细胞抵抗凋亡的能力产生干扰的药物（如 BH3 类似物）可选择性杀死癌细胞；癌细胞非常依赖糖酵解来满足其代谢需求，因此糖酵解抑制剂被证明对破坏癌细胞尤为有效；也可以通过生长信号传导受体（如上皮生长因子受体）抑制剂来抑制癌细胞的增殖；可以通过使用免疫检查点抑制剂来对抗癌细胞逃避免疫系统摧毁的情况，免疫检查点抑制剂本质上阻断了能够阻止免疫系统识别或攻击癌细胞的分子的识别或产生。因此，可以根据肿瘤的特征对癌症的治疗进行调整。

五、癌症的检测、诊断和监测

癌症的检测可通过患者自我报告或通过血清肿瘤标志物进行筛查或显像来进行。在 MDACC（M.D. 安德森癌症中心）接受手术的乳腺癌患者中，约有一半患者报告称最初是通过乳腺 X 射线检查检测到乳腺癌的，而另一半患者报告称是通过自我检查检测到乳腺癌的。自愿参与结肠癌筛查是另一种早期癌症的检测方法。其他筛查手段包括高肿瘤风险患者的血清标志物和特定基因或生物标志物。检测费用明显是一个问题，使用胸部 CT 进行肺癌筛查的那些不建议说明，就证明了这一点。

当检测到疑似癌症时，可通过组织病理学方法对癌症进行确诊。分期和再次分期需要进行无创解剖显像（超声、CT 和 MRI）和功能显像（骨扫描、甲氧基异丁基异腈甲状旁腺 SPECT-CT 和使用 ^{18}F-FDG、^{18}F-Fluciclovine 和 ^{68}Ga-DOTATATE 进行的 PET-CT），因为其灵敏度和特异度较高。

在癌症的治疗过程中，所使用的显像手段对疾病监测非常重要，因为其能够区分肿瘤复发和治疗后的炎症。在肿瘤患者完成治疗并达到缓解后，显像和筛查血清标志物仍然是长期癌症监测的可靠且灵敏的客观手段（详见第 2 章）。

六、针对人类癌症的防御和防御策略：选择性毒性

人们认识到癌症对人类造成的巨大损失，因此需要有效的癌症防御

手段（第 1 章）。对癌症标志的生物学见解确实提供了针对癌症的防御机会和防御策略。对于肿瘤患者，针对癌症的防御措施包括细胞水平的靶向治疗、器官水平的细胞减灭术和局部照射，以及全身水平的化疗、免疫治疗和联合治疗。群体水平的防御措施包括进行癌症筛查、早期癌症检测、癌症监测，以及通过接种疫苗、提供健康环境和进行健康生活方式教育等措施来预防癌症。

　　肿瘤手术在肿瘤缓解方面具有明显优势，并且一直是癌症确定性治疗的有效手段。许多困难的肿瘤手术都是手术前或手术中在图像引导下进行的。该方法的主要局限是邻近器官、肿瘤边缘不确定和肿瘤微转移。

　　常规化学治疗可抑制具有代谢活性的、快速生长的肿瘤，但可能对肺、肠、心脏、眼或耳中快速生长的人类正常细胞产生无法耐受的不良作用。靶向治疗对于特定癌细胞所独有的选定关键代谢途径具有特异性，因此其能够充分利用对肿瘤的选择性毒性。同样，使用检查点释放疗法的免疫治疗可增强针对已识别肿瘤的宿主免疫机制的识别和募集，向肿瘤递送选择性毒性，而（可能或按理说）不会损害正常器官（第2 章）。

　　常规的由图像引导的放疗可靶向肿瘤局部并递送高辐射剂量，但向周围组织则递送较低剂量（第 3 章）。考虑到辐射束的精准度和邻近器官的剂量耐受量，对肿瘤的选择性毒性仍限于中度肿瘤剂量，即 $2 \sim 5$ Gy/ 次，最高 10 Gy/ 天。因为要考虑现实中如何实现设备的最佳使用以治疗更多患者，所以通常以非连续的分割剂量进行外照射。通过放射性药物全身给药进行的放射性核素治疗，利用数小时至数天的长时间持续辐射暴露，以初始高剂量和低剂量率递送辐射吸收剂量。该方法已被证实非常有效，例如用于甲状腺癌的消融治疗，但仍会使其他器官暴露于辐射中（第 4 章）。植入连接在探针上的放射性粒子是使用 ^{125}I 粒子治疗前列腺癌的另一种方法（近距离治疗）。为了更好地进行肿瘤 - 本底照射以避免全身毒性，局部放射性核素治疗通过肝动脉向肝中的肿瘤递送放射性（^{90}Y）微球（第 5 章），或将填充有 ^{125}I-Iotrex 的球囊植入术后腔内以治疗脑肿瘤床。在一项正在进行的 MDACC 临床试验中，在内镜超声引导下，将 ^{32}P 标记的粒子注射至晚期胰腺癌肿瘤中，以研究其安全性和有效性。

放射治疗会导致处于照射位置的肿瘤和正常组织出现非特异性消融，因此特异性组织反应是当前关注的问题。目前正在进行以利用肿瘤的弱点实现对肿瘤的有效治疗的研究。一个例子是检测肿瘤基因组的不稳定性和突变，并使用 PARP 抑制剂来提高放射治疗的有效性。另一个例子是检测肿瘤乏氧和使用辅助药物，如使用二甲双胍作为辐射增敏剂。此外，正在进行一些试验，旨在进一步探索接受放疗的黑色素瘤患者报告的血清免疫应答和远隔效应。除了以不同剂量率连续照射肿瘤和组织以外，放射性核素治疗与放射治疗类似，但可能导致不同的生物标志物变化和不同的有效性。放射性核素治疗、癌症标志物和癌症弱点之间的相互作用和结果有待进一步研究。

上述各治疗方式在降低死亡率、发病率和人类痛苦方面都取得了不同程度的长足进步。然而，长期而言，癌症确实经常复发。有效的癌症治疗的目标包括消除初始肿瘤负担和消除肿瘤复发。随着化疗、放疗、放射性核素治疗和外科手术的进步，在癌症首次出现和复发时决定联合哪两种或多种或所有治疗方式是重要的治疗选择，需要通过临床试验进行验证。前提是利用组合和顺序的协同作用，并将各治疗环节的毒性降低至可耐受限度以内。例如，MDACC 正在进行的一项针对肺癌联合使用免疫检查点释放药物和放射治疗以观察远隔效应的试验。临床试验对使用治疗方法的组合和顺序进行了规范。在使用辐射和放射性核素治疗癌症方面还有一些其他规定。

大多数癌症治疗措施的中心主题是向肿瘤递送较高的选择性毒性以确保有效性，同时维持对器官和全身的低毒性以确保患者安全。在Ⅰ期、Ⅱ期和Ⅲ期临床试验中，患者安全和治疗有效性是每种模式或每种组合的明确目标，同时接受公众监督。

有效利用癌症局部放射性核素治疗（LRCT）需要了解体内聚集的放射性核素的辐射剂量学（第6章），从患者的无创显像中推导出剂量的方法（第7章），以及在小动物和大动物中可能观察到的放射性药物初始聚集后的生物分布（第8章）。使用放射性核素的动物肿瘤模型综述（第 9 章）为已知放射性药物的体内生物分布提供了宝贵见解，有助于将该过程进一步推广至人类。人们确实需要对临床环境中使用放射性药物的法规、后勤和实践方面进行研究（第 10 章），以实现研究从实验室到临床的无缝过渡。第 11 章讨论了人类使用 LRCT 的实际问题，并进行了密封和非密封放射性核素用于 LRCT 的对比。这些知识将有助于人们更好地设计 LRCT 策略，使其成为人类癌症治疗的重要组成部分。

（赵新明　译审）

参考文献

1. Bray F, Ferlay J, Soerjomataram I, Siegel RL, Torre LA, Jemal A. Global cancer statistics 2018: GLOBOCAN estimates of incidence and mortality worldwide for 36 cancers in 185 countries. CA Cancer J Clin. 2018; 68 (6) : 394-424.

2. Siegel RL, Miller KD, Jemal A. Cancer statistics, 2018. CA Cancer J Clin. 2018; 68 (1) : 7-30.

3. Cancer Statistics Review, 1975-2015-Previous Version-SEER Cancer Statistics Review ［Internet］. SEER. ［cited 2019 Sep 15］. Available from: https: //seer.cancer.gov/ archive/ csr/1975_2015/index.html

4. National Vital Statistics Reports Volume 67, Number 5 July 26, 2018, Deaths: Final Data for 2016. 76.

5. Global Burden of Disease Cancer Collaboration, Fitzmaurice C, Allen C, Barber RM, Barregard L, Bhutta ZA, et al. Global, regional, and national cancer incidence, mortality, years of life lost, years lived with disability, and disability-adjusted life-years for 32 cancer groups, 1990 to 2015: a systematic analysis for the global burden of disease study. JAMA Oncol. 2017; 3 (4) : 524-48.

6. Financial Burden of Cancer Care | Cancer Trends Progress Report ［Internet］. ［cited 2019 Sep 15］. Available from: https: //progressreport.cancer.gov/after/economic_burden

7. Global Burden of Disease Liver Cancer Collaboration, Akinyemiju T, Abera S, Ahmed M, Alam N, Alemayohu MA, et al. The burden of primary liver cancer and underlying etiologies from 1990 to 2015 at the global, regional, and national level: results from the global burden of disease study 2015. JAMA Oncol. 2017; 3 (12) : 1683-91.

8. Hanahan D, Weinberg RA. Hallmarks of cancer: the next generation. Cell. 2011; 144 (5) : 646-74.

9. Hanahan D, Weinberg RA. The hallmarks of cancer. Cell. 2000; 100 (1) : 57-70.

10. Ghebranious N, Donehower LA. Mouse models in tumor suppression. Oncogene. 1998; 17 (25) : 3385-400.

11. Adams JM, Cory S. The Bcl-2 apoptotic switch in cancer development and therapy. Oncogene. 2007; 26 (9) : 1324-37.

12. Intrinsic tumour suppression | Nature [Internet]. [cited 2019 Sep 11]. Available from: https: // www.nature.com/articles/nature03098

13. Blasco MA. Telomeres and human disease: ageing, cancer and beyond. Nat Rev Genet. 2005; 6 (8) : 611-22.

14. Witsch E, Sela M, Yarden Y. Roles for growth factors in cancer progression. Physiology. 2010; 25 (2) : 85-101.

15. Perona R. Cell signalling: growth factors and tyrosine kinase receptors. Clin Transl Oncol. 2006; 8 (2) : 77-82.

16. Cheng N, Chytil A, Shyr Y, Joly A, Moses HL. Transforming growth factor-β signaling-deficient fibroblasts enhance hepatocyte growth factor signaling in mammary carcinoma cells to promote scattering and invasion. Mol Cancer Res. 2008; 6 (10) : 1521-33.

17. Berx G, van Roy F. Involvement of members of the cadherin superfamily in cancer. Cold Spring Harb Perspect Biol. 2009; 1 (6) : a003129.

18. Cavallaro U, Christofori G. Cell adhesion and signalling by cadherins and Ig-CAMs in cancer. Nat Rev Cancer. 2004; 4 (2) : 118-32.

19. Fidler IJ. The pathogenesis of cancer metastasis: the "seed and soil" hypothesis revisited. Nat Rev Cancer. 2003; 3 (6) : 453-8.

20. Hanahan D, Folkman J. Patterns and emerging mechanisms of the angiogenic switch during tumorigenesis. Cell. 1996; 86 (3) : 353-64.

21. Ribatti D. Endogenous inhibitors of angiogenesis: a historical review. Leuk Res. 2009; 33 (5) : 638-44.

22. Kazerounian S, Yee KO, Lawler J. Thrombospondins: from structure to therapeutics. Cell Mol Life Sci. 2008; 65 (5) : 700.

23. Nyberg P, Xie L, Kalluri R. Endogenous inhibitors of angiogenesis. Cancer Res. 2005; 65 (10) : 3967-79.

24. Immune-mediated dormancy: an equilibrium with cancer-Teng-2008-Journal of Leukocyte Biology-Wiley Online Library [Internet]. [cited 2019 Sep 11]. Available from: https: //jlb. onlinelibrary.wiley.com/doi/full/10.1189/jlb.1107774.

25. Cancer immunoediting from immune surveillance to immune escape-Kim-2007-Immunology-Wiley Online Library [Internet]. [cited 2019 Sep 11]. Available from: https: // onlinelibrary.wiley.com/doi/full/10.1111/j.1365-2567.2007.02587.x.

26. The impact of T-cell immunity on ovarian cancer outcomes-Nelson-2008-Immunological Reviews-Wiley Online Library [Internet]. [cited 2019 Sep 11]. Available from: https: // onlinelibrary.wiley.com/doi/abs/10.1111/j.1600-065X.2008.00614.x.

27. Immune infiltration in human tumors: a prognostic factor that should not be ignored |

Oncogene［Internet］.［cited 2019 Sep 11］. Available from: https: //www.nature. com/articles/onc2009416

28. Yang L, Pang Y, Moses HL. TGF-β and immune cells: an important regulatory axis in the tumor microenvironment and progression. Trends Immunol. 2010; 31 (6) : 220-7.

29. Induction of Lymphoidlike Stroma and Immune Escape by Tumors That Express the Chemokine CCL21 | Science［Internet］.［cited 2019 Sep 11］. Available from: https: //science. sciencemag.org/content/328/5979/749.

30. Mougiakakos D, Choudhury A, Lladser A, Kiessling R, Johansson CC. Chapter 3-Regulatory T cells in cancer. In: Vande Woude GF, Klein G, editors. Advances in cancer research［Internet］. Academic Press; 2010［cited 2019 Sep 11］. pp. 57-117. Available from: http: //www.sciencedirect.com/science/article/pii/ S0065230X1007003X.

31. Ostrand-Rosenberg S, Sinha P. Myeloid-derived suppressor cells: linking inflammation and cancer. J Immunol. 2009; 182 (8) : 4499-506.

32. DeNardo DG, Andreu P, Coussens LM. Interactions between lymphocytes and myeloid cells regulate pro-versus anti-tumor immunity. Cancer Metastasis Rev. 2010; 29 (2) : 309-16.

33. Grivennikov SI, Greten FR, Karin M. Immunity, inflammation, and cancer. Cell. 2010; 140 (6) : 883-99.

34. Qian B-Z, Pollard JW. Macrophage diversity enhances tumor progression and metastasis. Cell. 2010; 141 (1) : 39-51.

35. Cancer-related inflammation, the seventh hallmark of cancer: links to genetic instability | Carcinogenesis | Oxford Academic［Internet］.［cited 2019 Sep 11］. Available from: https: // academic.oup.com/carcin/article/30/7/1073/2477107.

36. Tumor suppressors and cell metabolism: a recipe for cancer growth［Internet］.［cited 2019 Sep 11］. Available from: http: //genesdev.cshlp.org/content/23/5/537

37. Negrini S, Gorgoulis VG, Halazonetis TD. Genomic instability—an evolving hallmark of cancer. Nat Rev Mol Cell Biol. 2010; 11 (3) : 220-8.

第 2 章
癌症全身和局部治疗模式：多学科方法面临的挑战与机遇

Roberto Carmagnani Pestana，Nuhad K. Ibrahim

一、引言

在过去的几十年中，对癌症分子和免疫特征的研究取得了相当大的进展，从而推动癌症治疗方法也取得重大研究成果。除了更广泛地应用多学科方法有效诊治癌症，更重要的是分子影像诊断技术的进步，使得癌症预防和早期诊断成为可能，阻断了癌症自然病程，极大地改善了癌症患者的预后，获得更长的无癌生存期。

鉴于癌症具有病理生理学特征的多样性和异质性表现，现已提出癌症诊疗的多模式理念[1]（图 2.1）。其中一种成功的模式是多学科讨论，相关的学科以及亚专科专家在治疗前进行预先讨论，共同制定最佳的治疗方法[2, 3]。事实上，多学科肿瘤团队已经发展成为临床实践的重要组成部分，是改进并实现标准化治疗决策的有力措施。例如，在一项来自 39 个国家的 148 个中心参与的国际实践调查中，95% 的受访者报告说具有多学科团队。在 63% 的西欧医疗机构中，乳腺癌诊治必须要求多学科团队进行决策[4]。一项研究证明了这种多学科团队决策

R. C. Pestana
美国得克萨斯州休斯顿得克萨斯大学 M.D. 安德森癌症中心癌症医学系
电子邮箱：RCarmagnani@mdanderson.org
N. K. Ibrahim（✉）
美国得克萨斯州休斯顿得克萨斯大学 M.D. 安德森癌症中心乳腺肿瘤学系
电子邮箱：nibrahim@mdanderson.org

© Springer Nature Switzerland AG 2021
F. C. L. Wong (ed.), Locoregional Radionuclide Cancer Therapy, https://doi.org/10.1007/978-3-030-56267-0_2

对肿瘤结局的影响——苏格兰一个地区对乳腺癌患者实施多学科管理，与未实施多学科管理的地区比较，乳腺癌相关死亡率降低了11%[5]。本章将探讨局部和全身癌症治疗模式的原理，主要关注实体肿瘤的治疗。

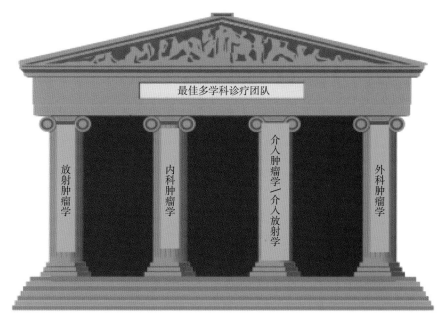

图 2.1　描述了四个主要肿瘤学相关专业。（经 Springer Nature 杂志 Tree 等许可转载[1]）

二、癌症局部治疗

（一）外科手术

外科手术仍然是大多数局部恶性实体肿瘤患者和某些寡转移恶性肿瘤患者"根治性治疗"的主要手段。从预防、诊断到姑息性治疗，手术在整个癌症诊疗过程中均发挥着至关重要的作用。

在过去的几十年里，手术在癌症治疗中的作用发生了显著变化，治疗效果也有了很大地改善。以结直肠癌为例，手术方法的改进，术前、术后的支持治疗，使得择期结直肠癌患者切除术后死亡率降至1%，而1960年代为17%[6]。

19世纪末至20世纪初，以乳腺癌为例，受 Williams Halsted 博士的理论影响，癌症手术以扩大切除的根治性术式为主，常常导致患者术后出现功能上的残缺[7, 8]；肉瘤（截肢还是保肢?）和许多其他实体瘤的治疗也是如此。当时确立的观念认为淋巴结是癌细胞通过淋巴系统扩散的唯一终点，肿瘤扩散是以时间和物理因素为基础有序发生的。Halsted 假设癌症是一种局部区域性疾病，并且认为对局部"区域"更彻底地切除会使癌症治愈率提高。因此，在 Halsted 看来，发展更为先进的大范围手术切除技术可以根除癌细胞[9]。这一理论促使 Halsted 开创了乳腺癌根治术，于1882年引入临床，手术切除范围包括所有乳腺组织、腋窝淋巴结和双侧胸肌[10]。在接下来的几十年里，其他几种癌症手术切除也广泛地应用了该原则。

20世纪后半叶，随着对癌症的生物学性质和转移的深入理解，Halsted 的肿瘤扩散理论受到了挑战。与 Halsted 的理论相反，肿瘤的扩散不一定以有序方式发生[11]。相反，肿瘤扩散的模式取决于解剖学因素、肿瘤细胞以及肿瘤微环境[11]。基于 Fisher 的假设，乳腺癌被视为一种全身性疾病[7]。因此，更积极的局部治疗不一定能更好地控制疾病[12]。这一假设在随机临床试验中得到了验证，试验结果首次为肿瘤的外科治疗提供了证据[7]。1971年启动的 NSABP-B04 试验具有里程碑意义，该试验将1665名女性患者随机分为三组，比较治疗效果的差异。第一组接受 Halsted 的根治性乳房切除术，而另外两组患者接受了切除范围相对较小的根治手术，其中一组对乳房进行术后放疗，另一组则不进行术后放疗[13]。经过25年随访之后，各组之间的生存结局没有明显的差异[13]。该试验结果支持 Fisher 的论点，并开创了外科肿瘤学治疗的新纪元，手术治疗应减少切除范围，获得更好的结局。

结合（新）辅助治疗方法，使用更先进的影像学检查提高检测微小肿瘤的能力，进一步减少"根治性"手术的应用，在达到治愈效果的前提下减少致残等严重后果。就乳腺癌而言，接受新辅助全身治疗后的患者行保乳手术的机会高于选择一期手术切除的患者[14]。对于早期黑色素瘤和乳腺癌，淋巴系统评估和前哨淋巴结活检等微创技术对患者诊疗效果产生显著影响[15, 16]。另一个例子是局部晚期直肠癌的治疗，术前放化疗、手术切除后辅助化疗可以更好地控制局部疾病，同时能够保留更多括约肌[17]。事实上，术前放化疗可以使 12%～38% 的直肠癌患者达到病理学完全缓解（pathologic complete response，pCR），可能完全不需要手术治疗[18, 19]。已发表的 1009 例直肠癌患者的数据显示，达到临床完全缓解后接受"观察、等待"治疗，而非手术治疗，有较高的安全性[18]。2 年局部复发率为 25.2%，局部难治性疾病进展罕见。此外，5 年带病生存率为 94%[18]。同样的理论也在乳腺癌患者中进行了评估，研究表明细针穿刺和真空辅助芯针活检在识别 pCR 患者方面具有较高准确性[20-22]。正在进行的一项单中心Ⅱ期临床试验，旨在使三阴性或 HER2 阳性的乳腺癌患者通过新辅助化疗达到 pCR，从而避免手术治疗[23]。然而，在一些情况下，扩大范围的手术切除治疗仍然是首选方法，因此需要了解不同类型肿瘤的生物学特性。例如，在特定的早期肝细胞肝癌患者中采用全肝切除术和原位肝移植，达到控制癌症病灶的目的，因为局部切除后，残留的肝硬化组织仍然有可能产生新的肝癌病变[24]。

　　生物医学工程促进了新的外科和微创技术的发展（图 2.2）。采用高分辨率光学技术的腹腔镜手术使得癌症手术治疗取得了显著进步，减少了手术操作，减轻了患者的不适感，缩短了住院时间，加快了机体的恢复，获得了较好的长期预后[25, 26]。此外，机器人技术正在改变传统的手术方法。机器人辅助手术允许外科医生舒适地坐着就可以有效地操作控制台，并可实现高度自由的器械移动，从而避免了使用不够灵活的标准手术器械带来的挑战[27]。高成本是这些新方法的缺点之一，也是新方法尚未被广泛应用的原因[28]。

　　慢性并发疾病的术前控制有效地降低了癌症患者的手术风险，围手术期重症护理提高了复杂手术的安全性，并且改善了患者的预后[29]。此外，麻醉技术的进步也有助于提高生存率和减少发病率。例如，对于脏器切除大手术，扩大使用区域阻滞降低了肺不张、感染性并发症、肺栓塞和深静脉血栓形成的发生风险，减轻了疼痛，降低了死亡率[30]。

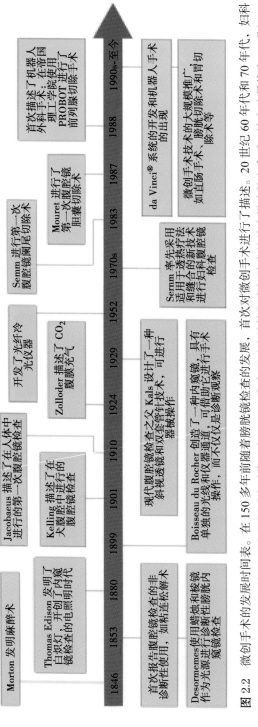

图 2.2　微创手术的发展时间表。在 150 多年前随着膀胱检查的发展，首次对微创手术进行了描述。20 世纪 60 年代和 70 年代，妇科医生 Steptoe 和 Semm 开创了现代微创手术时代，在 Mouret 对腹腔镜胆囊切除术的首次描述的文章后，该技术最终在 20 世纪 80 年代末被普通外科医生采用。从那时起，大多数不同学科的外科手术都使用了微创技术，该技术现已被视为许多手术的"金标准"。（经 Springer Nature 杂志 Wyld 等许可转载[8]）

（二）放射治疗

放射治疗是癌症治疗的主要方法之一。据估计，约 40% 的癌症患者接受了以治愈为目的的放射治疗，而 50% 的癌症患者都接受过放射性治疗[31, 32]。

放射治疗时代开始于 1895 年 Roentgen 发现 X 射线，以及 3 年后 Pierre 和 Marie Curie 发现镭[33, 34]。此后在技术的推动下，该领域取得了显著进展，包括引入各种不同的射线能量模式，更精确地勾选病灶照射区域的放疗前计划系统等[32]。20 年前，放射治疗还很少使用影像设备引导，仅仅简单确定照射区域，不可避免地增加了周围正常组织的损伤。相比之下，目前主要采用影像设备引导下的靶向调强适形放疗（intensity modulated RT，IMRT）准确勾画了病灶的范围，减少正常组织的辐射损伤，最大限度地利用有效的辐射剂量杀伤肿瘤组织，提高治疗效果[35]。其他新技术有立体定向放射外科（stereotactic radiosurgery，SRS）和立体定向体部放射治疗（stereotactic body radiotherapy，SBRT），也称为立体定向消融放射治疗（stereotactic ablative radiotherapy，SABR），这些技术主要用于一些特定肿瘤的放射治疗，尤其是脑、肺和前列腺肿瘤[36]。SABR 使用单剂量或分割次数较少的大剂量（每次递送 8 ~ 30 Gy）进行治疗[36]。

此外，新型放射粒子治疗癌症的方法正在研究。质子射线束具有独特的深度剂量特性，目前质子治疗成为一种很有前景的癌症治疗新方法，在不损伤邻近器官的同时能够实现肿瘤治疗剂量的递增，取得良好的治疗效果[32]。关于癌症放疗技术的详细讨论，请参阅第 4 章。

此外，对辐射诱导的组织损伤所涉及的分子机制的理解越来越全面，这使得多学科合作以及制定合理策略研究放射治疗与新型药物联合使用治疗肿瘤成为一个新的方向（图 2.3）。

最后，癌症多模式诊疗中一个颇受关注的领域是生物标志物研究，能够用于筛选从不同治疗方法中获益的患者，实现癌症个体化治疗。一

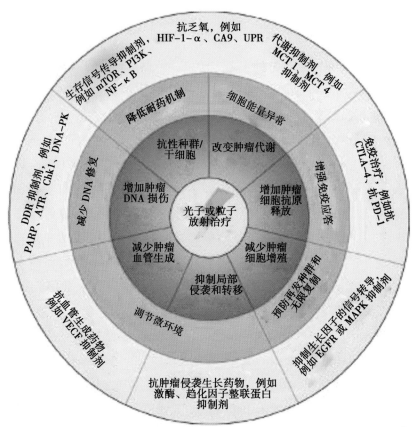

图 2.3 RT 具有与多种新型药物相结合的巨大潜力。（经 Thompson 等许可转载[32]。对原始图像未做改动。证书获取网址：http://creativecommons.org/licenses/by/4.0/）

项包含 3213 名患者的两项队列研究的联合分析提示循环肿瘤细胞是判断早期乳腺癌患者能否从放疗获益的潜在生物标志物[37]。虽然结果仍需要前瞻性验证，但新技术在优化治疗算法、提高放疗效果方面的潜力巨大。

（三）癌症介入放射治疗

介入放射学是一个快速发展的领域，通过影像引导下的微创手术实现癌症诊断和治疗。1964 年 Charles Dotter 首次实施血管成形术，开创了微创手术时代。如今，介入放射治疗是多种实体瘤诊断和治疗的重要方法[38]。

使用介入放射方法治疗肿瘤，首先要进行明确的诊断和准确的分期。组织病理学仍然是大多数恶性肿瘤确诊的金标准，越来越多地由介入放射科医生使用微创技术，在超声、计算机体层摄影（CT）或磁共振成像（magnetic resonance imaging，MRI）引导下穿刺活检获取组织样本进行病理学检查[39]。直观的图像引导提高了穿刺活检的有效性，并最大限度减少了介入相关的并发症[39]。

此外，介入放射科医生目前也能进行微创手术，对原发性和转移性癌症进行局部治疗，常常与其他治疗方法联合应用；甚至对于姑息性治疗的癌症患者，可以采取介入微创手术方法控制恶性肿瘤相关症状及并发症[40]。

潜在的治愈性介入放射学方法（如消融治疗和栓塞技术）现在已经成为抗癌治疗手段的一部分。在临床实践中，这些新技术成为可以替代外科手术的有价值的新方法。例如，对于肾脏小肿瘤，经皮介入技术进行消融治疗避免了外科手术的较大创伤，死亡率极低，最大限度保留肾功能，能够取得较好的长期预后[41]。另一个例子是肝细胞肝癌的射频消融治疗生存率与外科手术治疗相似[42]。此外，对于不能外科手术和介入消融治疗的原发性或转移性肝癌患者，化疗栓塞和放射栓塞也是稳定病情的有效手段[43, 44]。

最后，介入放射学治疗可以缓解、稳定癌症患者的病情，提高患者生活质量。常用的方法包括恶性腹水和癌症相关胸腔积液的引流、经皮肾造瘘术、经皮胆汁引流以及泌尿生殖道、胃肠道和呼吸道支架植入等[45-48]。

三、癌症全身治疗

上述的癌症局部治疗方法（外科手术、放射治疗和介入放射治疗）由于要保留肿瘤周围的正常或重要结构，难以完全去除宏观或微观上的远隔转移病灶，因此限制了其治疗癌症的有效性。全身系统性治疗是癌症患者最主要的治疗方法。药物研发的方向已经从具有细胞毒性的抗肿瘤治疗药物（单药或联合用药）转变为：①针对特定"分子靶标"的靶向药物治疗；②刺激或调节免疫应答的药物，通过自身免疫效应特异性杀伤癌细胞，称为免疫治疗。此外，研究人员正在探索将此类药物与细胞毒性药物或激素治疗药物相结合的新策略。

在下文中，我们将回顾不同类别的肿瘤全身性治疗方法。

（一）细胞毒性作用的化疗方法

自 20 世纪 50 年代以来，全身系统治疗方法应用于实体瘤，显著改善了多种恶性肿瘤的自然病程。事实上，对于大多数绒毛膜癌、生殖细胞肿瘤、霍奇金淋巴瘤、高级别非霍奇金淋巴瘤和儿童急性淋巴细胞白血病等恶性肿瘤患者，化疗是非常有效、安全的治疗方法。然而，对于许多其他恶性肿瘤，化疗的效果较差，患者未能获得较好的长期预后。

"chemotherapy（化疗）"一词最初由德国化学家 Paul Ehrlich 于 20 世纪初开始使用，指代用于治疗人类疾病的化学物质。癌症化疗药物作为细胞内毒素，扰乱细胞代谢活动的基本过程或途径，如诱导 DNA 损伤、抑制细胞骨架活性或阻断必要的代谢反应，最终诱发细胞凋亡。细胞毒性化疗药物主要分为：烷化剂、铂盐、抗代谢物、微管蛋白结合剂、喜树碱。本章不对特定细胞毒性药物的作用机制进行详细描述。不同类别的药物对不同的恶性肿瘤可能产生良好的治疗作用；另外，也存在原发性或获得性耐药问题。

现代化疗的发展始于发现氮芥是一种有效的抗癌物质。在第二次世界大战（World War 2，WWⅡ）期间，人们出于军事目的对起泡毒气进行了大量研究，发现在氮芥意外泄漏期间，暴露于氮芥的士兵出现明显的骨髓耗竭，于是对其潜在治疗效果进行了详细研究。基于氮芥临床前数据，胸外科医生 Gustaf Lindskog 率先将氮芥用于一名因晚期非霍奇金淋巴瘤导致上气道阻塞的患者，观察到明显的肿瘤治疗效应，并于 1946 年发表了令人鼓舞的初步研究结果[49]。当时，人们发现叶酸缺乏是造成骨髓衰竭的原因，与氮芥作用类似；此外，Sidney Farber 观察到补充叶酸会加速白血病的病情发展，研究便主要集中于叶酸拮抗剂[50]。这些化合物包括氨基蝶呤和氨甲蝶呤（amethopterin），目前称为甲氨蝶呤（methotrexate）。随后 Farber 在白血病患儿中对这些化学物质进行试验，明显缓解了病情发展[50]。之后在非血液系统恶性肿瘤的治疗方面也取得了进展，在 20 世纪 50 年代中期，研究人员发现大鼠肝癌细胞的一个独特的代谢特征是尿嘧啶的摄取和使用增加，从而研发了嘧啶类似物 5- 氟尿嘧啶（5-fluorouracil，5-FU）化疗药物。

通过研发新的细胞毒性药物，实现了联合化疗方案的突破：例如，结合甲氨蝶呤、长春新碱、6- 巯基嘌呤和泼尼松的 VAMP 方案提高了急性白血病患者的缓解率（objective response rate，ORR）和缓解持续时间，首次实现了相当于治愈的长期缓解。另一个成功的例子是 MOPP 方案，该方案使晚期霍奇金淋巴瘤患者的完全缓解率接近 80%。自此，细胞毒性化疗药物在治疗多种癌症方面取得了重大进展，包括肺癌、乳腺癌、前列腺癌、结肠癌和胃癌等。例如，在转移性结肠癌中，中位生存期从 11 ~ 12 个月（使用 5-FU 单药治疗）延长至 25 ~ 30 个月（使用现代治疗方案）[51, 52]。

"化疗可达到治愈效果"这一观念逐渐影响着其在早期恶性肿瘤中的应用，基于"许多实体瘤实际上是全身性疾病"以及"辅助治疗有助于控制微小转移癌"的观念，辅助性全身系统治疗逐渐发展起来。鉴于大量观察结果表明，乳腺癌局部手术治疗后存在较高的全身系统组织器官病灶转移和复发的风险，因此启动了两项研究，以探索全身系统辅助化疗的价值[53]。这两项研究获得了阳性的结果，为该方法提供了原理依据，促使人们开展了更多乳腺癌和其他肿瘤（包括结直肠癌、胃癌、尿路上皮癌和骨癌）全身系统性的辅助化疗研究，从而显著改善了这些癌症的自然病程，提高治疗效果[54-57]。

（二）激素治疗

在肿瘤全身治疗的早期就已经认识到激素在癌症治疗中的价值。事实上，Charles Huggins 因研究应用激素治疗前列腺癌而在 1966 年获得了诺贝尔奖。癌症的激素治疗旨在通过干扰激素生成、阻断受体从而阻断其下游信号传导活性，或降解恶性肿瘤细胞上表达的雌激素受体，从而通过控制内分泌环境，阻止激素敏感性恶性肿瘤的生长。激素治疗和化疗一样，均被广泛应用于恶性肿瘤的治疗，包括新辅助治疗、辅助治疗和转移性癌症的治疗。此外，在转移性乳腺癌中，已证明激素治疗与CDK4/CDK6 抑制剂或 mTOR 抑制剂联合使用，能够延长疾病无进展生存时间，是一种非常成功的治疗方法。

　　激素敏感性实体瘤的典型例子是乳腺癌、前列腺癌和子宫内膜癌。激素信号传导在其他恶性肿瘤中的作用机制尚不明确。最近的数据表明，激素受体表达在多种肿瘤中具有预后价值，激素受体可能成为低级别胶质瘤、胃和肺鳞状细胞癌及胰腺癌药物开发的靶点，但仍需要大量的工作进行进一步验证。

（三）靶向治疗

　　随着对癌症的发生、发展和远隔转移过程中发生的基因组、分子和生化反应了解的不断增加，肿瘤治疗药物的开发已转向那些作用于特定分子靶点（被视为肿瘤生长的驱动因素）的治疗药物，开创了肿瘤精准治疗时代[58]。2006 年出现了巨大的发展，当时 Druker 等的一篇历史文献证明了伊马替尼的有效性，该药物靶向慢性粒细胞性白血病所特有的异常分子靶点，即 BCR-ABL 融合蛋白[59, 60]。这些具有里程碑意义的研究结果为靶向特定分子治疗的可行性和有效性提供了理论证明。一些研究结果提示分子靶向治疗有可能将恶性肿瘤转化为可治疗的慢性疾病。此后，寻找能够抑制特定分子靶点的药物便一直是癌症治疗的主要研究方向，现已取得重大进展。Marquart 等通过分析 2006 年至 2018 年美国的数据，估计了从基于基因组的肿瘤治疗中获益的肿瘤患者人数百分比[61]。总体而言，考虑所有试验结果，分子靶向药物达到的中位缓解率为 54%，中位缓解持续时间达到 29.5 个月[61]。但需要注意的是，就目前可使用的治疗方法而言，大多数患者不能从分子靶向药物治疗中获益。该分析表明，使用这些药物治疗癌症的患者不足 16%，而获益的患者则不足 7%[61]。

　　在实体瘤中也发现了多个有效的靶向治疗分子靶点。随着研究的深入，此类靶点会不断增加，其中包括黑色素瘤中的 *BRAF V600* 突变位点、乳腺癌中的 *ERBB2/HER2-* 位点、胃肠道间质瘤（gastrointestinal stromal tumor，GIST）中的 *cKIT* 以及慢性髓细胞性白血病（chronic myeloid leukemia，CML）和表皮生长因子受体（epidermal growth factor receptor，EGFR）突变型非小细胞肺癌（non-small cell lung cancer，NSCLC）中的 *BCR-ABL* 融合基因[59-64]等。例如，EGFR 是一种酪氨酸激酶，调节癌症生长和增殖。在美国，15% 的肺腺癌中检测到该受体的突变，这种突变可导致细胞膜中酪氨酸激酶结构域过度表达，从而导致细胞生长和增殖不受调控。EGFR 酪氨酸激酶抑制剂（tyrosine kinase inhibitor，TKI）能够阻断 EGFR 突变型 NSCLC 的这些恶性肿瘤特性，第一代 TKI 治疗肿瘤中位生存时间达 11 个月[65, 66]。然而，随着肿瘤出现耐药机制，治疗效果变差。在大约 50% 的病例中，EGFR 外显子 20（*T790M*）内的一个特异性突变被确定为产生耐药机制的原因[67]。由此研发了第三代 TKI，能够阻断 EGFR 突变产生耐药性的机制。奥希替尼是第三代抗 EGFR 的 TKI，特异性靶向 *T790M* 突变。该化合物在一线 TKI 治疗后效果不好，二线治疗中表现出显著的抗癌活性，缓解率（ORR）为 67%，疾病无进展生存期为 9.6 个月。后续研究显示奥希替尼在一线治疗中的表现优于第一代 TKI，中位无进展生存期为 17 个月[68]。

此外，药物化学、免疫学和分子生物学的进步促使研究者发现了抑制肿瘤分子靶点的新方法。除了小分子激酶抑制剂和抗体治疗（单克隆、多克隆和双特异性抗体）之外，抗体 - 药物偶联剂（antibody-drug conjugate，ADC）领域的研究最近也取得了新的进展[69]。ADC 由细胞毒性化学物质与单克隆抗体（mAb）共价结合组成。这种偶联剂结合了细胞高毒性小分子药物的抗肿瘤效力与 mAb 的高选择性和良好的药代动力学特征[69]。例如，ado-trastuzumab emtansine（TDM-1）是将毒性抗微管蛋白 emtansine 连接至曲妥珠单抗（一种抗 *HER2* mAb）。在 III 期 TH3RESA 试验中发现，与临床治疗方法相比，当不可切除或已经转移的 *HER2* 阳性女性乳腺癌患者一线 *HER2* 靶向治疗失败，病情进展时，TDM-1 改善了患者无进展生存时间和总生存时间[69, 70]。

对癌症分子生物学特征的了解不断加深也促使药物开发的模式发生了转变。传统意义上，癌症治疗方法的选择基于组织学分类。然而，人们逐渐开始认识到不同肿瘤类型中存在相同的特定分子改变，因此无论组织来源如何，针对共同分子的靶向治疗都可能发挥较好的治疗效果。这一理念开创了药物开发的新纪元，需要跟进新的临床试验设计和新的评估方案。例如，篮子试验旨在评估确定分子靶点（而非初始的癌症组织来源）进行的靶向治疗效果，比如正在进行的 NCI-MATCH（美国国家癌症研究所申报的治疗靶点分子分析）试验和 ASCO-TAPUR（靶向药物和使用登记）研究。我们相信目前正是肿瘤基因组学开始发展的阶段，能够突破传统化疗、激素治疗方法（尽管这些方法仍将在我们的疾病特异性治疗理论思路与方法中占据主导地位）的局限性，产生超越器官、组织学特异性整体治疗新思路。

（四）免疫治疗

早在 19 世纪末，人们就对肿瘤免疫学和利用免疫系统治疗癌症的方法产生了兴趣。1893 年，被称为癌症免疫治疗之父的外科医生 William Coley 观察到一些肿瘤患者被细菌感染后出现肿瘤消退的现象。基于这些观察结果，Coley 医生制备了一种灭活的黏质沙雷菌（*Serratia marcescens*）和化脓链球菌（*Streptococcus pyogenes*）的混合物，称为"Coley 毒素"，可有效治疗某些类型的癌症，尤其是肉瘤，由此开创了癌症免疫治疗的先河[71]。随后，在 20 世纪 70 年代和 80 年代，研究发现使用非特异性免疫增强剂（如卡介苗、白介素 -2 和干扰素）对黑色素瘤、膀胱癌或肾癌有治疗作用，可实现临床缓解[72]。在过去的 10 年中，人们更加全面深入地研究了恶性肿瘤细胞逃避免疫系统监测的机制以及阻断这种逃逸行为方法的可行性，从而革新了癌症治疗思路，包括免疫检查点抑制剂、肿瘤疫苗和嵌合抗原受体 T（chimeric-antigen receptor T，CART）细胞[73]。

近期，宿主对肿瘤特异性抗原的免疫耐受机制研究取得进展，研发了免疫检查点蛋白，如抗 PD-1、PDL-1 和 CTLA-4 的单克隆抗体[73]。这些药物与参与抗肿瘤免疫激活的分子相互作用，逆转癌症诱导的免疫耐受，达到治疗癌症的目的。这些药物目前已获批治疗黑色素瘤、非小细胞肺癌、尿路上皮癌、肾细胞癌、肝细胞癌和霍奇金淋巴瘤等，具有实现较长的无进展生存时间且毒性较小的优势，受到普遍关注[74-79]。

免疫系统和恶性细胞之间存在着复杂生物网络通路支配的相互作用（图 2.4）。抗原呈递细胞（antigen-presenting cell，APC）发出两个信号，可以启动具有抗癌作用的免疫清除过程。T 细胞受体（T cell receptor，TCR）与 APC 上 MHC 蛋白呈递的抗原结合，产生引起免疫激活的第一个信号，但还不足以完全激活 T 细胞，因此需要发出第二个信号。这种双信号需求对于调节 T 细胞活性非常关键，以此维持免疫系统的稳态。免疫检查点完全抑制对于正常组织中的免疫耐受至关重要[80]。在肿瘤免疫治疗方面，研究最多的两个免疫检查点是 CTLA-4 和 PD-1，James Patrick Allison 博士和 Tasuku Honjo 博士因对这两个免疫检查点的研究获得了 2018 年诺贝尔生理学或医学奖。这两种分子在不同的时间和空间水平上通过不同的机制调节免疫系统的激活（图 2.4）[80-82]。在初始激活时 CTLA-4 在 T 细胞上表达，与 CD28 竞争共同作用的配体[83]。因此，CTLA-4 信号传导抑制了 T 细胞的早期激活[82]。此外，数据表明阻断 CTLA-4 可减少肿瘤微环境中调节性 T 细胞的浸润，继而进一步增强细胞毒性 T 细胞的活性[84]。相比之下，PD-1 在活化的 T 淋巴细胞上表达，导致淋巴细胞耗竭[81]。PD-1 与其配体结合后会降低细胞凋亡阈值，促进细胞功能丧失，导致 T 细胞耗竭。因此，PD-1 降低了外周组织中参与持续免疫应答的 T 细胞的细胞毒活性[80]。

靶向 CTLA-4 和 PD-1 的抗体目前已获得上市许可，可用于多种类型癌症的单药治疗或联合治疗[72, 74, 76-78, 80]。然而，在使用免疫检查点抑制剂进行治疗的肿瘤患者中，有 50%～80% 的患者并未获益，这表明应考虑使用替代治疗或联合免疫治疗策略。合理的联合用药在改善某些肿瘤的临床疗效和预后方面发挥重要作用，例如三阴性乳腺癌、稳定的微卫星灶结肠癌和前列腺癌等，然而迄今为止，免疫治疗方法对于这些肿瘤的疗效有限。放射治疗和免疫治疗联合应用是研究的热点，免疫治疗可以增强局部放射治疗遗漏的全身系统远处病灶的治疗作用[85]。1953 年发明的"远隔"（abscopal）一词描述了辐射触发的、对外照射遗漏的癌细胞产生的免疫应答[86]。事实上，已证明放疗可通过诱导免

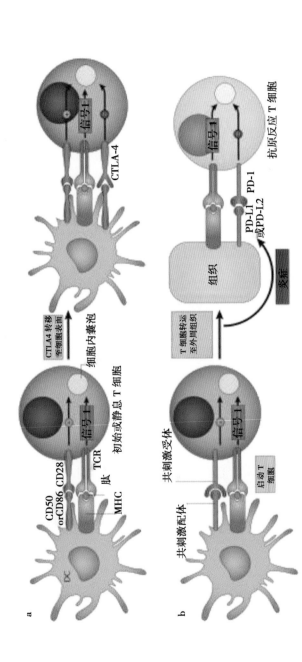

图 2.4 （a）T 细胞对抗原产生初始应答时，T 细胞诱导细胞毒性 T 淋巴细胞相关抗原 4（cytotoxic T-lymphocyte-associated antigen-4，CTLA-4）介导的免疫检查点起作用。CTLA-4 的诱导水平取决于初始 T 细胞受体（TCR）介导的信号传导。高亲和力配体诱导 CTLA-4 表达，抑制初始应答反应。CD28-CTLA-4 系统调节 T 细胞活化水平的关键是表达时机。初始 T 细胞和记忆 T 细胞表面表达高水平的 CD28，而在细胞内囊泡中储存 CTLA-4。抗原激活 TCR 后，CTLA-4 被转运至细胞表面，表达在 T 细胞表面的 CTLA-4 就越多。因此，CTLA-4 起到信号抑制剂的作用，抑制 T 细胞持续活化。（b）相比之下，程序性死亡受体 1（programmed cell death protein 1，PD-1）途径的主要作用不在于 T 细胞初始诱导活化阶段发挥作用，而是通过效应 T 细胞识别外周组织中的抗原来调节抗原暴露组织中的炎症反应。活化后 T 细胞 PD-1 表达上调，并继续表达。组织中的炎症信号诱导 PD-1 配体的表达。下调 T 细胞的活性，从而限制对该组织中微生物感染产生的免疫应答而引发的组织损伤。尽管还有许多未知的信号，目前研究认为诱导表达 PD-1 配体 1（PD-1 ligand 1，PD-L1；也称为 B7-H1）的最佳特征信号是干扰素 -γ（interferon-γ，IFNγ），其主要由辅助型 T1 细胞产生。在慢性感染的情况下，T 细胞中 PD-1 的过度诱导表达可诱发 T 细胞出现精疲力竭或失能状态。（经 Springer Nature 杂志 Hwang 等许可转载[88]）

疫细胞死亡触发免疫应答，从而增强 T 细胞的免疫反应（受照射的肿瘤组织募集 T 细胞，增加 T 细胞介导的细胞杀伤作用）。图 2.5 显示了放射治疗和免疫检查点抑制治疗潜在协同效应的内在机制，大量临床试验正在研究这些联合治疗的最佳策略。

当代癌症免疫治疗中另一个有前景的研究领域是过继细胞医疗疗法。基因工程 T 细胞作为一种新的治疗制剂，为治愈癌症患者带来了希望[87]。CART 细胞最近获得了美国食品药品监督管理局（Food and

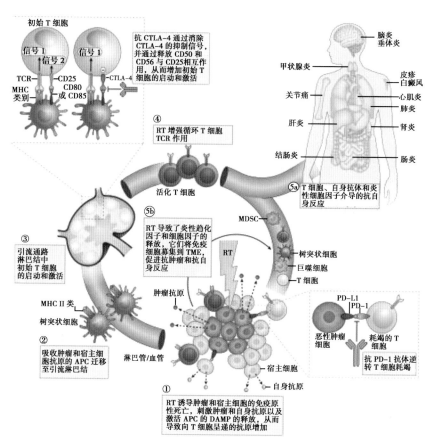

图 2.5　该图概述了联合治疗的抗肿瘤和抗自身反应潜在机制，这些反应是由于对恶性和非恶性组织的照射而产生的。除了图中提出的 T 细胞的作用之外，放射治疗（radiotherapy，RT）和免疫检查点抑制治疗之间相互作用的潜在机制可能更复杂；体液因子、细胞因子、补体信号传导通路和患者特异性因子都可能发挥重要作用。（经 Springer Nature 杂志 Pardoll 等许可转载[73]）

Drug Administration，FDA）的批准，并准备将其纳入白血病和淋巴瘤的临床治疗方案。细胞工程合成生物学方法采用多种工具对免疫细胞进行编程以增强其功能。T 细胞工程、基因编辑、筛选功能强大的淋巴细胞和细胞制造等方法的进展很有可能极大地丰富基于 T 细胞的疾病治疗手段，在传染病、器官移植和自身免疫疾病等多方面促进其在肿瘤学以外的新应用[87]。

四、结论

在当代癌症诊疗过程中，大多数患者将从内科肿瘤学、外科肿瘤学、放射肿瘤学和介入放射学等多学科医生的综合诊疗中获益。多学科团队成员之间的良好沟通对于优化局部和全身治疗以及开发新的治疗策略，实现改善患者预后而言至关重要。研究者也可以充分利用基础研究和临床转化研究的最新成果，合作开发出靶向性更强的治疗方法，治愈癌症。当然，最终的落脚点是注重癌症的预防策略。

（卢　霞　译审）

参考文献

1. Tree AC, Harding V, Bhangu A, Krishnasamy V, Morton D, Stebbing J, et al. The need for multidisciplinarity in specialist training to optimize future patient care. Nat Rev Clin Oncol. 2016; 14: 508.

2. Rummans TA, Clark MM, Sloan JA, Frost MH, Bostwick JM, Atherton PJ, et al. Impacting quality of life for patients with advanced cancer with a structured multidisciplinary intervention: a randomized controlled trial. J Clin Oncol. 2006; 24 (4) : 635-42.

3. Fleissig A, Jenkins V, Catt S, Fallowfield L. Multidisciplinary teams in cancer care: are they effective in the UK? Lancet Oncol. 2006; 7 (11) : 935-43.

4. Saini KS, Taylor C, Ramirez AJ, Palmieri C, Gunnarsson U, Schmoll HJ, et al. Role of the multidisciplinary team in breast cancer management: results from a large international survey involving 39 countries. Ann Oncol. 2012; 23 (4) : 853-9.

5. Kesson EM, Allardice GM, George WD, Burns HJG, Morrison DS. Effects of multidisci-plinary team working on breast cancer survival: retrospective, comparative, interventional cohort study of 13 722 women. BMJ. 2012; 344

6. Ely TP, Katrina S, Cameron P. Analysis of mortality in colorectal surgery in the Bi-National Colorectal Cancer Audit. ANZ J Surg. 2016; 86 (6) : 454-8.

7. Fisher B. Biological research in the evolution of cancer surgery: a personal perspective. Cancer Res. 2008; 68 (24) : 10007-20.

8. Wyld L, Audisio RA, Poston GJ. The evolution of cancer surgery and future perspectives. Nat Rev Clin Oncol. 2014; 12: 115.

9. Halstcd WS. I. The results of operations for the cure of cancer of the breast performed at the Johns Hopkins Hospital from June, 1889, to January, 1894. Ann Surg. 1894; 20 (5) : 497-555.

10. Osborne MP. William Stewart Halsted: his life and contributions to surgery. Lancet Oncol. 2007; 8 (3) : 256-65.

11. Fisher B, Fisher ER. The organ distribution of disseminated ^{51}Cr-labeled tumor cells. Cancer Res. 1967; 27 (2 Part 1) : 412-20.

12. Fisher B. The revolution in breast cancer surgery: science or anecdotalism? World J Surg. 1985; 9 (5) : 655-66.

13. Fisher B, Jeong J-H, Anderson S, Bryant J, Fisher ER, Wolmark N. Twenty-five-year follow up of a randomized trial comparing radical mastectomy, total mastectomy, and total mastectomy followed by irradiation. N Engl J Med. 2002; 347 (8) : 567-75.

14. Killelea BK, Yang VQ, Mougalian S, Horowitz NR, Pusztai L, Chagpar AB, et al. Neoadjuvant chemotherapy for breast cancer increases the rate of breast conservation: results from the National Cancer Database. J Am Coll Surg. 2015; 220 (6) : 1063-9.

15. Wong SL, Faries MB, Kennedy EB, Agarwala SS, Akhurst TJ, Ariyan C, et al. Sentinel lymph node biopsy and management of regional lymph nodes in melanoma: American Society of Clinical Oncology and Society of Surgical Oncology Clinical Practice Guideline Update. J Clin Oncol. 2017; 36 (4) : 399-413.

16. Krag DN, Weaver DL, Alex JC, Fairbank JT. Surgical resection and radiolocalization of the sentinel lymph node in breast cancer using a gamma probe. Surg Oncol. 1993; 2 (6) : 335-40.

17. Aklilu M, Eng C. The current landscape of locally advanced rectal cancer. Nat Rev Clin Oncol. 2011; 8: 649.

18. van der Valk MJM, Hilling DE, Bastiaannet E, Meershoek-Klein Kranenbarg E, Beets GL, Figueiredo NL, et al. Long-term outcomes of clinical complete responders after neoadjuvant treatment for rectal cancer in the International Watch & Wait Database (IWWD) : an international multicentre registry study. Lancet. 2018; 391 (10139) : 2537-45.

19. Dossa F, Chesney TR, Acuna SA, Baxter NN. A watch-and-wait approach for locally advanced rectal cancer after a clinical complete response following neoadjuvant

chemoradiation: a systematic review and meta-analysis. Lancet Gastroenterol Hepatol. 2017; 2 (7) : 501-13.

20. Kuerer HM, Rauch GM, Krishnamurthy S, Adrada BE, Caudle AS, DeSnyder SM, et al. A clinical feasibility trial for identification of exceptional responders in whom breast cancer surgery can be eliminated following neoadjuvant systemic therapy. Ann Surg. 2018; 267 (5) : 946-51.

21. van der Noordaa M, van Duijnhoven FH, Loo CE, van Werkhoven E, van de Vijver KK, Wiersma T, et al. Identifying pathologic complete response of the breast after neoadjuvant systemic therapy with ultrasound guided biopsy to eventually omit surgery: Study design and feasibility of the MICRA trial (*Minimally Invasive Complete Response Assessment*) . The Breast. 2018; 40: 76-81.

22. Kuerer HM, Vrancken Peeters M-JTFD, Rea DW, Basik M, De Los SJ, Heil J. Nonoperative management for invasive breast cancer after neoadjuvant systemic therapy: conceptual basis and fundamental international feasibility clinical trials. Ann Surg Oncol. 2017; 24 (10) : 2855-62.

23. Parsons R, Li GM, Longley M, Modrich P, Liu B, Berk T, et al. Mismatch repair deficiency in phenotypically normal human cells. Science. 1995; 268 (5211) : 738.

24. Kulik L. Criteria for liver transplantation in hepatocellular carcinoma. Clin Liver Dis. 2015; 6 (4) : 100-2.

25. Raymond TM, Dastur JK, Khot UP, Parker MC. Hospital stay and return to full activity following laparoscopic colorectal surgery. JSLS. 2008; 12 (2) : 143-9.

26. Fujii S, Tsukamoto M, Fukushima Y, Shimada R, Okamoto K, Tsuchiya T, et al. Systematic review of laparoscopic vs open surgery for colorectal cancer in elderly patients. World J Gastrointest Oncol. 2016; 8 (7) : 573-82.

27. Yun JE, Lee NR, Kwak C, Rha KH, Seo SI, Hong S-H, et al. Clinical outcomes and costs of robotic surgery in prostate cancer: a multiinstitutional study in Korea. Prostate Int. 2018;

28. Kim CW, Baik SH, Roh YH, Kang J, Hur H, Min BS, et al. Cost-effectiveness of robotic surgery for rectal cancer focusing on short-term outcomes: a propensity score-matching analysis. Medicine. 2015; 94 (22) : e823e.

29. Karakitsos D, El Barbary M, Gillman LM, Papalois A, Shiloh A. Critical care and perioperative monitoring. Sci World J. 2014; 2014: 737628.

30. Rodgers A, Walker N, Schug S, McKee A, Kehlet H, van Zundert A, et al. Reduction of postoperative mortality and morbidity with epidural or spinal anaesthesia: results from overview of randomised trials. BMJ. 2000; 321 (7275) : 1493.

31. Atun R, Jaffray DA, Barton MB, Bray F, Baumann M, Vikram B, et al. Expanding global access to radiotherapy. Lancet Oncol. 2015; 16 (10) : 1153-86.

32. Thompson MK, Poortmans P, Chalmers AJ, Faivre-Finn C, Hall E, Huddart RA, et al. Practice-changing radiation therapy trials for the treatment of cancer: where are we

150 years after the birth of Marie Curie? Br J Cancer. 2018; 119 (4) : 389-407.

33. Radvanyi P, Villain J. The discovery of radioactivity. C R Phys. 2017; 18 (9) : 544-50.

34. Rontgen WC. On a new kind of rays. Science. 1896; 3 (59) : 227-31.

35. Nutting C, Dearnaley DP, Webb S. Intensity modulated radiation therapy: a clinical review. Br J Radiol. 2000; 73 (869) : 459-69.

36. Brown JM, Carlson DJ, Brenner DJ. The tumor radiobiology of SRS and SBRT: are more than the 5 R's involved? Int J Radiat Oncol Biol Phys. 2014; 88 (2) : 254-62.

37. Goodman CR, Seagle BL, Friedl TP, et al. Association of circulating tumor cell status with benefit of radiotherapy and survival in early-stage breast cancer. JAMA Oncol. 2018; 4 (8) : e180163.

38. Payne MM. Charles Theodore dotter: the father of intervention. Tex Heart Inst J. 2001; 28 (1) : 28-38.

39. Gupta S, Wallace MJ, Cardella JF, Kundu S, Miller DL, Rose SC. Quality improvement guidelines for percutaneous needle biopsy. J Vasc Interv Radiol. 2010; 21 (7) : 969-75.

40. Barile A, Arrigoni F, Bruno F, Palumbo P, Floridi C, Cazzato RL, et al. Present role and future perspectives of interventional radiology in the treatment of painful bone lesions. Future Oncol. 2018; 4 (28) : 2945-55.

41. Krokidis M, Spiliopoulos S, Jarzabek M, Fotiadis N, Sabharwal T, O'Brien T, et al. Percutaneous radiofrequency ablation of small renal tumours in patients with a single functioning kidney: long-term results. Eur Radiol. 2013; 23 (7) : 1933-9.

42. Zhang W, Luo E, Gan J, Song X, Bao Z, Zhang H, et al. Long-term survival of hepatocellular carcinoma after percutaneous radiofrequency ablation guided by ultrasound. World J Surg Oncol. 2017; 15 (1) : 122.

43. Raval M, Bande D, Pillai AK, Blaszkowsky LS, Ganguli S, Beg MS, et al. Yttrium-90 radioembolization of hepatic metastases from colorectal cancer. Front Oncol. 2014; 4: 120.

44. Yamada R, Sato M, Kawabata M, Nakatsuka H, Nakamura K, Takashima S. Hepatic artery embolization in 120 patients with unresectable hepatoma. Radiology. 1983; 148 (2) : 397-401.

45. Bettmann MA, Perlmutt L, Finkelstein J, Meyerovitz MF, Richie JP. Percutaneous placement of soft, indwelling ureteral stent. Radiology. 1985; 157 (3) : 817-8.

46. Ferrucci JT, Mueller PR, Harbin WP. Percutaneous transhepatic biliary drainage: technique, results, and applications. Radiology. 1980; 135 (1) : 1-13.

47. Gupta S, Ahmed Para S, Pal D. Complications of ultrasound guided percutaneous nephrostomy-A hospital based study; 2017. 2383-7 p.

48. Rousseau H, Dahan M, Lauque D, Carré P, Didier A, Bilbao I, et al. Self-expandable prostheses in the tracheobronchial tree. Radiology. 1993; 188 (1) : 199-203.

49. Goodman LS, Wintrobe MM, Dameshek W, Goodman MJ, Gilman A, Mc LM. Nitrogen mustard therapy: use of methyl-bis (beta-chloroethyl) amine hydrochloride and t ris (beta-chloroethyl) amine hydrochloride for hodgkin's disease, lymphosarcoma, leukemia and certain allied and miscellaneous disorders. J Am Med Assoc. 1946; 132 (3) : 126-32.

50. Farber S. Some observations on the effect of folic acid antagonists on acute leukemia and other forms of incurable cancer. Blood. 1949; 4 (2) : 160.

51. Cremolini C, Loupakis F, Antoniotti C, Lupi C, Sensi E, Lonardi S, et al. FOLFOXIRI plus bevacizumab versus FOLFIRI plus bevacizumab as first-line treatment of patients with metastatic colorectal cancer: updated overall survival and molecular subgroup analyses of the open-label, phase 3 TRIBE study. Lancet Oncol. 2015; 16 (13) : 1306-15.

52. Clarke DN, Jones PF, Needham CD. Outcome in colorectal carcinoma: seven-year study of a population. Br Med J. 1980; 280 (6212) : 431-5.

53. Bonadonna G, Brusamolino E, Valagussa P, Rossi A, Brugnatelli L, Brambilla C, et al. Combination chemotherapy as an adjuvant treatment in operable breast cancer. N Engl J Med. 1976; 294 (8) : 405-10.

54. Jácome AA, Sankarankutty AK, dos Santos JS. Adjuvant therapy for gastric cancer: what have we learned since INT0116? World J Gastroenterol. 2015; 21 (13) : 3850-9.

55. André T, Boni C, Mounedji-Boudiaf L, Navarro M, Tabernero J, Hickish T, et al. Oxaliplatin, fluorouracil, and leucovorin as adjuvant treatment for Colon cancer. N Engl J Med. 2004; 350 (23) : 2343-51.

56. Tolaney SM, Barry WT, Dang CT, Yardley DA, Moy B, Marcom PK, et al. Adjuvant paclitaxel and trastuzumab for node-negative, HER2-positive breast cancer. N Engl J Med. 2015; 372 (2) : 134-41.

57. Sagaster P, Flamm J, Flamm M, Mayer A, Donner G, Oberleitner S, et al. Neoadjuvant chemotherapy (MVAC) in locally invasive bladder cancer. Eur J Cancer. 1996; 32 (8) : 1320-4.

58. Dugger SA, Platt A, Goldstein DB. Drug development in the era of precision medicine. Nat Rev Drug Discov. 2017; 17: 183.

59. O'Brien SG, Guilhot F, Larson RA, Gathmann I, Baccarani M, Cervantes F, et al. Imatinib compared with interferon and low-dose cytarabine for newly diagnosed chronic-phase chronic myeloid Leukemia. N Engl J Med. 2003; 348 (11) : 994-1004.

60. Hochhaus A, Larson RA, Guilhot F, Radich JP, Branford S, Hughes TP, et al. Long-term outcomes of imatinib treatment for chronic myeloid leukemia. N Engl J Med. 2017; 376 (10) : 917-27.

61. Marquart J, Chen EY, Prasad V. Estimation of the percentage of us patients with cancer who benefit from genome-driven oncology. JAMA Oncol. 2018; 4 (8) :

1093-8.

62. Chapman PB, Hauschild A, Robert C, Haanen JB, Ascierto P, Larkin J, et al. Improved survival with vemurafenib in melanoma with BRAF V600E mutation. N Engl J Med. 2011; 364 (26) : 2507-16.

63. Casali PG, Zalcberg J, Le Cesne A, Reichardt P, Blay J-Y, Lindner LH, et al. Ten-year progression-free and overall survival in patients with unresectable or metastatic GI stromal tumors: long-term analysis of the European Organisation for Research and Treatment of Cancer, Italian Sarcoma Group, and Australasian Gastrointestinal Trials Group Intergroup Phase III Randomized Trial on Imatinib at Two Dose Levels. J Clin Oncol. 2017; 35 (15) : 1713-20.

64. Slamon D, Eiermann W, Robert N, Pienkowski T, Martin M, Press M, et al. Adjuvant trastuzumab in HER2-positive breast cancer. N Engl J Med. 2011; 365 (14) : 1273-83.

65. Mok TS, Wu Y-L, Thongprasert S, Yang C-H, Chu D-T, Saijo N, et al. Gefitinib or carboplatin-paclitaxel in pulmonary adenocarcinoma. N Engl J Med. 2009; 361 (10) : 947-57.

66. Zhou C, Wu Y-L, Chen G, Feng J, Liu X-Q, Wang C, et al. Erlotinib versus chemotherapy as first-line treatment for patients with advanced *EGFR* mutation-positive non-small-cell lung cancer (OPTIMAL, CTONG-0802) : a multicentre, open-label, randomised, phase 3 study. Lancet Oncol. 2011; 12 (8) : 735-42.

67. Kosaka T, Yatabe Y, Endoh H, Yoshida K, Hida T, Tsuboi M, et al. Analysis of *epidermal growth factor receptor* gene mutation in patients with non-small cell lung cancer and acquired resistance to gefitinib. Clin Cancer Res. 2006; 12 (19) : 5764-9.

68. Soria J-C, Ohe Y, Vansteenkiste J, Reungwetwattana T, Chewaskulyong B, Lee KH, et al. Osimertinib in untreated EGFR-mutated advanced non-small-cell lung cancer. N Engl J Med. 2017; 378 (2) : 113-25.

69. Beck A, Goetsch L, Dumontet C, Corvaïa N. Strategies and challenges for the next generation of antibody-drug conjugates. Nat Rev Drug Discov. 2017; 16: 315.

70. Krop IE, Kim S-B, Martin AG, LoRusso PM, Ferrero J-M, Badovinac-Crnjevic T, et al. Trastuzumab emtansine versus treatment of physician's choice in patients with previously treated HER2-positive metastatic breast cancer (TH3RESA) : final overall survival results from a randomised open-label phase 3 trial. Lancet Oncol. 2017; 18 (6) : 743-54.

71. Coley WB II. Contribution to the knowledge of sarcoma. Ann Surg. 1891; 14 (3) : 199-220.

72. Allard CB, Gelpi-Hammerschmidt F, Harshman LC, Choueiri TK, Faiena I, Modi P, et al. Contemporary trends in high-dose interleukin-2 use for metastatic renal cell carcinoma in the United States. Urol Oncol. 2015; 33 (11) : 496.e11-6.

73. Pardoll DM. The blockade of immune checkpoints in cancer immunotherapy. Nat Rev

Cancer. 2012; 12 (4) : 252-64.

74. Mellman I, Coukos G, Dranoff G. Cancer immunotherapy comes of age. Nature. 2011; 480: 480.

75. Reck M, Rodríguez-Abreu D, Robinson AG, Hui R, Csőszi T, Fülöp A, et al. Pembrolizumab versus chemotherapy for PD-L1-positive non-small-cell lung cancer. N Engl J Med. 2016; 375 (19) : 1823-33.

76. Wolchok JD, Kluger H, Callahan MK, Postow MA, Rizvi NA, Lesokhin AM, et al. Nivolumab plus ipilimumab in advanced melanoma. N Engl J Med. 2013; 369 (2) : 122-33.

77. Motzer RJ, Tannir NM, McDermott DF, Arén Frontera O, Melichar B, Choueiri TK, et al. Nivolumab plus ipilimumab versus sunitinib in advanced renal-cell carcinoma. N Engl J Med. 2018; 378 (14) : 1277-90.

78. El-Khoueiry AB, Sangro B, Yau T, Crocenzi TS, Kudo M, Hsu C, et al. Nivolumab in patients with advanced hepatocellular carcinoma (CheckMate 040) : an open-label, non-comparative, phase 1/2 dose escalation and expansion trial. Lancet. 2017; 389 (10088) : 2492-502.

79. Moskowitz CH, Zinzani PL, Fanale MA, Armand P, Johnson NA, Radford JA, et al. Pembrolizumab in relapsed/refractory classical Hodgkin lymphoma: primary end point analysis of the phase 2 keynote-087 study. Blood. 2016; 128 (22) : 1107.

80. Khalil DN, Smith EL, Brentjens RJ, Wolchok JD. The future of cancer treatment: immunomodulation, CARs and combination immunotherapy. Nat Rev Clin Oncol. 2016; 13 (5) : 273-90.

81. Boussiotis VA. Molecular and biochemical aspects of the PD-1 checkpoint pathway. N Engl J Med. 2016; 375 (18) : 1767-78.

82. Son C-H, Bae J, Shin D-Y, Lee H-R, Choi Y-J, Jo W-S, et al. CTLA-4 blockade enhances antitumor immunity of intratumoral injection of immature dendritic cells into irradiated tumor in a mouse colon cancer model; 2014. 1-7 p.

83. Roh W, Chen P-L, Reuben A, Spencer CN, Prieto PA, Miller JP, et al. Integrated molecular analysis of tumor biopsies on sequential CTLA-4 and PD-1 blockade reveals markers of response and resistance. Sci Transl Med. 2017; 9 (379) : eaah3560.

84. Simpson TR, Li F, Montalvo-Ortiz W, Sepulveda MA, Bergerhoff K, Arce F, et al. Fc-dependent depletion of tumor-infiltrating regulatory T cells co-defines the efficacy of anti-CTLA-4 therapy against melanoma. J Exp Med. 2013; 210 (9) : 1695-710.

85. Ngwa W, Irabor OC, Schoenfeld JD, Hesser J, Demaria S, Formenti SC. Using immunotherapy to boost the abscopal effect. Nat Rev Cancer. 2018; 18 (5) : 313-22.

86. Mole RH. Whole body irradiation—radiobiology or medicine? Br J Radiol. 1953; 26 (305) : 234-41.

87. June CH, Sadelain M. Chimeric antigen receptor therapy. N Engl J Med. 2018; 379

(1) : 64-73.

88. Hwang WL, Pike LRG, Royce TJ, Mahal BA, Loeffler JS. The blockade of immune checkpoints in cancer immunotherapy. Nat Rev Cancer. 2012; 12 (4) : 252-64. https: //doi. org/10.1038/ nrc3239.

第 3 章
癌症的放射治疗：一般注意事项和人体放射生物学

Alison K. Yoder，Matthew S. Ning，Melissa M. Joyner，Lilie L. Lin

一、放射生物学

放射生物学是研究电离辐射及其对活体组织影响的医学领域。射线通过阻碍细胞的增殖能力而引起细胞损伤。虽然射线引起细胞损伤的其他原因仍在研究中，但细胞损伤的主要观点是射线会导致细胞中双链 DNA 断裂，从而导致细胞失去增殖能力[1]，最终导致细胞在有丝分裂期死亡。引起这种 DNA 损伤的原因是电离辐射，它会导致细胞中形成自由基中间体（如 H_2O+ 或 $OH \cdot$ 等），进而对细胞结构造成进一步损伤。

（一）存活曲线

射线作用后的细胞存活率是依赖于辐射剂量的对数函数（图 3.1）[2]。由两个分量组成：线性分量（α）和二次分量（β）。线性分量（α）是由射线对细胞不可修复的初始损伤引起，形成对数存活曲线上的初始肩区，与辐射剂量成正比。二次分量（β）与剂量的平方成正比，表示最初不足以导致细胞死亡的射线造成的损伤。存活率（S）以如下方程形

A. K. Yoder・M. S. Ning・L. L. Lin（✉）
美国得克萨斯州休斯顿得克萨斯大学 M.D. 安德森癌症中心放射肿瘤学系
电子邮箱：ayoder@mdanderson.org；msning@mdanderson.org；lllin@mdanderson.org
M. M. Joyner
美国得克萨斯州休斯顿得克萨斯大学 M.D. 安德森癌症中心放射肿瘤学系
美国得克萨斯州加尔维斯顿得克萨斯大学医学分部放射肿瘤学系
电子邮箱：mmjoyner@mdanderson.org

© Springer Nature Switzerland AG 2021 39
F. C. L. Wong (ed.), Locoregional Radionuclide Cancer Therapy, https://doi.org/10.1007/978-3-030-56267-0_3

式表示：

$$S = \mathrm{e}^{-(\alpha D + \beta D^2)}$$

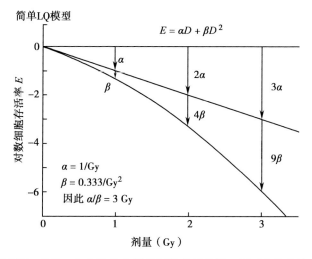

图 3.1　辐射剂量 - 线性二次细胞杀伤简单细胞存活曲线，用于在几分钟内递送的单剂量照射。α 分量随剂量呈线性增加。β 分量以曲线形式叠加在其中，随剂量的平方增加。本示例中的数值适用于 α/β 比为 3 Gy 的情况

其中，D 是以戈瑞（Gy）为单位的总辐射剂量（d 为单次辐射剂量），α 是初始线性分量的每剂量（Gy）细胞杀伤率，β 是每剂量平方（Gy^2）的细胞杀伤率。α 值较大表示初始曲线的斜率较陡，β 值较大表示存活曲线二次分量的曲率较大。

单个线性分量和二次分量在 $\alpha D = \beta D^2$ 或 $D = \alpha/\beta$ 的剂量处相交。由于 α 的单位为 1/Gy，β 的单位为 $1/Gy^2$，因此 α/β 以 Gy 为单位表示。较小的 α/β 将导致曲线具有较大的肩区和较大的曲率，而较大的 α/β 将具有陡而短的肩区，且曲率很小。

肩区斜率表示特定组织的修复能力。α/β 小的组织比与 α/β 大的组织具有更强的修复能力。一般而言，有丝分裂活性较高的组织（如恶性肿瘤、胃肠道）具有较大的 α/β，而有丝分裂活性较低的组织（如脑和神经）具有较小的 α/β，后者有时被认为是迟发反应组织。

（二）剂量分割

我们利用了有丝分裂活性较高的肿瘤细胞和迟发反应组织之间

α/β 的差异，将辐射剂量分割成多次照射或多次小剂量照射（图 3.2）。对辐射剂量进行分割有助于选择性地避免对周围组织的晚期损伤，允许它们在分割照射之间进行修复，同时杀死肿瘤细胞。剂量分割的基本原理基于放射生物学的"四个 R"：亚致死性损伤的**再修复**（repair）、肿瘤的**再氧合**（reoxygenation）、细胞周期的**再分布**（redistribution）以及分割剂量之间存活细胞的**再增殖**（regeneration）（图 3.3）。这些最初由 HR Withers 于 1975 年定义[3]，并继续被用于定义我们现在对放射生物学的理解[4]。

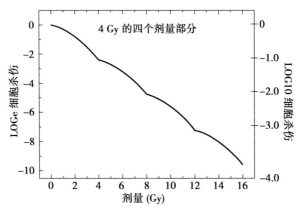

图 3.2 连续给予四个相同的辐射剂量［其间有足够的时间（至少 6 小时）以允许 β 分量的放射损伤完全修复］的生存曲线。由于每一个剂量曲线的形状是对前一个剂量曲线的重复，因此当绘制对数细胞杀伤 - 剂量图时，各剂量部分的结果轨迹为直线，如图所示

（1）再修复 经过一定剂量的放射后，细胞具有修复亚致死性损伤的能力。这取决于存活曲线低剂量区的肩区。Elkind 等[5]的研究结果表明，单次剂量放射杀死的细胞多于将相同剂量分割成两部分杀死的细胞。这是由于细胞在两次照射之间具有修复能力，这取决于组织本身的特性以及相关的 α/β 比值。

（2）再氧合 细胞对射线的反应性取决于氧气的供应[6]。随着肿瘤体积的增大，肿瘤中心的需氧量可能会超过其血液供氧量，从而导致乏氧，进而抵抗射线。剂量分割有助于克服肿瘤中心的慢性乏氧。通过对剂量进行分割，位于肿瘤外周边缘有氧供应的细胞先死亡；因此肿瘤减小并允许血液供应返回至更靠近肿瘤中心的细胞，从而增加其对放射

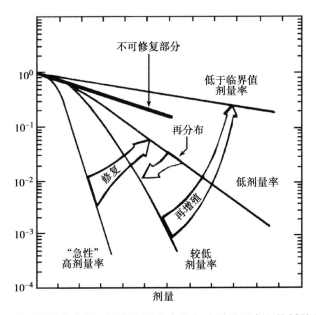

图 3.3　因亚致死性损伤修复、周期中再分布和细胞增殖而产生的剂量率效应。急性照射剂量 - 反应曲线的特征是初始肩区较宽。随着剂量率降低，存活曲线逐渐变缓，因为越来越多的亚致死性损伤得到修复，但细胞"冻结"在其细胞周期的某个阶段，没有进入下一个阶段。随着剂量率进一步降低，在有限的剂量率范围内，存活曲线再次变陡，因为整个细胞周期可以继续进行直至在 G2 期阻滞中堆积，该阶段对放射敏感，但仍然不能继续分裂。进一步降低剂量率可使细胞逃脱 G2 期阻滞并继续分裂；然后，在延长照射期间可能发生细胞增殖，并且随着有丝分裂产生的细胞对放射杀死的细胞产生抵消，存活曲线变得更缓。（基于 Joel Bedford 博士的观点）

的敏感性。

（3）细胞周期的再分布　细胞对放射的敏感性也取决于所处的细胞周期阶段。细胞周期分为四个阶段：有丝分裂期（M 期）、DNA 合成期（S 期）和两个细胞生长期（G1 期和 G2 期）。放射对 M 期和 G2 期细胞效果最强。剂量分割提高了放射的有效性，因为放射被递送至处于放射敏感性阶段的细胞的机会增加。

（4）再群体化　虽然每次分割的辐射剂量可以杀死一部分肿瘤细胞，但是肿瘤能够通过存活的细胞在两次分割剂量之间进行再群体化。一般而言，正常组织中再群体化的发生比肿瘤中更快[7]。然而，研究表明，如果治疗时间延长，可以快速进行再群体化的肿瘤（如鳞状细胞癌）[8-10]

会减弱其对肿瘤的局部控制。此外，已证明在治疗期间肿瘤细胞的再群体化速度加快[7]。这一点在再群体化缓慢的肿瘤（如前列腺癌）中不成问题。剂量分割的设计应尽量减少肿瘤的再群体化，同时允许正常细胞再生，以减少对周围正常组织的毒性。已有研究尝试使用在放疗疗程结束时进行每日两次治疗的剂量分割方案来抵消肿瘤细胞的加速再群体化。

二、放射技术

（一）外放射治疗

顾名思义，外放射治疗（external beam radiation therapy，EBRT）是体外的放射源发出射线的疗法。最常使用的放射源是光子，不过也经常使用电子和质子。随着成像技术的进步，在治疗中提供适形放射的能力也在提高。最初，除皮肤标记外，还使用正交兆伏级成像每天对患者进行放疗。但是，这仅能达到骨骼解剖学程度的校准摆位。随着CT影像的出现，我们现在能够根据软组织解剖学进行校准摆位和移位。此外，放疗计划系统和直线加速器本身的改进提高了我们为患者提供定制放疗的能力，同时减小了考虑设置不确定性和器官运动的边缘区域。

1. 电子治疗

电子作为粒子主要用于治疗浅表病变。这是由其剂量分布决定的，因为电子的大部分剂量沉积在皮肤下 1～3 cm 内[11]（图3.4）。电子还具有急剧的剂量衰减特征，这意味着它们能比光子更好地保护内脏器官（图3.5）[12]，尤其是在低能量时。电子疗法的常见应用包括：治疗皮肤疾病，例如治疗蕈样肉芽肿或皮肤T细胞淋巴瘤[13]；治疗乳腺癌，用于乳房肿瘤切除术后强化瘤床（图3.6）或乳房切除术后用于治疗胸壁瘢痕[14]；以及治疗表浅淋巴结（即腹股沟区）。

2. 2D/3D 放射治疗

传统的光子放射或2D放射使用X射线片（平片）来规划放射野。将放射范围设计为前-后和横向两个维度。放射野基于X射线

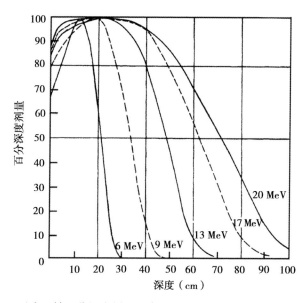

图 3.4　显示中心轴百分深度剂量是束能量（4 MeV 至 20 MeV）的函数

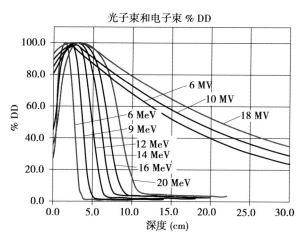

图 3.5　选定能量在 10 cm × 10 cm 视野中典型光子束和电子束的中心轴百分深度剂量曲线示例

片确定的骨性标记，未考虑软组织的情况。这通常会导致放射野偏大，从而可能导致对未受累组织的过量毒性。此外，有研究表明，由于解剖结构的异质性，这种类型的放疗计划可能会导致靶肿瘤本身被遗漏[15]。

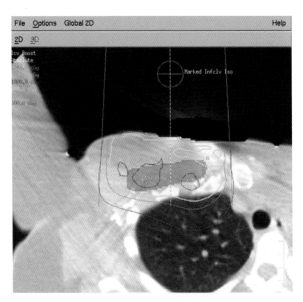

图 3.6 锁骨下追加射线照射的电子计划。靶标包含在远端 90% 等剂量线内。电子通常在 100% 等剂量线处发出

随着 CT 显像的普及，3D 适形放射治疗迅速成为大多数疾病部位的标准治疗。进行 3D 适形放射时首先将患者置于治疗位置并固定不动。然后在患者处于治疗位置时进行 CT 扫描（图 3.7）。这通常被称为"CT 模拟扫描"，因为它"模拟"了治疗位置。通过该模拟扫描，治疗医生可以同时观察到肿瘤或风险区域以及风险器官（organs at risk,

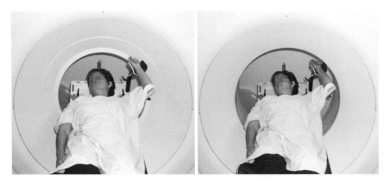

图 3.7 由于孔径限制，在诊断用 CT 扫描仪或较旧的 CT 模拟定位机（70 cm 孔径）上设置复杂的治疗技术（如切线位乳腺照射）可能存在困难。由 Marconi 公司（现为 Philips 公司的子公司）开发的专为放射肿瘤学应用而设计的现代大孔径（85 cm）CT 扫描仪解决了这一问题

OAR）。将扫描结果传输到放射计划软件中，然后医生即可据此开始计划过程（图 3.8）。

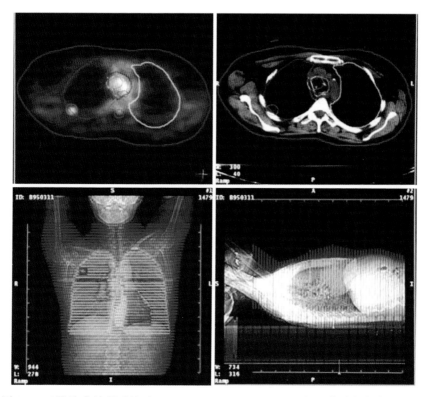

图 3.8　三维放疗计划系统（treatment planning system，TPS）图像分割软件为放射肿瘤学家和治疗计划人员提供了有效的工具，以描绘 3D 计划的关键结构、肿瘤和靶区。显示 CT 数据，并由治疗计划人员或放射肿瘤学家在肿瘤、靶区和正常组织周围逐层绘制轮廓，如**右上图**所示。同时，来自前后和横向投影的平面图像显示在**右下图**和**左下图**中。**左上图**显示 PET 扫描数据与 CT 数据进行图像配准后重叠的轮廓

首先，在计划系统中识别和勾画出肿瘤区（gross tumor volume，GTV）。临床靶区（clinical target volume，CTV）考虑到肿瘤区或风险区域（即可能未受累的引流淋巴结）的微观扩展，然后根据病灶位置和组织结构划定该区域的界限。对于需要关注的内部靶运动较明显的部位（例如，胸部的呼吸运动、盆腔处的膀胱或直肠充盈变化等），有时需要确定内靶区（internal target volume，ITV）（图 3.9）。ITV 通常在 CTV 的基础上扩展，以确保考虑到内部靶运动引起的主要位置的移位

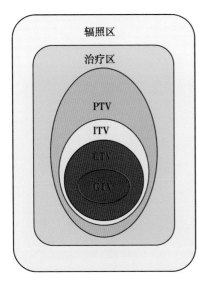

图 3.9　用于适形放疗计划的在国际放射单位与测量委员会（International Commission on Radiation Units and Measurements，ICRU）第 50 号和 62 号报告中定义的靶区。肿瘤区（GTV）是已知肿瘤存在的区域。临床靶区（CTV）是疑似微观肿瘤浸润的区域。计划靶区（PTV）包含 CTV/GTV 以及充分考虑了设置变化以及器官和患者运动的边缘。内靶区（ITV）表示通过内部和外部参照点参照患者坐标系确定的 CTV 移动区域

（前 - 后、上 - 下、横向）（图 3.10）。为了辅助这一过程，有时需要进行额外的 CT 模拟扫描。例如，对于周围型肺癌，通常获取采集整个呼吸周期的 4D-CT 图像（图 3.11），靶区包含呼吸周期各个阶段的肿瘤运动范围（图 3.12）。对于盆腔恶性肿瘤，对膀胱和（或）直肠充盈（空虚）的变化进行多次扫描有助于了解其内部靶运动。最后，计划靶区（planning target volume，PTV）在 CTV（或 ITV）的基础上进一步扩展了边缘，以解决治疗设置的日常变化和靶运动的其他预期变化。还勾画出了风险器官（OAR）（图 3.13）。

　　根据这些轮廓，剂量学家、物理学家和治疗医生可以设计放疗计划，以确保肿瘤接受足够的剂量，同时最大限度地减少对 OAR 的辐射，并保持在规定的剂量限制内，以保护 OAR（图 3.14）。根据肿

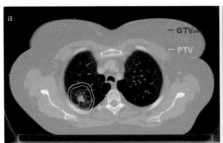
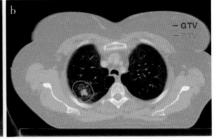

图 3.10　一名患者接受 3D 适形放射治疗（3-dimensional conformal radiation therapy，3D-CRT）（a）和射波刀（CyberKnife）计划（b）时的 GTV 和 PTV 界定示例

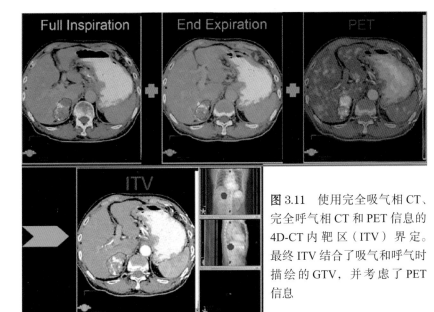

图 3.11　使用完全吸气相 CT、完全呼气相 CT 和 PET 信息的 4D-CT 内靶区（ITV）界定。最终 ITV 结合了吸气和呼气时描绘的 GTV，并考虑了 PET 信息

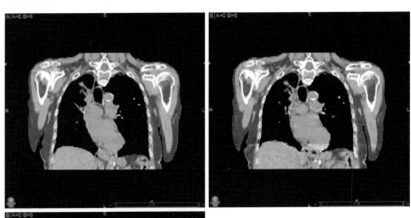

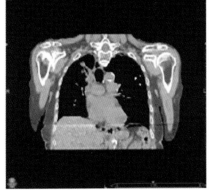

图 3.12　4D-CT 图像研究中三个单独的 3D-CT 图像的冠状面体层图像。每个单独的 3D-CT 图像代表患者呼吸周期中一个不同的阶段。呼吸周期期间膈肌的运动较为明显

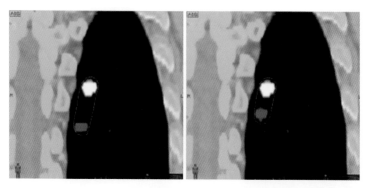

图 3.13　对于固定射束的放射递送系统，要求 PTV 能够确保完全覆盖 CTV。在左图中，白色和绿色斑点分别显示呼气末（**白色**）和吸气末（**绿色**）时的治疗靶区位置，橙色轮廓显示必须进行治疗以完全覆盖移动靶区的组织区域。右图中显示了如果仅在呼气后 20% 的呼吸周期中打开射束时必须进行治疗的组织区域

瘤位置、患者体型和 OAR，使用在患者周围放置的静态放射野来设计 2D 或 3D 放射计划。射束剂量和加权由计划团队确定，以对辐射递送进行优化。研究表明，与通常不考虑器官位置的传统 2D 放射相比，使用适形放射可降低毒性[16, 17]。此外，由于能够避免对 OAR 的放射及其随后产生的放射毒性，医生或许能够增加递送至肿瘤本身的剂量。

3. 调强适形放射治疗

与标准 3D 适形放疗相比，调强适形放射治疗（intensity-modulated radiation therapy，IMRT）提供了一种更适应肿瘤形状的放射递送方法（图 3.15）。IMRT 和 3D 放疗的主要区别在于 IMRT 中的射束具有不同的强度，而用于 3D 放疗的射束具有统一的强度[18]。随着计算能力的提高以及直线加速器本身的进步使得 IMRT 方法成为可能。通过将每束射束分成较小的"小射束"来调节或改变辐射束的强度。使用多叶准直器（multileaf collimator，MLC）生成这些较小的射束。在治疗期间，可将 MLC 移入和移出放射野，以便调节辐射束的形状和强弱[19]。

IMRT 使用与适形放疗相同的 CT 模拟扫描，但不是手动放置射束，而是计算机计划系统负责逆向计划或反算最佳射束的位置、强度和 MLC 的放置。根据治疗团队确定的靶点、OAR 的最小和（或）最大剂

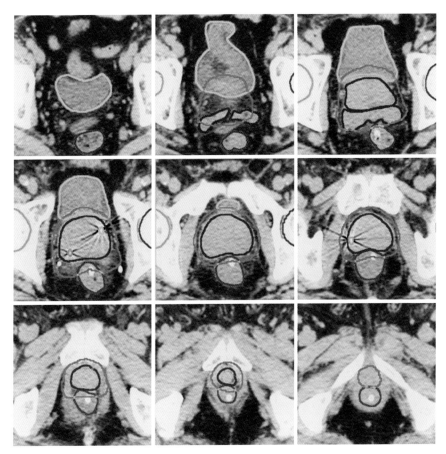

图 3.14　在放疗计划 CT 扫描的连续图像上定义靶区和风险器官。为便于说明，仅显示每四张 CT 图像。膀胱（**黄色**）和直肠（**橙色**）勾勒实体器官；前列腺（**红色**）的轮廓从其基底部向上至泌尿生殖膈顶点。在该患者中，CTV 包括精囊组织的前 1 cm（**紫色**），未尝试超出该水平对其进行治疗。PTV（**青色**）边缘距离前列腺边界 7 mm。在本示例中，基准标记见于前列腺内

量及覆盖范围，进行逆向计划。通过使用 MLC 和逆向计划，能够以先前单独使用标准 3D 辐射时无法实现的方式围绕正常器官勾画辐射剂量的区域（图 3.16）。

　　与从 2D 转换到 3D 治疗时适形度增加的情况非常相似，IMRT 使医生能够进一步增加对靶组织的剂量，同时最大限度地减少对 OAR 的剂量[20]。通常，为了将毒性降至最低，辐射剂量受 OAR 最大剂量的限制。随着 IMRT 的使用，实现了适形度的增加，减少了对附近结构的

CT 模拟/数字重建放射照相（Digitally Reconstructed Radiograph，DDR）

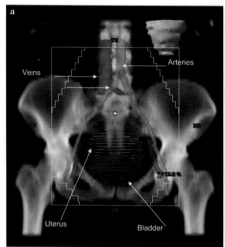

DDR-前射束　　　　　　　　　　　　DDR-右侧位射束

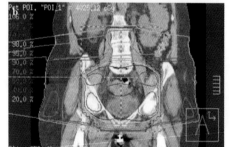

图 3.15　数字重建放射计算机体层摄影（computed tomography，CT）图像，勾画有髂外和髂内血管以及小肠、膀胱和直肠轮廓。通常，血管上 2 cm 的边缘将包含相关淋巴结，可将其视为临床靶区（CTV）。围绕该区域为每日设置变化留出的边缘可视为计划靶区（PTV）

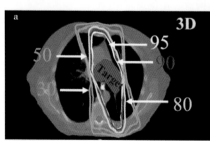
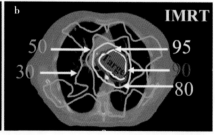

图 3.16　3D-CRT 计划（a）和 IMRT-2 计划（b）的相对等剂量百分比分布。剂量分布显示，IMRT-2 计划比 3D-CRT 计划的适形性更强，但代价是靶覆盖程度略有下降。与 UTCP 计划的值不同，UTCP$_{QALY}$ 的值结合了临床实际生活质量数据，表明 UTCP$_{QALY}$ 形式能够更好地对计划进行区分

剂量，从而允许医生增加对患者和肿瘤的总剂量。在多项研究中，剂量学比较表明，使用 IMRT 提高了对靶区的适形度并降低了对 OAR 的辐射剂量[21-23]。重要的是，随机研究表明，与适形放疗相比，IMRT 的毒性有所降低[24, 25]。虽然还没有随机试验证明 IMRT 在疾病结局方面的优越性，但一些研究表明，IMRT 能在保持充分靶覆盖范围的同时使毒性降低，这已经促使许多医生采用这种技术，因为其产生的不良反应较少。

与传统的 3D-CRT 相比，IMRT 也有缺点。值得注意的是，与 3D-CRT 相比，IMRT 的"射束开启"时间更长，因此继发性恶性肿瘤的发生风险增加[26]。此外，当使用 IMRT 治疗时，由于治疗剂量紧密围绕靶区形状，所以出现设置错误的可能性更高[27]。如果计划中未包含足够的边界，则这一错误可能导致肿瘤被"遗漏"。在对移动靶点（如腹部/盆腔中的肿瘤）进行治疗时，尤其需要考虑这一点[28, 29]。

为确保靶点接受预期的剂量，图像引导 IMRT（image-guided IMRT，IG-IMRT）已被广泛用于移动肿瘤的治疗。可以使用锥形线束 CT 进行图像引导，即患者位于治疗台上，使用直线加速器进行 CT 扫描；也可以使用轨道式 CT 进行图像引导，即患者位于治疗台上，在治疗室内进行诊断性 CT 扫描。在这两种情况下，每日进行 CT 以确保正确靶向肿瘤，并确认已校准摆位。随着成像和技术的不断进步，我们已经能够通过针对呼吸运动进行校正等技术进一步改进对靶点的定位[30]。

4. 立体定向放射治疗

直线加速器技术、放疗计划、治疗给药和成像质量的改进使另一项放射技术成为可能，这就是立体定向体放射治疗（stereotactic body radiation therapy，SBRT）。最初，立体定向放射外科是针对颅内病变开发的，该治疗方法使用非常集中、高剂量的分割剂量对脑部病变进行放射治疗[31]。后来，这种治疗模式逐渐发展到能够治疗脑以外的病变，包括肺和肝肿瘤[32]。

如今，SBRT 被广泛用于治疗整个身体所有部位的肿瘤。当最初将该方法从颅内转换到颅外部位时，使用了类似用于脑部病变的框架来固定患者[33]。对于颅外部位，这些早期的固定装置已在很大程度上被图像引导治疗所取代，后者可在患者接受治疗之前核实肿瘤的位置。

与颅内部位的治疗不同，对身体进行立体定向治疗的一个复杂的方面是呼吸导致的内脏器官运动。由于各分割部分的剂量较高且肿瘤周围的边缘极小，与其他放射治疗方式相比，使用 SBRT 时误差范围更小[34]。因此，考虑呼吸运动至关重要。有多种方法可以使用，包括使用束腹带、深吸气屏气和呼吸门控。每种技术的使用取决于医疗机构和医生。此外，内部和（或）外部基准点可用于在治疗期间追踪靶点，从而可能使肿瘤周围边缘达到更小。虽然 SBRT 仍然是一项相对较新的技术，但其用途和使用频率在整个放射界正在不断扩大。

5. 质子治疗

1946 年在实验室环境中首次讨论了使用质子照射组织的问题[35]，并于 1958 年首次在临床上使用质子照射垂体瘤[36]。随着肿瘤治疗 / 应用的开展，质子治疗的使用有所增加，接受质子治疗的患者人数也在持续增加[37, 38]。

与传统的光子治疗相比，质子治疗的优势在于其剂量分布，这是质子自身物理性质的函数。质子的最大剂量沉积在质子射程的最后几毫米处，称为布拉格峰[39]。因此，质子不会完全穿透组织。这与光子形成对比，光子的最大剂量沉积在组织中几厘米的深度（该深度取决于光子的起始能量），然后在其穿透组织的过程中继续沉积能量。因此，与光子相比，使用质子可以使出口剂量最小并提高精密度。

这提高了剂量适形性，因此可制定对附近健康组织剂量较低的计划[40]，继而意味着将产生更少的不良反应以及后续更少的不必要毒性[41]。虽然质子治疗具有明显的理论优势，并且迄今为止的研究表明其在提高生存率和降低毒性方面具有广阔前景[42, 43]，但尚未进行比较质子治疗和光子治疗的随机临床试验。需要继续研究以探索质子治疗的可行性和成本效益。

（二）近距离治疗

近距离治疗是将放射源直接接触肿瘤或放置在肿瘤附近的一种放射治疗方法（图3.17）。近距离治疗的主要优点是，它可以向肿瘤递送更高剂量的辐射，同时由于剂量的快速下降，仅向邻近组织递送非常小的剂量（图3.18）。它有多种用途，包括用于治疗妇科恶

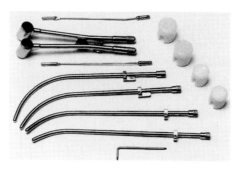

图 3.17 Fletcher-Suit 低剂量率宫颈施源器套件。（Best Medical，Springfield，Virginia）

性肿瘤、前列腺癌、眼癌和某些头颈部肿瘤。放射源的放置可以是暂时的，也可以是永久的，具体取决于肿瘤的部位和医生的选择。

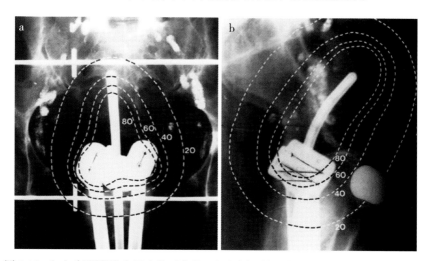

图 3.18 （a）宫颈癌腔内置入前后位像。（b）同一植入物的侧位像。叠加等剂量曲线（cGy/h）

剂量分布主要用平方反比定律来描述，其表达式为：

$$剂量 = 1/距离^2$$

也就是说，当与放射源的距离增加为两倍时，将导致剂量降低至原先的四分之一。

　　镭 -226 由居里夫妇于 1898 年发现，是医生使用的第一种近距离放射治疗源。由于镭 -226 会泄漏对人体有害的氡气，镭 -226 的使用最终被铯 -137 所取代。目前，铱 -192、碘 -125 和钯 -103 都是近距离治疗的常用放射源。这些放射源具有不同的能量和半衰期，其使用取决于医生的偏好。

　　根据完成治疗所需时间来描述近距离治疗。低剂量辐射（low-dose radiation，LDR）近距离治疗平均需要 2 ~ 3 天来递送治疗剂量，例如在妇科近距离治疗中使用临时放射源，而高剂量放射（high-dose radiation，HDR）近距离治疗根据处方剂量通常仅需几分钟（图 3.19）。

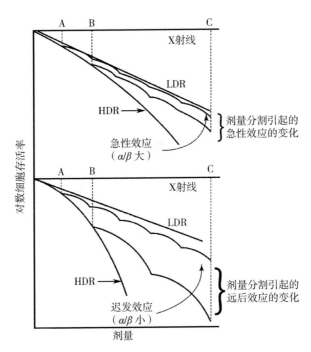

图 3.19　对于 X 射线，迟发反应组织具有曲率更大的剂量 - 反应关系曲线，因此在多次剂量分割方案中表现出比早反应组织更多的保留。低剂量率（LDR）实际上是无限数量的无限小剂量。因此，在比较迟发反应正常组织与早反应组织（包括肿瘤）中的保留时，LDR 时的差异最大

　　LDR 用于妇科癌症和前列腺癌的治疗。在妇科癌症中有多种方式，包括串联卵形、串联圆柱形、阴道断端和间质针。可将放射源手动装载

至这些器械中，以治疗妇科癌症，包括外阴癌、阴道癌、宫颈癌或宫体癌，具体方案取决于器械和医生的偏好。

通常，LDR 近距离放射治疗使用衰变速率为 0.4 ~ 2 Gy/h 的放射源。因此，如果是暂时性放置，这些器械通常要在患者体内放置 2 ~ 3 天。患者需要住院，在治疗过程中不能活动。递送适当剂量后，将器械从患者体内取出。

另一种形式的 LDR 近距离治疗是使用放射性碘 -125 或钯 -103 永久粒子治疗早期前列腺癌。这种方式是在患者处于麻醉状态时将放射性粒子置入前列腺，患者术后通常无需住院。根据所使用的放射源，粒子会在数周至数月内以极低的能量释放辐射，从而降低辐射他人的风险。

对于累及眼眶的肿瘤，可利用眼部贴片进行治疗。在这些情况下，将放射源手动装载至贴片中。然后在设定的时间内将贴片置于眼部以递送所需剂量。

HDR 也可用于妇科癌症和前列腺癌的治疗。使用 HDR 时，可使用与妇科癌症治疗相同的模式。对于妇科恶性肿瘤，主要区别在于使用 HDR 时进行的手术无需住院，且器械通常仅放置 2 ~ 4 小时，而治疗是按计划进行的，剂量递送只需要几分钟，而 LDR 近距离治疗需要在几天内进行。使用 HDR 时，将器械取出后，患者即可在当天回家。

当 HDR 用于前列腺癌的治疗时，将间质针经会阴置入前列腺。然后，将这些器械连接至称为后装机的移动放射源上，后装机将允许辐射以计算好的速率进入器械，以沉积处方剂量。辐射以超过 12 Gy/h 的速率沉积，因此放射源在器械中一次仅停留几分钟。然后即可将器械从患者体内取出。

三、研究应用

随着技术的不断进步，放射的用途也在不断发展。一个令人振奋的新领域是使用放射来巩固治疗低转移性疾病。过去 10 年的新发表文献支持恶性肿瘤存在一种独特的"低转移性"生物学状态[44-50]。"低转移性"疾病一词在 Weichselbaum 等的一篇综述中首次被提及[44]，随着时间的推移，该术语被广泛定义为累及的远隔转移区域数量有限的疾病[45]。

在这部分转移癌患者中，通过对疾病部位进行确定性局部治疗（放疗或手术），仍有可能控制疾病并延长生存期[45]。事实上，SBRT 可有效治疗低转移性黑色素瘤[46]，对于低转移性乳腺癌患者，确定性 RT 也可产生更好的生存结局[47]。在低转移性宫颈癌的情况下，确定性 RT 可使治疗部位得到极佳的局部控制，并有助于提高经过慎重选择的患者的长期生存率[48]。

然而，关于低转移性疾病背景下的巩固治疗，最有说服力的文献是有关非小细胞肺癌（NSCLC）的文献。事实上，在几份关于转移性 NSCLC 巩固治疗的回顾性报告[45]之后，Gomez 等发表了第一个多机构随机 II 期研究，在转移瘤 ≤ 3 个且在标准一线化疗后未出现进展的 NSCLC 患者中比较了巩固治疗与积极的局部治疗的作用[49]。该研究表明，与单独进行维持治疗相比，局部巩固治疗显著改善了这些患者的无进展生存期。此后，这些结果得到了其他 II 期随机研究的进一步支持，这些研究考察了巩固性 RT 在低转移性疾病中的作用[50]。

综上所述，这些新发表的数据表明，对于患有 IV 期癌症且转移部位数量有限的患者，局部巩固治疗（包括 RT）仍可通过对疾病活跃部位进行消融治疗或减瘤术来改善疾病结局[45]。鉴于这些令人兴奋的影响，在低转移背景下巩固性 RT 的益处值得在其他部位的随机对照试验中进行进一步研究，特别是那些阐明哪些亚组患者最有可能从这种积极的方法中获益的研究。

（王海军　王茸　译审）

参考文献

1. Nunez MI, et al. Relationship between DNA damage, rejoining and cell killing by radiation in mammalian cells. Radiother Oncol. 1996; 39 (2) : 155-65.

2. Hall EJ, Giaccia AJ. Radiobiology for the radiologist. 6th ed. Philadelphia: Lippincott Williams & Wilkins; 2006. ix, 546 p.

3. Withers HR. The four R's of radiotherapy. Adv Radiat Biol. 1975; 5: 241-71.

4. Marcu LG. The first Rs of radiotherapy: or standing on the shoulders of giants. Australas Phys Eng Sci Med. 2015; 38 (4) : 531-41.

5. Elkind MM et al.; Radiation Response of Mammalian Cells Grown in Culture. V. Temperature dependence of the repair of x-ray damage in surviving cells (aerobic and hypoxic) . Radiat Res. 1965: 25; 359-76.

6. Gray LH, et al. The concentration of oxygen dissolved in tissues at the time of irradiation as a factor in radiotherapy. Br J Radiol. 1953; 26 (312) : 638-48.

7. Withers HR, Taylor JM, Maciejewski B. The hazard of accelerated tumor clonogen repopulation during radiotherapy. Acta Oncol. 1988; 27 (2) : 131-46.

8. Bentzen SM, et al. Clinical radiobiology of squamous cell carcinoma of the oropharynx. Int J Radiat Oncol Biol Phys. 1991; 20 (6) : 1197-206.

9. Barton MB, et al. The effect of treatment time and treatment interruption on tumour control following radical radiotherapy of laryngeal cancer. Radiother Oncol. 1992; 23 (3) : 137-43.

10. Fyles A, et al. The effect of treatment duration in the local control of cervix cancer. Radiother Oncol. 1992; 25 (4) : 273-9.

11. Brengues M, et al. Method for validating radiobiological samples using a linear accelerator. EPJ Tech Instrum. 2014; 1 (1)

12. Funk RK, Stockham AL, Laack NNI. Chapter 3-Basics of radiation therapy. In: Herrmann J, editor. Clinical cardio-oncology: Elsevier; 2016. p. 39-60.

13. Mazzeo E, et al. The current management of mycosis fungoides and Sézary syndrome and the role of radiotherapy: principles and indications. Rep Pract Oncol Radiotherap. 2013; 19 (2) : 77-91.

14. Haviland JS, et al. The UK Standardisation of Breast Radiotherapy (START) trials of radiotherapy hypofractionation for treatment of early breast cancer: 10-year follow-up results of two randomised controlled trials. Lancet Oncol. 2013; 14 (11) : 1086-94.

15. Kantzou I, et al. Conventional versus virtual simulation for radiation treatment planning of prostate cancer: final results. J BUON. 2011; 16 (2) : 309-15.

16. Soffen EM, et al. Conformal static field radiation therapy treatment of early prostate cancer versus non-conformal techniques: a reduction in acute morbidity. Int J Radiat Oncol Biol Phys. 1992; 24 (3) : 485-8.

17. Koper PC, et al. Acute morbidity reduction using 3DCRT for prostate carcinoma: a randomized study. Int J Radiat Oncol Biol Phys. 1999; 43 (4) : 727-34.

18. Bortfeld T. IMRT: a review and preview. Phys Med Biol. 2006; 51 (13) : R363-79.

19. Young MR, Yu JB. Intensity modulated radiotherapy and image guidance. In: Mydlo JH, Godec CJ, editors. Prostate cancer: Academic Press; 2016. p. 413-26.

20. D'Souza WD, et al. Feasibility of dose escalation using intensity-modulated radiotherapy in posthysterectomy cervical carcinoma. Int J Radiat Oncol Biol Phys. 2005; 61 (4) : 1062-70.

21. Roeske JC, et al. Intensity-modulated whole pelvic radiation therapy in patients with gynecologic malignancies. Int J Radiat Oncol Biol Phys. 2000; 48 (5) : 1613-21.

22. Beriwal S, et al. Intensity-modulated radiotherapy for the treatment of vulvar carcinoma: a comparative dosimetric study with early clinical outcome. Int J Radiat Oncol Biol Phys. 2006; 64 (5) : 1395-400.

23. Wu VW, Kwong DL, Sham JS. Target dose conformity in 3-dimensional conformal radiotherapy and intensity modulated radiotherapy. Radiother Oncol. 2004; 71 (2) : 201-6.

24. Salama JK, et al. Preliminary outcome and toxicity report of extended-field, intensity-modulated radiation therapy for gynecologic malignancies. Int J Radiat Oncol Biol Phys. 2006; 65 (4) : 1170-6.

25. Michalski JM, et al. Preliminary toxicity analysis of 3-dimensional conformal radiation therapy versus intensity modulated radiation therapy on the high-dose arm of the Radiation Therapy Oncology Group 0126 prostate cancer trial. Int J Radiat Oncol Biol Phys. 2013; 87 (5) : 932-8.

26. Kry SF, et al. The calculated risk of fatal secondary malignancies from intensity-modulated radiation therapy. Int J Radiat Oncol Biol Phys. 2005; 62 (4) : 1195-203.

27. Haslam JJ, et al. Setup errors in patients treated with intensity-modulated whole pelvic radiation therapy for gynecological malignancies. Med Dosim. 2005; 30 (1) : 36-42.

28. Yoder AK, et al. Hitting a moving target: successful management of diffuse large B-cell lymphoma involving the mesentery with volumetric image-guided intensity modulated radiation therapy. Clin Lymphoma Myeloma Leuk. 2019; 19 (1) : e51-61.

29. Dabaja B, et al. Successful treatment of a free-moving abdominal mass with radiation therapy guided by cone-beam computed tomography: a case report. J Med Case Rep. 2010; 4: 329.

30. Dzyubak O, et al. Evaluation of tumor localization in respiration motion-corrected cone-beam CT: prospective study in lung. Med Phys. 2014; 41 (10) : 101918.

31. Kavanagh BD, Timmerman RD. Chapter 24-Stereotactic body irradiation: extracranial tumors. In: Gunderson LL, Tepper JE, editors. Clinical radiation oncology. 4th ed. Philadelphia: Elsevier; 2016. p. 427-431.e1.

32. Blomgren H, et al. Stereotactic high dose fraction radiation therapy of extracranial tumors using an accelerator. Clinical experience of the first thirty-one patients. Acta Oncol. 1995; 34 (6) : 861-70.

33. Lee SW, et al. Stereotactic body frame based fractionated radiosurgery on consecutive days for primary or metastatic tumors in the lung. Lung Cancer. 2003; 40 (3) : 309-15.

34. Solberg TD, et al. Quality and safety considerations in stereotactic radiosurgery and stereotactic body radiation therapy: executive summary. Pract Radiat Oncol. 2012; 2 (1) : 2-9.

35. Wilson RR. Radiological use of fast protons. Radiology. 1946; 47 (5) : 487-91.

36. Lawrence JH, et al. Pituitary irradiation with high-energy proton beams: a preliminary report. Cancer Res. 1958; 18 (2) : 121-34.

37. Hartsell WF, et al. Proton therapy in the USA from 2012 to 2014: increasing treatment of pediatric, lung, head and neck, gastrointestinal, and breast cancers, but no increase in prostate cancer treatments: a Study From the National Association for Proton Therapy. Int J Radiat Oncol Biol Phys. 2016; 96 (2) : S136-7.

38. Tian X, et al. The evolution of proton beam therapy: current and future status. Mol Clin Oncol. 2018; 8 (1) : 15-21.

39. Delaney T, Kooy H. Proton and charged particle radiotherapy. Philadelphia: Lippincott Williams & Wilkins; 2008.

40. Milby AB, et al. Dosimetric comparison of combined intensity-modulated radiotherapy (IMRT) and proton therapy versus IMRT alone for pelvic and para-aortic radiotherapy in gynecologic malignancies. Int J Radiat Oncol Biol Phys. 2012; 82 (3) : e477-84.

41. St Clair WH, et al. Advantage of protons compared to conventional X-ray or IMRT in the treatment of a pediatric patient with medulloblastoma. Int J Radiat Oncol Biol Phys. 2004; 58 (3) : 727-34.

42. Grutters JPC, et al. Comparison of the effectiveness of radiotherapy with photons, protons and carbon-ions for non-small cell lung cancer: a meta-analysis. Radiother Oncol. 2010; 95 (1) : 32-40.

43. Kagei K, et al. Long-term results of proton beam therapy for carcinoma of the uterine cervix. Int J Radiat Oncol Biol Phys. 2003; 55 (5) : 1265-71.

44. Hellman S, Weichselbaum RR. Oligometastases. J Clin Oncol. 1995; 13: 8-10.

45. Ning MS, Gomez DR, Heymach JV, Swisher SG. Stereotactic ablative body radiation for oligometastatic and oligoprogressive disease. Transl Lung Cancer Res. 2018; 8: 97.

46. Sarnaik AA, et al. Multidisciplinary management of special melanoma situations: oligometastatic disease and bulky nodal sites. Curr Oncol Rep. 2007; 9: 417-27.

47. Wong AC, et al. Clinical and molecular markers of long-term survival after oligometastasis-directed stereotactic body radiotherapy (SBRT) . Cancer. 2016; 122: 2242-50.

48. Ning MS, et al. Outcomes and patterns of relapse after definitive radiation therapy for oligometastatic cervical cancer. Gynecol Oncol. 2018; 148 (1) : 132-8.

49. Gomez DR, et al. Local consolidative therapy versus maintenance therapy or observation for patients with oligometastatic non-small-cell lung cancer without

progression after first-line systemic therapy: a multicentre, randomised, controlled, phase 2 study. Lancet Oncol. 2016; 17 (12) : 1672-82.

50. Iyengar P, Wardak Z, Gerber DE, et al. Consolidative radiotherapy for limited metastatic non-small-cell lung cancer: a phase 2 randomized clinical trial. JAMA Oncol. 2018; 4: e173501.

第4章
放射性核素用于癌症治疗：非密封的α和β发射体

A. Cahid Civelek，Franklin C. L. Wong

一、引言：治疗诊断学

　　科学的持续发展带来了医学和技术的进步，使得癌症患者有了越来越多的治疗选择。这些治疗选择包括手术、化疗、放疗或其不同组合类型。最近，将核医学中的靶向治疗用作一种可行的癌症治疗选择获得了相当广泛的认可，该方法使用含有发射 α、β 和 γ 射线的非密封放射性核素的放射性药物进行治疗。

　　使用电离辐射（如高能 X 射线）的放射治疗或外部放疗是最常用的辐射治疗类型。然而，在靶向原发性肿瘤的同时，肿瘤周围一定数量的周围组织也会受到高能 X 射线的照射，从而引起不同程度的损害。

　　另外，靶向放射性核素治疗涉及向患者给予放射性核素物质，靶向基于器官的肿瘤或患者全身。与化疗中发生的情形类似，这些物质通过血液供应到达靶细胞。相对而言，由于这些放射性物质明确靶向特定的恶性肿瘤细胞，因此引起全身不良反应的潜在风险显著降低[1]。

　　放射性药物适合用于治疗的条件之一是其具有与肿瘤强效结合的能力，即高肿瘤亲和力。对特定肿瘤具有高亲和力或高结合能力的放射性

A. C. Civelek（✉）
美国马里兰州巴尔的摩约翰·霍普金斯医学院核医学与分子成像学部放射学系
电子邮箱：acivele1@jhmi.edu
F. C. L. Wong
美国得克萨斯州休斯顿得克萨斯大学核医学系，M. D. 安德森癌症中心
电子邮箱：fwong@mdanderson.org

药物可将预期剂量的辐射直接递送至肿瘤及其转移瘤，从而避免对周围健康组织产生辐射毒性。可以将此类放射性药物直接递送至肿瘤的特定分子部分，如抗原、受体或肽。与载体相连的放射性核素发射的各种类型的电离辐射可以通过对癌细胞 DNA 造成损伤，从而破坏或损坏癌细胞，实现对靶肿瘤的抑制。

除了对恶性肿瘤细胞具有非常高的亲和力以外，理想的放射性药物需要具备的特性还包括在癌性肿瘤细胞中分布的能力，以及将最大剂量的辐射递送至靶肿瘤细胞以进行破坏同时又避免破坏健康细胞的能力。

放射性核素发射电离辐射的形式决定了放射性药物的破坏性生物效应。在核医学中，显像过程要求放射性核素能够发射 γ 辐射（能够穿透身体）并到达成像设备的探测器。然而，对于放射性核素治疗，需要具有最佳相对生物效应的放射性核素。例如发射电离辐射且组织穿透距离较短的放射性核素，如发射 α 或 β 射线的放射性核素（表 4.1）。

表 4.1　治疗性放射性核素的种类

治疗性放射性核素的种类	发射到组织中的粒子辐射的射程	如果出现以下情况，会产生治疗效果
β⁻发射体	1.0 mm 以上	产生治疗效果——如果到达细胞环境
α 发射体	0.1 mm（100 μm）	产生治疗效果——如果到达细胞膜
俄歇电子发射体	0.01 mm（10 μm）	产生治疗效果——如果到达细胞核
内转换电子发射	0.2~0.55 mm（200~550 μm）	产生治疗效果——如果到达细胞核

在核医学中，术语"治疗诊断学"是指使用经具有 γ 或正电子发射体的诊断性放射性核素标记、或经治疗性放射性核素（如 β、α 或内转换电子、X 射线发射体）标记的特定靶向分子完成对特定恶性肿瘤的诊断和治疗（图 4.1）。这意味着在分子成像中，成功诊断疾病后，可使

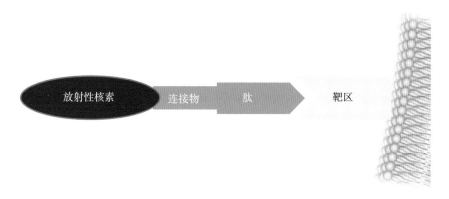

肿瘤细胞膜

放射性核素	连接物	肽	靶区
[111]In	DTPA	奥曲肽	SSTR3 & 5
[90]Y	DOTA	TOC	SSTR2
[177]Lu	DOTA	TATE	SSTR2
[68]Ga	DOTA	TATE	SSTR2
[68]Ga	DOTA	NOC	SSTR3 & 5
[68]Ga	DOTA	TOC	SSTR5

图 4.1　治疗诊断学的定义：**治疗**学＋**诊断**学。使用特定药剂进行显像或治疗时放射性核素如何通过连接物（螯合剂）与肽连接的示意图

用相同的靶向分子进行有效治疗。

"治疗诊断学（theranostics）"是**治疗**学（**thera**peutics）和**诊断**学（diag**nostics**）两个词的组合，旨在将诊断与治疗联系起来[2]。自 1940 年问世以来，治疗诊断学一直在促进个性化药物和靶向治疗的应用和发展，其很可能提供一种具有高性价比和高特异性的成功治疗方案。PharmaNetics 的总裁兼 CEO John Funkhouser 被誉为"治疗诊断学"一词的创始人[3]。

放射性核素是对个性化药物的补充，个性化药物治疗是通过正确识别和适当选择具有特定分子表型（可提示对治疗产生阳性反应）的患者来实现的[4]。因此，治疗诊断学方法具有预测性、预防性、个性化和参与性。它可以在正确的时间为正确的患者确定正确的药品，提高临床护理和治疗的质量，并最终节约医疗成本[5]。

肿瘤学的治疗诊断学方法开启了核医学领域的新纪元[6]。治疗诊断学的近期成功示例有用于治疗神经内分泌肿瘤的肽受体闪烁显像（peptide receptor scintigraphy，PRS）和"放射性核素肽受体介导治疗"（peptide receptor radionuclide therapy，PRRT），也称为"放射性配体治疗"（radioligand therapy，RLT）。自 20 世纪 90 年代初开始使用以来，这些通过不同放射性核素对生长抑素类似物进行放射性标记的治疗方式在患者治疗方面取得了显著进展，从而将治疗诊断学原理扩展应用至其他肿瘤适应证中。

放射性核素靶向治疗（targeted radionuclide therapies，TRT）利用非密封的放射性核素辐射源，例如，将发射 β 粒子的放射性药物用于靶向肽受体以进行局部或靶向治疗，从而尽可能地保护健康细胞不受辐射伤害。目前，PRRT 用于治疗神经内分泌肿瘤。β 发射体 ^{177}Lu-Dotatate 是 PRRT 最广泛使用的放射性肽[7]，如图 4.1 所示。

TRT 的应用和可用放射性药物的范围正在不断扩大。例如，美国食品药品监督管理局（FDA）最近批准了高比活度（high-specific-activity，HSA）^{131}I-MIBG（Azedra®）用于治疗不能手术或转移性嗜铬细胞瘤和（或）副神经节瘤（pheochromocytoma and /or paraganglioma，PPGL）[8]。

二、全身放射性核素治疗的临床实践

当前临床使用的放射性核素列于表 4.2。由于具有有效的高传能线密度，发射 α 或 β 射线的放射性药物在治疗中更有效，而 γ 发射体能够对分子进行定位和量化。放射性核素（如发射 β 和 γ 射线的 ^{131}I）具有能够消融异常组织并用于定位和量化成像的优点。自 1947 年采用 ^{131}I 治疗甲状腺癌以来，已经积累了丰富的临床经验。在关于发射 α 射线（a）和 β 射线（b）的放射性药物的临床癌症治疗章节之后，另有一章节（c）专门用于介绍甲状腺癌的放射性碘治疗以及必要的考量，以阐释放射性核素癌症治疗的复杂性。

（一）α 发射体用于临床癌症治疗（表 4.2）

α 粒子是氦原子核，具有沿其直线短路径（5~10 倍细胞直径）沉

表 4.2　常用的发射 α 射线和 β⁻ 射线的治疗性放射性核素 - 物理特性

	β⁻发射体						α 发射体			
	³²P	⁸⁹Sr（Metastron）	⁹⁰Y	¹⁵³Sm	¹³¹I	¹⁷⁷Lu	²²³Ra（Xofigo）	²¹¹At	²²⁵At	²¹³Bi
发射类型（β⁻、α、γ、EC）	β⁻	β⁻	β⁻	β⁻和γ	β⁻和γ、e-	β⁻和γ	α（95.3%）β⁻（3.6%）γ（1.1%）0.4 MeV 0.01~1.27 MeV	α、γ	α	α、β⁻
物理 T1/2（h/天）	14.3天	50.5天	2.67天	1.9天	8.1天	6.71天	11.43天	7.2 h	10天	46.5 min
平均能量（MeV）	0.70 MeV	0.58 MeV	0.934 MeV	0.23 MeV	0.182 MeV	353 MeV	5.65 MeV（5~7.5 MeV）		28 MeV-累积 α 1.6和0.6 MeV的两个 β 蜕变 218 和 440 keV 的 γ	8.4和5.8 MeV
最大能量（MeV）	1.71 MeV	1.49 MeV	2.28 MeV	810 MeV（γ发射-103 keV 28%）	0.606 MeV（γ发射：364 keV 81%）	498 MeV（γ发射：208 keV 11% 113 keV 6%）	7.5 MeV	5.87（42%）（γ发射：670 keV 0.03%）	28 MeV累积	
组织中的平均射程（mm）	3 mm	2.4 mm	2.5 mm	0.6 mm	0.4 mm	0.28 mm	<0.1 mm（<100 μm）	0.06 mm	连续的 α 发射，因此没有明确的射程	α：0.076 mm β⁻：2.1 mm

续表

	β-发射体						α发射体			
	^{32}P	^{89}Sr（Metastron）	^{90}Y	^{153}Sm	^{131}I	^{177}Lu	^{223}Ra（Xofigo）	^{211}At	^{225}At	^{213}Bi
组织中的最大射程（mm）	8 mm	6.7 mm	11.0 mm		2.9 mm	2.0 mm		连续的 α 发射，因此没有明确的射程		
R$_{95}$（mm）			5.94 mm							
用于治疗时；在X天内递送X%的辐射			在11天内递送94%的辐射					其半衰期相对较长（10天），快速衰变链中产生的多个 α 粒子使的225Ac成为一种细胞毒性很强的放射性核素		
用于	骨转移瘤PV白血病腔内治疗	骨转移瘤	靶向治疗SIRT NH淋巴瘤 NSCLC胶质母细胞瘤的腔内RxRA的放射性核素滑膜切除术治疗		甲状腺功能亢进和甲状腺癌的治疗腔内Rx	NET，多种其他肿瘤的治疗	转移性骨病	甲状腺功能亢进治疗癌症Rx中mAb	转移性去势抗性前列腺癌，AML的治疗	RIT髓细胞性白血病淋巴瘤胶质性前列腺癌转移性NET黑色素瘤

续表

	β⁻发射体						α 发射体			
	^{32}P	^{89}Sr（Metastron）	^{90}Y	^{153}Sm	^{131}I	^{177}Lu	^{223}Ra（Xofigo）	^{211}At	^{225}At	^{213}Bi
典型剂量	12.0 mCi-经剂量分割	4.0 mCi i.v.，持续1~2分钟	27 mCi ^{90}Y可递送50 Gy/kg的总吸收辐射剂量	0.5~1.0mCi/kg	不定	不定	1.49 μCi/kg体重，每4周注射一次，共注射6次		0.023~0.39 mCi/kg（0.004 mCi/kg）当前全球生产量约为1.7 Ci/年	经动脉导管以13.5~40.5的分割剂量产注射27.0~202.7 mCi至肿瘤供血血管
沉积部位	骨骼：85%肌肉，L/S：15%	新骨形成部位	递送器导管	骨转移瘤	甲状腺和转移瘤	生长抑素（SS）受体引导部位	骨	递送器导管	递送器导管	递送器
排泄途径	尿液和粪便：5%~10%/24h，20%/1周	尿液>粪便	—	血液、尿液排泄	通过肾脏迅速排泄：24 h内35%~75%	血流，尿液5 h内44%，24 h内58%，48 h内65%，14天内>99%	肠道15 min-20%；血液中4 h-4%，24 h<1%			

e-: 内转换电子，X 射线；SIRT：选择性体内放疗；R95：β 粒子将 95% 的能量转移至靶组织的距离

积大量能量（约 100 keV/μm）的能力。由于具有高传能线密度（linear energy transfer，LET），它们可以非常有效地杀死活细胞。杀死细胞所需的"穿过"细胞的 α 粒子相对较少，且这种杀死作用对氧的依赖性极小[9, 10]。每单位路径长度上，α 粒子所沉积的能量是 β 粒子的 1500 倍以上。癌症治疗的目标是靶向恶性肿瘤细胞，同时保留正常细胞。使用适当的放射性核素载体可将 α 辐射限制在靶细胞内，使其对"健康组织"的损伤极小。然而，缺乏这种靶向能力可能导致正常组织中的剂量过高，从而可能引发突变和继发性癌症。

靶向α治疗（targeted alpha-therapy，TAT） 2013 年 5 月，药用级氯化镭 -223 溶液成为首个在美国获批用于转移性骨病临床治疗的发射 α 射线的放射性药物。镭 -223 是一种独特的发射 α 射线的放射性药物，可以作为"简单"氯盐以离子形式使用。自其获批以来，一家大型制药公司将其以商品名"Xofigo"（氯化镭 -223）上市，并成功证明了 TAT 的临床可行性。Xofigo 对具有晚期前列腺癌（仅伴有骨转移）症状的男性患者表现出良好的有效性和耐受性。Xofigo 疗法假定发射 α 射线的放射性核素可以破坏癌细胞，同时保留附近的健康细胞，从而降低毒性。

^{223}Ra 的半衰期为 11.4 天，可发射 α、β 和 γ 辐射。使用标准核药学和核医学仪器可检测其 γ 和 β 辐射。与钙一样，Xofigo® 在骨转换增加的区域（如骨转移瘤）与骨矿物质羟基磷灰石形成络合物。其发射的 α 射线具有高传能线密度，导致相邻细胞中双链 DNA 高频率断裂，从而产生抗肿瘤作用。镭 -223 发射的 α 粒子射程小于 100 μm（即小于 10 倍细胞直径），这限制了对周围组织的损伤。因此 Xofigo（二氯化镭 -223）注射液可用于静脉注射（处方信息）[11]。

由于该药物在尿液中的排泄很少，且其主要排出途径是通过粪便排出，因此没有对肾功能损害患者进行专门的药代动力学研究，但预计肾功能损害不会影响二氯化镭 -223 的药代动力学。治疗剂量范围为每千克体重 50 kBq（1.35 μCi），每 4 周注射一次，共注射六次[12, 13]。

^{223}Ra（Xofigo®）治疗患有转移性去势抵抗性前列腺癌（metastatic castration-resistant prostate cancer，mCRPC）且仅伴有骨转移的患者有

效性的主要证据来源于一项随机、双盲、安慰剂对照的 Ⅲ 期研究，队列中有 921 名患者[14]。

该研究显示，与安慰剂组相比，治疗组患者不仅总生存时间有所改善，而且死亡率也降低了 30%，治疗组的中位总生存时间为 14 个月，而安慰剂组该值为 11.2 个月。

（二）β 发射体用于临床癌症治疗（表 4.2）

1. ^{131}I-NaI 用于治疗甲状腺癌以及 ^{131}I-MIBG 用于治疗嗜铬细胞瘤

^{131}I 发射 β- 和 γ、e-（内转换电子）辐射，半衰期为 8.1 天。其主要发射粒子为 β- 粒子，平均能量为 0.182 MeV，最大射程为 2.9 mm，适用于消融治疗，而主要 γ 发射为 364 keV（81%），适用于显像。^{131}I 碘化钠（NaI）已用于甲状腺癌的治疗，典型口服剂量为 30 ~ 250 mCi。^{131}I-MIBG 用于治疗难治性嗜铬细胞瘤和神经母细胞瘤，典型剂量为 500 mCi。高比活度 ^{131}I-MIBG 最近经 FDA 批准用于治疗无法手术的转移性嗜铬细胞瘤[8]。

2. ^{89}Sr-Metastron 和 ^{153}Sm-Quadramet 用于治疗疼痛性骨转移

锶 -89（^{89}Sr）的半衰期为 50.5 天，发射 β- 粒子，平均能量 0.58 MeV，最大射程为 6.7 mm。^{89}Sr- 氯化物（Metastron）已获批用于缓解骨转移引起的疼痛。^{89}Sr 是一种钙类似物，在新形成的骨中与羟基磷灰石结合（骨扫描中可见成骨细胞放射性）。典型静脉注射的固定剂量为 4 mCi。一般要求是具有足够的血液学功能，并确认椎骨中的骨转移未引起迫近的脊髓压迫，以避免直接照射脊髓。

钐 -153（^{153}Sm）的半衰期为 1.9 天，发射 β- 粒子，平均能量为 710 Mev，最大射程为 3 mm，γ 辐射为 103 keV（28%），也可用于闪烁显像。在骨扫描显示转移时，^{153}Sm- 来昔决南钐（EDTMP 或 Quadramet）也可在类似位置与新形成的骨结合。FDA 批准的剂量为 1 mCi/kg，临床试验中使用的剂量可达 4 ~ 6 mCi/kg，且未报告急性毒性。^{153}Sm- 来昔决南钐的一般要求与 ^{89}Sr- 氯化物的一般要求相似。由于半衰期较短（1.9 天），预计 ^{153}Sm 的一半辐射吸收剂量将在 2 天内沉积在转移瘤中（^{89}Sr 需要 50 天），以更快地缓解疼痛。与 ^{223}Ra 不同的是，在 Ⅲ 期试验中，

未证明 ^{89}Sr- 氯化物（Metastron）或 ^{153}Sm- 来昔决南钐（Quadramet）能带来生存获益。因此，这两种靶向成骨细胞活性的放射性药物仍然是治疗前列腺癌骨转移的次要选择。在使用 ^{89}Sr- 氯化物（Metastron）或 ^{153}Sm- 来昔决南钐（Quadramet）或与其他癌症治疗方式联合使用以扩大治疗窗来治疗其他癌症类型方面，已经进行了多个试验。通常，这些尝试会因为产生相加作用导致的血液毒性而受到限制[15, 16]。

3. ^{90}Y-Zevalin 和 ^{131}I-Bexxar 用于治疗 CD20+ 淋巴瘤

钇 -90（^{90}Y）发射 β⁻粒子，半衰期为 2.67 天，平均能量为 0.934 MeV，最大射程为 11.0 mm。^{90}Y 标记的抗 CD20 单克隆鼠抗体 Zevalin（替伊莫单抗）已经 FDA 批准用于治疗难治性淋巴瘤。经组织学检查确认为 CD20 阳性后，患者接受可选的 ^{111}In 标记的抗 CD20 单克隆抗体进行全身显像（生物扫描），以在治疗前确认其具有适当的生物分布。在治疗当日，患者最初接受未经标记的 Zevalin 输注，以掩盖体内的低亲和力结合位点。然后，患者将接受 0.4 mCi/kg（最大剂量 32 mCi）的 ^{90}Y-Zevalin 输注。限制因素为血液学毒性和过敏反应。其应用已在包括慢性淋巴细胞白血病在内的不同类型血液恶性肿瘤的试验中得到检验[17, 18]。

将类似策略应用于经 FDA 批准的具有低初始剂量的 ^{131}I-Bexxar（托西莫单抗），进行生物扫描以确认生物分布并推导出全身辐射吸收剂量，从而优化注射的治疗剂量（通常在 50 ~ 120 mCi 之间）[19, 20]。使用 ^{90}Y-Zevalin 或 ^{131}I-Bexxar 进行的抗 CD20 单克隆抗体治疗仅限于对难治性淋巴瘤的治疗。随着靶向治疗、免疫治疗、干细胞移植和细胞治疗等针对淋巴瘤的非放射性竞争性治疗方式的增多，尽管 ^{90}Y-Zevalin 的使用最初获得了良好结果，但在过去十年中的使用仍有所减少。在美国已不再提供市售 ^{131}I-Bexxar。

4. ^{32}P- 磷酸盐用于治疗慢性白血病和真性红细胞增多症

磷 -32（^{32}P）的物理半衰期为 14.3 天，并发出平均能量为 0.70 MeV 的 β 粒子。其在软组织中的最大粒子射程为 8.0 mm。随着核反应堆的发展，用快中子轰击 ^{16}S$_{32}$ 以产生放射性磷，从而得到无载体的产物。^{32}P 是数十年前引入的第一种放射性核素，用于缓解骨转移所致的骨痛，一直使用至 20 世纪 80 年代。磷 -32 磷酸钠已被 FDA 批准以 4 mL 静脉注射的方式用于治疗慢性白血病（剂量为 6 ~ 15 mCi）和真性红细胞增多症（剂量为 1 ~ 8 mCi）[21, 22]。

5. 作为一种潜在治疗诊断学放射性药物的 [111]In- 奥曲肽

铟 -111（[111]In）由回旋加速器产生。放射性 [111]In 衰变为 [112]Cd，物理半衰期为 2.83 天。其 150.8 keV、171.3 keV 和 245.4 keV 的 γ 光子能量允许使用多个光电峰进行显像，以确保良好的图像质量。大量的俄歇电子在短射程内向周围组织递送大量辐射有效载荷。

神经内分泌肿瘤（neuroendocrine tumor，NET）的特征是生长抑素受体（somatostatin receptor，SSTR）的高表达[23]。根据已发表的关于约 350 名胃肠胰腺神经内分泌肿瘤（gastroenteropancreatic neuroendocrine tumor，GEP-NET）患者的研究结果（欧洲），美国食品药品监督管理局于 1994 年批准 [111]In- 奥曲肽（喷曲肽）作为显像放射性药物。在该研究中，与使用计算机体层摄影或磁共振成像获得的结果相比，GEP-NET 组患者使用 [111]In- 喷曲肽的灵敏度和特异度更高，使得 [111]In- 喷曲肽成为首个获批的、靶向受体的、基于肽的显像放射性药物[24]。

生长抑素受体（2 型和 5 型）在 NET 癌细胞表面过度表达。[111]In-奥曲肽与生长抑素抑制剂结合并转移至癌细胞中。[111]In 发射的俄歇电子会破坏癌细胞的 DNA[25]。使用平面图像或 SPECT 闪烁显像图像，可以进行 [111]In- 奥曲肽治疗的剂量测定。

受甲状腺癌的诊断和治疗中使用放射性碘的启发，研究者在美国和欧洲临床试验中使用高剂量 [111]In- 喷曲肽治疗 GEP-NET 试验患者，但该治疗受肾毒性限制，因此需要使用非放射性肾脏保护示踪剂阻滞剂。随后，使用了物理特性更好和组织穿透范围更大的放射性核素［如钇 -90（[90]Y）和镥 -177（[177]Lu）］作为治疗药剂[26]。

发现 ^{68}Ga-DOTA（0）-Tyr（3）-octreotate（[68]Ga-DOTATATE）正电子发射体层显像（PET）-CT 在检测 NET 方面优于大多数显像方法，包括 ^{111}In-SSTR 闪烁显像[27]。[68]Ga-Dotatate 或 ^{111}In-SSTR 闪烁显像具有能够评估肿瘤生长抑素受体状态的额外优势，这对于选择这些患者（尤其是转移瘤患者）进行冷生长抑素类似物（somatostatin analog，SSA）治疗或者"放射性核素肽受体介导治疗"而言至关重要。

6. ^{177}Lu-Lutathera 用于治疗神经内分泌肿瘤

镥 -177（^{177}Lu）的半衰期为 6.7 天，发射的 β⁻ 粒子平均能量为 0.353 Mev，最大射程为 2 mm，其发射的 γ 射线为 208 keV（11%）和 113 keV（6%）[28]。

治疗药剂 ^{177}Lu-DOTATATE（Lutathera）（L- 赖氨酸盐酸盐，L- 精氨酸盐酸盐）具有影像诊断显像对 ^{68}Ga-DOTATATE。上述药剂由 Advanced Accelerator Applications（AAA）生产。

^{177}Lu 标记的 Dotatate 于 2000 年首次用于临床研究，奠定了神经内分泌肿瘤治疗（Neuroendocrine Tumors Therapy，NETTER-1）多国 Ⅲ 期试验的基础[7]。2003 年，Strosberg 等发表了关于 35 名接受 ^{177}Lu-Dotatate 治疗 GEP-NET 的患者的研究结果，结果显示 1 名患者（3%）完全缓解，12 名患者（35%）部分缓解，14 名患者（41%）疾病稳定，7 名患者（21%）出现疾病进展；3 名患者在治疗期间因疾病相关的原因死亡[29]。

2012 年，在全球 41 个研究中心启动了一项多国 Ⅲ 期关键（NETTER-1）研究。到 2015 年，该研究达到了评估无进展生存期的主要终点，证明在晚期中肠 NET 患者中，与高剂量醋酸奥曲肽注射液相比，^{177}Lu-Dotatate 显著改善了无进展生存期，该研究结果现已发表[7]。此外，NETTER-1 的数据表明，在进行性中肠神经内分泌肿瘤患者中，与奥曲肽 LAR 单药治疗相比，^{177}Lu-Dotatate 治疗实现了临床相关改善，且使生活质量恶化时间指标显著延长[7]。

高效且以患者为中心的治疗诊断学方法有助于医生确定哪些患者对特定治疗反应更好，从而更有效地治疗疾病。治疗诊断学不仅提高了我们诊断、分期和选择最佳疗法的能力，还使医生能够更好地监测治疗反应或疾病进展，从而使患者达到更好的健康结局。

（三）甲状腺癌的 ^{131}I 消融治疗：放射性核素用于癌症治疗的复杂性

在过去的 80 年里（截止至 2023 年），^{131}I 碘化钠在全球范围内用于治疗甲状腺癌，也因此暴露出一些对肿瘤患者的临床护理而言至关重要的关键问题。这些问题涉及癌细胞类型的弱点、通过生物标志物和显像检测肿瘤反应、患者舒适度、辐射暴露和安全性问题、肿瘤对碘化物摄取的应激和恢复以及用于评估有效性和毒性的辐射剂量学。上述每一个有关肿瘤患者护理的典型问题都值得单独进行详细讨论。然而下文仅对其进行简要讨论，在进行其他放射性核素治疗诊断学治疗时需要引起适当注意。

（1）放射性碘的治疗用途　Robley Evans 在马萨诸塞州波士顿的麻省理工学院物理系工作期间，与 Saul Hertz 博士和 Arthur Roberts 博士一起帮助建立了核医学学科：他们使用 ^{128}I 证明了兔甲状腺以可重现和可定量的方式累积放射性碘。他们随后发现功能亢进的甲状腺的摄取量是健康甲状腺的数倍[30]。此后，他们开始进行人体甲状腺摄取的诊断性研究，并从 1941 年初开始应用 ^{130}I 治疗甲状腺疾病。后来，^{131}I 取代了 ^{130}I。再后来，在 20 世纪 80 年代后期，可使用具有更合适的物理特性的 ^{123}I 作为诊断性放射性核素。因此，^{123}I-^{131}I 对成为核医学中使用的首个"治疗诊断学"药剂。

（2）甲状腺癌的类型　乳头状和滤泡状分化型甲状腺癌（differentiated thyroid cancers，DTC）比其他类型的甲状腺恶性肿瘤的预后更好，总复发风险 ≤ 20%[31]。10% ~ 15% 的患者发生远隔转移。虽然 DTC 细胞可汇集 ^{131}I，但在整个病程中，2/3 的患者发展为难以使用放射性碘进行治疗，且这些患者的预后不良，10 年生存率为 29% ~ 38%[32]。美国的 DTC 发病率可能正在增加。DTC 表现为局部扩展的肿瘤、远隔转移瘤或更具侵袭性的肿瘤变体，如高细胞、柱状和实体 / 小梁（岛状）变体以及甲状腺乳头状癌的鞋钉样变体，这些变体被认为具有更高的复发和死亡风险。临床上累及颈中央区或颈外侧淋巴结的高危 DTC 患者的初始最佳治疗包括甲状腺全切除术和治疗性颈清扫术。类似地，在晚期甲状腺乳头状癌肿瘤患者中，考虑进行预防性中央区颈清扫术。

随着 DTC 细胞的去分化，其失去碘集中能力且细胞的葡萄糖代谢被激活，这有利于 ^{18}F- 氟脱氧葡萄糖（^{18}F-Fluorodeoxyglucose，

^{18}F-FDG）的摄取。^{18}F-FDG PET-CT 用于在血清甲状腺球蛋白（thyroglobulin，Tg）升高且全身 ^{131}I 显像为阴性的患者中定位复发性癌症病灶。根据荟萃分析的结果，使用 ^{18}F-FDG PET-CT 检测 ^{131}I 显像为阴性且血清甲状腺球蛋白（Tg）升高的患者复发情况的合并灵敏度为 79%[33]。"反转现象"描述了放射性示踪剂的这种差异性摄取模式，而亲放射性碘细胞和亲 ^{18}F-FDG 细胞可在同一患者体内共存[34, 35]。

摄取 ^{18}F-FDG 的甲状腺癌通常不会汇集 ^{131}I。在包括 DTC 在内的几种癌症类型中，肿瘤乏氧与相对辐射抗性和药物抗性相关。乏氧诱导因子（hypoxia-inducible factor，HIF）的免疫组织化学显示 DTC 中存在乏氧证据；HIF 1α 表达增加可能与淋巴结和远隔转移有关[36]。具有高 ^{18}F-FDG 摄取的转移性甲状腺癌通常具有侵袭性。对于转移性甲状腺癌患者，^{131}I 治疗后的 ^{18}F-FDG PET-CT 可用于预测短期进展。^{18}F-FDG 的最大标准摄取值（maximum standardized uptake value of ^{18}F-FDG，^{18}F-FDG-SUVmax）是短期进展的独立因素。例如，在一项研究中，在 ^{131}I 治疗后的短期随访中，尽管 77% 的 ^{18}F-FDG PET-CT 显像呈阴性的患者的标准化 Tg 水平升高，但 81% 的 ^{18}F-FDG PET-CT 显像呈阳性的患者仍显示 Tg 水平升高。

（3）甲状腺切除术或腺叶切除术后复发的检测：Tg 和 TgAb　在接受甲状腺全切除术和残余甲状腺组织放射性碘消融治疗的 DTC 患者中，使用血清甲状腺球蛋白（Tg）和甲状腺球蛋白抗体（thyroglobulin antibody，TgAb）测量值来检测疾病复发的方法得到了充分验证，血清 Tg 的后续升高表明疾病复发。Tg 和 TgAb 评估是甲状腺全切除术后使用放射性碘消融治疗残留甲状腺组织的主要依据。然而，关于在接受甲状腺腺叶切除术而非甲状腺切除术的患者中应用此类测量值的有效性，可获得的数据有限。最近一项包括 167 名患者的队列研究评估了 Tg 和 TgAb 在甲状腺腺叶切除术后甲状腺乳头状癌复发检测中的作用。患者接受 1 年以上随访，有足够的 Tg 和 TgAb 数据，包括桥本甲状腺炎和对侧结节的亚组分析。作者得出的结论为，单独使用"血清甲状腺球蛋白"在预测或检测甲状腺腺叶切除术后的疾病复发方面的价值有限。需要进一步研究以评估 Tg 的其他潜在作用，例如检测甲状腺腺叶切除术后的远隔转移[37]。

（4）131I 治疗给药的安全操作　所有育龄妇女在接受 123I 显像或放射性碘（131I）治疗前必须进行妊娠试验。该原则将确保避免潜在的胎儿暴露。例外情况包括接受过子宫切除术、或绝经至少 1 年或输卵管结扎后 1 年且性生活活跃的患者。

为确保患者未妊娠，通常在计划的显像程序或治疗开始前，在门诊就诊时抽取患者的血清，对人绒膜促性腺激素（human chorionic gonadotropin，HCG）进行定量检测。如果临床就诊距离计划的显像程序或治疗超过 1 周，或"程序"是通过电话安排，则患者需要在进行程序的当周在当地实验室进行检测（图 4.2）。

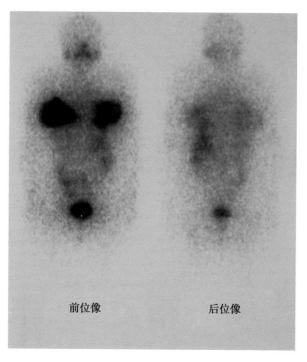

前位像　　　　后位像

图 4.2　48 h 时的前位像和后位像。一项甲状腺癌转移性调查研究的全身平面 131I 图像。这位 28 岁的患者（产后 4 个月）双乳各处均存在显著的 131I 放射性。由于个人原因，她选择将甲状腺癌的治疗推迟到孩子出生后。123I，特别是 131I 对乳房（对放射性敏感）的辐射负担均很高，根据患者的月经和妊娠状况选择合适的显像时间可以避免这一点。为了最大限度地减少或避免对患者乳房的辐射负担，泌乳女性不应接受 131I 显像程序或治疗，除非是医学上至关重要的情况。通常，在月经周期的排卵期和分泌期，乳房对示踪剂的摄取较高，而在月经周期的卵泡后期和黄体期则低得多

在所有治疗程序开始之前，仔细核查患者的姓名和病历编号、剂量和放射性药物的类型，避免用药不当。所有用药不当和放射性污染事件必须立即报告给首席技术专家和主治医生，以便进行适当治疗和正式报告。

（5）给予 ^{131}I 前的患者刺激　给予 ^{123}I 用于显像或给予 ^{131}I 进行治疗前患者刺激是必要的，可以通过激素撤减（剥夺）或重组人促甲状腺激素（recombinant human thyroid stimulating hormone，rhTSH）的刺激实现。rhTSH 刺激是首选方法，因为使用该方法患者的耐受性和舒适度更好，且可减轻患者可能出现的严重甲状腺功能减退症状。甲状腺激素撤减后或 rhTSH 撤减后给予 ^{131}I 的有效性相似。

^{123}I 显像和 ^{131}I 治疗的患者准备示意图见图 4.3。

3.7 GBq 或 100 mCi ^{131}I 的标准剂量活度被认为在远隔转移甲状腺癌患者的治疗中有效且确定安全。

然而，在肾衰竭和弥漫性粟粒样肺转移患者中，使用经验性 ^{131}I 剂量可能导致毒性风险增加，通过计算个体最大可耐受治疗 ^{131}I 剂量可缓解毒性风险。

在未来的研究中，通过使用全身和血液剂量学研究对病变剂量进行准确测量，有可能确定所用必要有效治疗剂量不超过安全限值的患者。

对转移性甲状腺癌细胞的生物学进行重编程，通过恢复碘化物摄取和累积所需基因的表达，可能会提高放射性碘（radioactive iodine，RAI）确定性治疗的有效性[38]。

最后，结合全身血液清除剂量学方法以及病变剂量学方法，对转移性甲状腺癌细胞的生物学进行重编程后，RAI 治疗的有效性和安全性均可得到更好的优化。

（6）放射性碘治疗与甲状腺功能亢进症患者癌症死亡率的相关性　Kitahara 等使用 18 805 名接受放射性碘治疗的甲状腺功能亢进症患者的数据，研究了 RAI 治疗中特定器官或组织的辐射吸收剂量与特定部位癌症死亡风险之间的相关性。当时，他们的研究是世界上最大的队列研究，也是第一项使用暴露器官或组织吸收剂量的可靠估计值来表征甲状腺功能亢进症患者中 RAI 治疗与特定部位癌症死亡率之间的剂量

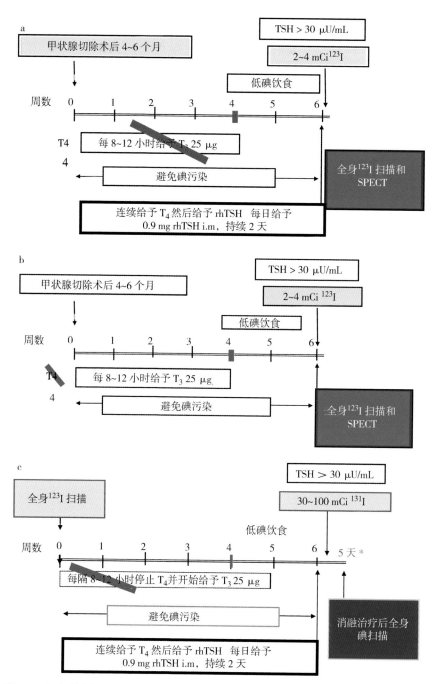

图 4.3（a）使用 rhTSH 刺激进行诊断性全身碘扫描的患者准备。（b）通过撤减激素进行诊断性全身碘扫描的患者准备。（c）甲状腺残留物放射性碘消融治疗的患者准备

反应关系的研究[39]。

作者报道了所有实体癌（胃中每增加 100 mGy 剂量，风险增加6%）、乳腺癌（乳腺中每增加 100 mGy 剂量，风险增加 12%）以及除乳腺癌以外的所有实体癌（胃中每增加 100 mGy 剂量，风险增加 5%）的死亡风险均呈现具有统计学意义的正剂量反应关系。

他们报道的结果表明，器官吸收更高剂量的放射性碘与实体癌死亡风险之间存在中度正相关。作者的结论是，甲状腺功能亢进症的治疗决策应考虑每种可用治疗方案的风险和获益之间的平衡，以及患者偏好、健康状况和这些方案的可行性。实体癌（包括乳腺癌）的死亡风险随暴露器官和组织吸收剂量的增加而增加。如何尽可能地降低或避免乳腺辐射负担总结于图 4.2 图注中。

然而，可能需要进行额外的研究，以充分评估放射性碘和其他可用于甲状腺功能亢进症患者的治疗选择的风险和优势。推荐读者阅读Kitahara 的原文中"优势和局限性"这一部分[39]。

（7）美国甲状腺癌的发病率和相关死亡率是否在升高？　K.L.Yan等通过对加利福尼亚州癌症登记处中所有甲状腺癌（2000—2017）进行回顾性分析，在其 2020 年 6 月发表的文章中报告了加利福尼亚州甲状腺癌发病率和基于发病率的死亡率升高。在该登记研究中，作者确定了69 684 名甲状腺癌患者，中位年龄为 50 岁。在研究期间，甲状腺癌的发病率从 6.43/100 000 人 / 年增加到 11.13/100 000 人 / 年，平均每年增加 4%。在各种尺寸的甲状腺癌（不限于甲状腺乳头状癌）中均观察到甲状腺癌患病率的升高。研究还表明，基于发病率的死亡率增加在男性和肿瘤较大的患者中更显著，这表明具有临床意义的疾病的发病率确实增加了[40]。

然而，也有人反对这种观点。例如，同一期刊上发表的特邀评论指出："分化型甲状腺癌在全球范围内的发病率稳步上升，这在很大程度上是由于诊断出了更多的直径小于 1 cm（即所谓的微小癌）的小型'乳头状'恶性肿瘤"[41]。

（8）甲状腺癌筛查的必要性问题　已从尸检研究中得知存在小型、临床静默的甲状腺癌[42]。大多数内分泌学家认为，绝大多数甲状腺微小癌为甲状腺内的惰性肿瘤。它们很少转移，如果发生转移，它们倾向于局限在颈部区域。此外，虽然局部淋巴结转移的发生比较罕见，但实际上对患者的生存率几乎没有影响。此外，对于此类局部疾病，如癌症残留病灶或转移性淋巴结，可以很容易地对其进行安全治疗，例如通过手术或非手术方式（如激光、射频或微波消融）或仅进行观察[41]。

上文引用的评论的作者建议停止在普通群体中对无疾病症状或体征以及无已知风险因素（如颈部辐射暴露或甲状腺癌家族史）的个体进行甲状腺癌筛查。他们主张，在非甲状腺原因检查期间，通过影像诊断研究偶然检测到的小型、亚临床癌症可通过谨慎评估结节超声图像而非通过细针吸取（fine-needle aspiration，FNA）细胞学检查进行分层，然后进行简单的监测[43]。同样，当在因为良性疾病而切除的术后甲状腺组织上偶然检测到甲状腺微腺瘤时，可考虑利用临床和病理学标准来识别复发"风险非常低"的肿瘤，而不是采用积极的诊断或治疗程序[44]。这种处理方法可以减少术后放射性碘给药和甲状腺激素抑制治疗，并允许患者遵循更宽松的方案，包括至少每 2 年进行一次简单的体格检查和血清甲状腺球蛋白及甲状腺球蛋白抗体水平的测定[45]。

在接受甲状腺全切除术和放射性碘消融治疗残余甲状腺组织的分化型甲状腺癌患者中，使用血清甲状腺球蛋白（Tg）和甲状腺球蛋白抗体（TgAb）测定来检测疾病复发的方法已得到充分验证，但在甲状腺部分切除术患者中尚未得到验证。请参阅第 78 页"甲状腺切除术或腺叶切除术后复发的检测：Tg 和 TgAb"。应进一步研究 Tg 的其他潜在作用，如甲状腺腺叶切除术后检测远隔转移[37, 43]。

（9）用于分化型甲状腺癌（DTC）治疗的 ^{131}I 基于剂量学的处方活度与经验性处方活度的比较[46]　通常，在手术治疗之后进行 ^{131}I 消融治疗。根据不同的患者个体，术后首次放射性碘（RAI）消融治疗的主要目标可能是消融残留甲状腺组织，或通过破坏疑似但未被证实的转移性病灶，从而降低复发和疾病特异性死亡的风险（作为辅助治疗），或治疗已知的持续存在的疾病（作为 RAI 治疗）。通过使用大多数治疗中心采用的任意的经验性 ^{131}I 处方活度，或通过使用基于全身血液清除剂量测定的方法得出的患者特定的 ^{131}I 处方活度，确定 RAI 的给药剂量[47]。

Klubo-Gwiezdzinska 等证明了基于剂量测定的治疗在局部晚期分化型甲状腺癌患者亚组中的临床获益。接受基于剂量测定的治疗后，患者的完全缓解（CR）率显著高于接受 ^{131}I 标准经验性固定处方活度剂量治疗的患者。另外，对于有远隔转移的患者，基于剂量测定的治疗，其优势并不明显[46]。

最近，Deandreis 等在一个大型亲碘远隔转移性甲状腺癌患者队列中比较了经验性剂量放射性碘（^{131}I）治疗方法与基于全身血液清除剂量测定的方法（不对病变进行剂量测定），发现各分组的总生存时间（OS）相似。剂量测定方法对比经验性方法的安全性特征与 Klubo-Gwiezdzinska 等的研究结果相同[48]。

基于全身血液清除剂量测定的方法使用血液作为骨髓的替代物计算 ^{131}I 的最大耐受活度，旨在递送 200 rad（2 Gy）或更低的辐射剂量，从而在向肿瘤提供最高辐射剂量的同时降低对骨髓产生不良作用的可能性。然而，该方法未考虑单个转移性病灶对 ^{131}I 活度的摄取量值。

几项针对小型患者队列的研究表明，对 ^{131}I 向转移性病灶（例如淋巴结）递送的辐射吸收剂量进行确定和量化是可行的，通过将递送至病变的处方活度从 40 rad 增加至 80 rad（cGy）可将治愈可能性从 20% 增加至约 90%[49]。

"混合剂量学方法"将基于全身血液清除的剂量学方法与靶向病变的量化剂量学相结合。使用这种方法，Dorn 等在 10 000 ~ 15 000 rad（100 ~ 150 Gy）的肿瘤剂量范围内实现了完全缓解[50]。

一些研究报告称，PET 技术的加入以及使用 ^{124}I PET 引导的病变剂量测定可提升病变的吸收剂量，并有助于计算最安全和最有效的 ^{131}I 给药活度[51]。类似地，最近的 SPECT-CT 照相机量化算法也使得计算正常器官和肿瘤病变中的吸收剂量成为可能[52]。

（10）甲状腺对甲氧基异丁基异腈的摄取　有证据表明，甲状腺对甲氧基异丁基异腈的摄取可能是由于甲氧基异丁基异腈的非特异性结合所致，而不是主要由于游离 ^{99m}Tc- 高锝酸盐或 ^{99m}Tc- 甲氧基异丁基异腈的代谢副产物所致。然而，强有力的证据表明，正常和恶性甲状腺组织摄取 ^{99m}Tc- 甲氧基异丁基异腈的机制并不完全依赖于血流，可能反映了其通过依赖于 ATP 酶的钠钾泵取代钾。尽管实际机制尚不清楚，但有证据表明，组织对 ^{99m}Tc- 甲氧基异丁基异腈的摄取与其在细胞胞质和线粒体内响应跨双层膜产生的电位而产生的捕获有关[53]。过氯酸钾（$KClO_4$）不能抑制低水平的甲状腺甲氧基异丁基异腈摄取，且该摄取并非由腺体的碘捕获机制介导[54]。这一观察结果启发了将"仅延迟 ^{99m}Tc- 甲氧基异丁基异腈 SPECT 闪烁显像技术"用于原发性甲状旁腺功能亢进症术前定位的推想[55]。

（11）^{131}I 治疗中的实际困难情况　大多数甲状腺癌患者（无论是否伴有转移）可在门诊接受 ^{131}I 治疗，无需住院。然而，在有特殊需要的患者中，^{131}I 治疗用于术后甲状腺残余物的消融治疗或残留的分化型甲状腺癌及其转移癌的治疗可能是一项具有挑战性的任务。这种具有挑战性的患者例如一名接受引流和湿性治疗的四肢瘫痪褥疮患者；一名依赖每周三次透析的肾衰竭患者；和一名不能吞咽的依赖胃饲管的长期卧床病人。可能的治疗并发症和不良反应、治疗替代方案、预期的患者结局、针对无法吞咽的患者正确使用液体 ^{131}I、获得四肢瘫痪患者具有法律效力的书面知情同意的方式、计算肾衰竭患者的最佳 ^{131}I 治疗剂量、安全提供放射的后勤保障、最大限度地减少护理人员的手术相关辐射剂量负担以及此类治疗的行政和法律方面的问题是多模式护理团队成员之间的重要讨论主题[56]。对于这种情况，一种可接受的方法是组建一个团队，其中包括转诊医生、核医学医生、辐射安全负责人、核医学技术人员和护理管理人。这样的团队可能会制订一个治疗计划，对参与的护理人员进行任务和职责划分。

为获得卧床患者的准确全身计数，可能需要修改"全身计数"技术。辐射安全负责人和核医学管理人对患者楼层所有班次的护理人员进行额外培训将显著降低团队对承受的辐射负担的担忧。首先，本培训的重点是进行护理时护士和患者的辐射安全。其次，转诊医生和护理人员可以修改患者护理计划，尽可能地减少床边护理。最后，辐射安全负责人提供额外的放射废物储存桶，可以每日从患者房中取出，有助于最大限度地减少护理人员暴露于储存的 ^{131}I 污染的敷料。医生、管理人员、护理人员和技术人员的前期参与可能有助于准备和成功实施核医学治疗，并确保每个人的安全和每个人的辐射负荷在可合理达到的最低量（as low as reasonably achievable，ALARA）范围内[57]。

三、使用局部放射性核素治疗的临床实践

（一）用于肿瘤腔内治疗的 ^{32}P 磷酸铬

已经提出并利用了使用 ^{32}P 治疗脑内囊性肿瘤的方法。将胶体磷 -32 直接滴注到颅内囊性肿瘤中是控制囊肿生长和液体生成的有效方法。有几种应用了严格的滴注前和滴注后评估的放射性核素给药技术可用[58]。

^{32}P（一种纯 β 发射体）的显像虽然具有挑战性，但可通过对轫致辐射进行显像来实现。可以利用治疗前和治疗后的显像评估来改善 ^{32}P 的递送并验证其滴注后位置。通过使用 Ommaya 系统向囊肿内注射碘造影剂，治疗前计算机体层摄影可对囊性病变进行更准确的体积估计，这也有助于评估 Ommaya 的通畅性、囊肿渗漏和囊肿的小腔形成情况（如有），从而确定 ^{32}P 治疗的适当性。

将 ^{32}P 与少量碘造影剂一起注射到囊肿内。滴注后进行 CT 扫描，通过推断可定位碘造影剂和 ^{32}P。闪烁显像可进一步证实囊肿内是否存在 ^{32}P。碘会强化 ^{32}P 的轫致辐射，从而增强闪烁显像以验证核素位置。通过 CT 和闪烁显像进行的治疗后评估可确定 ^{32}P 的滴注是否有效。

磷 -32 治疗的其他应用：^{32}P- 磷酸铬胶体胸膜内给药可治疗尤因肉瘤、Askin 瘤（胸壁肿瘤）患者中疑似残留的局部胸部和胸壁疾病[59]。

（二）用于治疗肝癌的 ^{90}Y- 微球（Theraspheres 和 SIRSpheres）

钇 -90(^{90}Y）发射 β$^-$ 射线，半衰期为 2.67 天，平均能量为 0.934 MeV，

最大射程为 11.0 mm。通过使用玻璃或聚合物微球的中子活化方案分别生产 ^{90}Y-Theraspheres 和 ^{90}Y-SIRSpheres[60, 61]。这两种器械已通过研究器械豁免（Investigational Device Exemption，IDE）途径获得 FDA 的批准，可分别用于治疗肝细胞癌和转移性肝癌。通常在介入放射学指导下通过肝总动脉或其分支进行动脉内注射，从而导致肿瘤区域内的小动脉栓塞，以对肝癌进行局部照射。剂量范围为 50 ~ 150 mCi，明确的目的是向整个肝脏递送 80 ~ 150 Gy 剂量。使用更好的介入技术将微球可靠地递送到更远端的区域用于对肿瘤进行特异性照射，可以根据血管区域对剂量进行分割。治疗的先决条件之一是低肺分流分数（<20%），可以通过肺灌注扫描进行检测。影像学的最新进展允许使用 SPECT-CT 通过韧致辐射检测 ^{90}Y，或使用 PET-CT 对 ^{90}Y 的对生成进行显像[62, 63]。基于图像的剂量学分析可得出结局与肝叶辐射吸收剂量之间的稳健相关性，允许对结局进行预测以及作出调整治疗方案的决策[64]。

通过以非密封方式使用密封放射性标记微球，密封和非密封放射性药物之间的区别变得模糊。然而，对于局部应用，非密封的微球仅限于靶区域。

四、放射性核素治疗的临床试验

美国和欧洲的监管机构批准了镓 ^{68}Ga-Dotatate 和 edotreotide 用于通过 PET-CT 定位 NET，以及使用镥 ^{177}Lu-Dotatate 和 oxodotreotide 作为治疗药剂，这极大地改变了肿瘤学中 NET 的治疗方式（图 4.1）。

目前，通过使用新的靶点和靶向分子，多个研究项目正在探索治疗诊断学方法在许多其他癌症治疗中的应用。例如，针对用于去势抵抗性前列腺癌患者治疗中诊断和治疗应用的靶向前列腺特异膜抗原（PSMA）的放射性标记化合物的研究，以及针对使用多种 PSMA 化合物的 PSMA 放射性配体治疗（RLT）的研究。经放射性标记的胃泌素释放肽受体（gastrin-releasing peptide receptor，GRPR）拮抗剂在前列腺癌治疗中的应用是治疗诊断学在肿瘤学中的另一个最新应用[65]。使用 ^{90}Y 和 ^{177}Lu 标记的生长抑素类似物对难治性转移性甲状腺癌进行放射性核素肽受体介导治疗也已引起了关注，但需要考虑毒性、缓解和生存情况分析[66]。

转移性去势抵抗性前列腺癌的治疗选择的范围也在扩大。例如，在 ^{177}Lu-PSMA-617 中使用 ^{177}Lu 作为放射性药物治疗转移性去势抵抗性前列腺癌是 PRRT 中新应用的另一个示例。^{177}Lu-PSMA-617 对前列腺特异膜抗原（PSMA）具有高亲和力，可对前列腺癌进行靶向 β 照射[67]。最近的一项前瞻性 II 期研究显示，在接受标准治疗后出现进展的转移性去势抵抗性前列腺癌男性患者中，^{177}Lu-PSMA 具有较高的治疗有效性和较低的毒性。该研究进一步提供了生活质量改善的证据。然而，尽管使用 ^{177}Lu-PSMA 重新治疗进展患者的缓解率较高，但其"治疗缓解"的持久性较差[68]。

需要进一步研究 ^{223}Ra 治疗在非前列腺癌（单独使用或与其他治疗联合使用）中的效用，此类研究正在进行中（ClinicalTrials.gov 标识符 NCT02283749）。其他具有医学相关性且目前可用于潜在治疗应用的发射 α 粒子的放射性核素包括：砹 -211（^{211}At）、铋 -212（^{212}Bi）、铋 -213（^{213}Bi）、锕 -225（^{225}Ac）、镭 -223（^{223}Ra）、铅 -212（^{212}Pb）、钍 -227（^{227}Th）和铽 -149（^{149}Tb）。这些放射性核素的生产技术包括核反应堆、回旋加速器和发生器系统。在这些放射性核素中，铋 -213、锕 -225、钍 -227 和砹 -211 可能更适用于此类治疗，因为它们包揽了从用于全身和局部注射的小分子量载体到抗体的大多数或所有应用（关于"用于治疗的发射 α 粒子的放射性核素和放射性药物"的技术会议，2013 年 6 月 24 日至 28 日，国际原子能机构总部，奥地利维也纳）。

目前，靶向 α 疗法是一种新兴的癌症治疗选择。经过多年的研究，其他几种用于多种适应证的产品也正在开发中。最近的临床试验结果令人振奋，临床前研究将为 TAT 提供更多的候选药物。针对不同实体癌类型和白血病分组，正在对几种较新的 α 发射药物进行人类临床开发[69, 70]。

α 发射体 ^{225}Ac 和 ^{213}Bi 可由成熟的具有高比活度和高放射性核素纯度的放射性核素发生器系统可靠地进行生产。它们在临床环境中的可用性无需依靠当地的反应堆或回旋加速器设施，其有利的化学性质允许使用已确定的螯合物分子合成稳定的放射性偶联物。因此，已进行了大量的临床前研究和几项开创性临床试验，表明使用 ^{225}Ac 和 ^{213}Bi 的靶向 α 疗法可行且安全，并可能为标准治疗难治的患者提供新的治疗选择。特别是使用 ^{225}Ac 和 ^{213}Bi 以及使用快速扩散的低分子量肽（如 DOTATOC、Dotatate 和 P 物质）作为载体分子进行的肽受体 α 治疗前景广阔，预计在未来的临床应用中将发挥越来越大的作用。

已经探索了更多的用于癌症治疗的治疗诊断学方案。能够将相同或类似的靶向分子用于诊断性和治疗性目的是治疗诊断学的基础。将 β$^+$ 发射体放射性核素［如氟 -18（^{18}F）、镓 -68（^{68}Ga）或铜 -64（^{64}Cu）］附着到靶分子上，可使用 ^{177}Lu、^{90}Y 或 α 发射体进行显像以引导治疗。另一种新方法采用动物肿瘤模型，见第 8 章。通过注射正电子（β$^+$）可观察到肿瘤抑制作用[71]，正电子在其与电子（β$^-$）湮灭之前在肿瘤内 mm 范围内耗散大量能量，从而产生可通过 PET 扫描检测到的 0.511 Mev 的光子对（γ）。这些发射 β$^+$ 粒子的放射性核素本身可用于设计治疗诊断学使用的放射性药物。

五、讨论

作为肿瘤学中常规治疗方案（即化疗和外射束放射治疗）的替代方法，放射性核素单一疗法或其联合疗法越来越受欢迎。

利用放射性示踪剂的适当核素来诊断疾病并随后对疾病（癌症）进行治疗的能力相当符合医疗需求，并且数十年来在核医学领域被普遍应用，这种方法始于波士顿麻省理工学院的 Robley Evans 博士与 Saul Hertz 博士以及 Arthur Roberts 博士一起在甲状腺疾病和癌症中利用该方法进行的诊断性应用和随后的治疗性应用。他们的实践比治疗诊断学这一术语的应用早了几十年。

如今，一些先前使用的治疗性放射性示踪剂及其应用已被更新且更复杂的放射性核素所取代，这些放射性核素靶向特定分子、受体或器官特异性肿瘤，且特异度和准确度更高。放射性核素肽受体介导治疗（PRRT）就是一个例子。可用的治疗药物的数量在不断增加，有许多新药剂即将获得美国 FDA 的批准。

在"精准医学"时代，通过利用先进的显像诊断技术帮助选择患者进行靶向治疗，治疗诊断学成为患者护理的重要组成部分。治疗诊断学持续对患者结局产生重大影响。该过程的复杂性使人们意识到需要使用多模式、多学科的方法，其中核医学是最关键的组成部分之一。如今，核医学治疗诊断学的发展已经远远超出了其最初在内分泌放疗中的应用，成为肿瘤放疗不可或缺的一部分。因此，核医学培训项目正在迎合这种需求，并调整其培训课程，为其学习者提供必要的知识和技能，以便他们能够在实践中成功地持续发挥其在多模式、多学科委员会中的重要作用。

（高洪波　邵玉军　译审）

参考文献

1. Bagheri MH, Ahlman MA, Lindenberg L, et al. Advances in medical imaging for the diagnosis and management of common genitourinary cancers. Urol Oncol. 2017; 35 (7) : 473-91.
2. Pene F, Courtine E, Cariou A, Mira JP. Toward theranostics. Crit Care Med. 2009; 37: S50-8.
3. Jeelani S, Reddy RC, Maheswaran T, Asokan GS, Dany A, Anand B. Theranostics: a trea-sured tailor for tomorrow. J Pharm Bioallied Sci. 2014; 6 (Suppl 1) : S6-8. https: // doi. org/10.4103/0975-7406.137249.
4. Chan IS, Ginsburg GS. Personalized medicine: progress and promise. Annu Rev Genomics Hum Genet. 2011; 12: 217-44. https: //doi.org/10.1146/annurev-genom-082410-101446.
5. Sairamesh J, Michael R. An economic perspective on personalized medicine. HUGO J. 2013; 7: 1.
6. Levine R, Krenning EP. Clinical history of the theranostic radionuclide approach to neuroendocrine tumors and other types of cancer: historical review based on an interview of Eric P. Krenning by Rachel Levine. J Nucl Med. 2017; 58: 3S-9S.
7. Strosberg J, El-Haddad G, Wolin E, et al. Phase 3 trial of ^{177}Lu-dotatate for midgut neuroendocrine tumors. N Engl J Med. 2017; 376: 125-35.
8. Pryma DA, Chin BB, Noto RB, et al. Efficacy and safety of high-specific-activity I-131 MIBG therapy in patients with advanced pheochromocytoma or paraganglioma. J Nucl Med. 2019; 60: 623-30.
9. Kassis AI, Adelstein SJ. Therapeutic potential of internally administered radionuclides.

In: Black PMcL, Schoene WC, Lampson LA, eds. Contemporary issues in neurological surgery. Astrocytomas: diagnosis, treatment, and biology. Special Supplement of Medical Physics on radiolabeled antibody tumor dosimetry. Med Phys. 1993; 20: 497.

10. Macklis RM, Kinsey BM, Kassis AI, Ferrara JLM, Atcher RW, Hines JJ, Coleman CN, Adelstein SJ, Burakoff SJ. Radio immunotherapy with alpha-particle-emitting immune conjugates. Science. 1988; 240: 1024-6.

11. Bayer NJ. Xofigo (radium Ra 223 dichloride) injection［prescribing information］. Bayer HealthCare Pharmaceuticals, Inc; May 2013.

12. Poeppel TD, Handkiewicz-Junak D, Andreeff M, et al. EANM guideline for radionuclide therapy with radium-223 of metastatic castration-resistant prostate cancer. Eur J Nucl Med Mol Imaging. 2018; 45: 824-45. https: //doi.org/10.1007/s00259-017-3900-4.

13. Hoskin P, Sartor O, O'Sullivan JM, Johannessen DC, Helle SI, Logue J, Bottomley D, Nilsson S, Vogelzang NJ, Fang MW, Aksnes A-K, Parker C. Efficacy and safety of radium-223 dichloride in patients with castration-resistant prostate cancer and symptomatic bone metastases with or without previous docetaxel use: a pre-specified subgroup analysis from the randomized, double-blind, phase 3 ALSYMPCA trial. Lancet Oncol. 2014; 15 (12)：1397-406, ISSN 1470-2045.

14. Parker C, Nilsson S, Heinrich D, et al. Alpha emitter radium-223 and survival in metastatic prostate cancer. N Engl J Med. 2013; 369: 213-23.

15. Tu SM, Kim J, Pagliaro LC, Vakar-Lopez F, Wong FC, Wen S, General R, Podoloff DA, Lin SH, Logothetis CJ. Therapy tolerance in selected patients with androgen-independent prostate cancer following strontium-89 combined with chemotherapy. J Clin Oncol. 2005; 23 (31)：7904-10.

16. Tu SM, Mathew P, Wong FC, Jones D, Johnson MM, Logothetis CJ. Phase I study of concurrent weekly docetaxel and repeated samarium-153 lexidronam in patients with castration-resistant metastatic prostate cancer. J Clin Oncol. 2009; 27 (20)：3319-24.

17. Jain N, Wierda W, Ferrajoli A, Wong F, Lerner S, Keating MK, O'Brien S. A phase 2 study of yttrium-90 ibritumomab tiuxetan (Zevalin) in patients with chronic lymphocytic leukemia. Cancer. 2009; 115 (19)：4533-9.

18. Witzig TE, Gordon LI, Cabanillas F, et al. Randomized controlled trial of yttrium-90-labeled ibritumomab tiuxetan radioimmunotherapy versus rituximab immunotherapy for patients with relapsed or refractory low-grade, follicular, or transformed B-cell non-Hodgkin's lymphoma. J Clin Oncol. 2002; 20: 2453-63.

19. Kaminski MS, Estes J, Zasadny KR, et al. Radioimmunotherapy with iodine (131) I tositumomab for relapsed or refractory B-cell non-Hodgkin lymphoma: updated results and long-term follow-up of the University of Michigan experience. Blood. 2000; 96: 1259-66.

20. Wahl RL. The clinical importance of dosimetry in radioimmunotherapy with

tositumomab and iodine I 131 tositumomab. Semin Oncol. 2003; 30 (Suppl 4) : 31-8.

21. Abbatt JD. Experiences of management and treatment of polycythemia using P32 as a therapeutic weapon. J Fac Radiol. 1953; 5 (2) : 141-7.

22. Tennvall J, Brans B. EANM procedure guideline for ^{32}P phosphate treatment of myeloproliferative diseases. Eur J Nucl Med Mol Immaging. 2007; 34 (8) : 1324-7.

23. Papotti M, Bongiovanni M, Volante M, et al. Expression of somatostatin receptor types 1-5 in 81 cases of gastrointestinal and pancreatic endocrine tumors. A correlative immunohistochemical and reverse-transcriptase polymerase chain reaction analysis. Virchows Arch. 2002; 440: 461-75.

24. Krenning EP, Kwekkeboom DJ, Bakker WH, et al. Somatostatin receptor scintigraphy with ［^{111}In-DTPA-D-Phe1］-and ［123ITyr3］-octreotide: the Rotterdam experience with more than 1000 patients. Eur J Nucl Med. 1993; 20: 716-31.

25. Limouris GS, Dimitropoulos N, Kontogeorgakos D, et al. Evaluation of the therapeutic response to ^{111}In-DTPA-octreotide based targeted therapy in liver metastatic neuroendocrine tumors according to CT/MRI/US findings. Can Bio Rad. 2005; 20 (2) : 215-7.

26. Waldherr C, Pless M, Maecke HR, Haldemann A, Mueller-Brand J. The clinical value of ［90Y-DOTA］-D-Phe1-Tyr3-octreotide (^{90}Y-DOTATOC) in the treatment of neuroendocrine tumours: a clinical phase II study. Ann Oncol. 2001; 12: 941-5.

27. Dromain C, Déandréis D, Scoazec JY, et al. Imaging of neuroendocrine tumors of the pancreas. Diagn Interv Imaging. 2016; 97: 1241-57.

28. Lyra ME, Andreou M, Georgantzoglou A, Kordolaimi S, Lagopati N, Ploussi A, Salvara A-L, Vamvakas I. Radionuclides used in nuclear medicine therapy-from production to dosimetry. Curr Med Imaging Rev. 2013; 9 (1) : 51-75.

29. Strosberg J, Wolin E, Chasen B, et al. Health related quality of life in patients with progressive midgut neuroendocrine tumors treated with 177Lu-Dotatate in the phase III NETTER-1 trial. J Clin Oncol. 2018; 36 (25) : 2578-84.

30. Evans RD. Early history (1936-1946) of nuclear medicine in thyroid studies at Massachusetts General Hospital. Med Phys. 1975; 2 (3) : 105-9.

31. Tuttle RM, Tala H, Shah J, Leboeuf R, Ghossein R, Gonen M, Brokhin M, Omry G, Fagin JA, Shaha A. Estimating risk of recurrence in differentiated thyroid cancer after total thyroidectomy and radioactive iodine remnant ablation: using response to therapy variables to modify the initial risk estimates predicted by the new American Thyroid Association staging system. Thyroid. 2010; 20 (12) : 1341-9.

32. Durante C, Haddy N, Baudin E, Leboulleux S, Hartl D, Travagli JP, Caillou B, Ricard M, Lumbroso JD, De Vathaire F, Schlumberger M. Long-term outcome of 444 patients with distant metastases from papillary and follicular thyroid carcinoma: benefits and limits of radioiodine therapy. J Clin Endocrinol Metab. 2006; 91 (8) : 2892-9.

33. Haslerud T, Brauckhoff K, Reisæter L, Küfner Lein R, Heinecke A, Varhaug JE, Biermann M. F18-FDG-PET for recurrent differentiated thyroid cancer: a systematic meta-analysis. Acta Radiol. 2016; 57 (10) : 1193-200.
34. Kim SJ, Lee TH, Kim IJ, Kim YK. Clinical implication of F-18 FDG PET/CT for differentiated thyroid cancer in patients with negative diagnostic iodine-123 scan and elevated thyroglobulin. Eur J Radiol. 2009; 70 (1) : 17-24.
35. Bertagna F, Bosio G, Biasiotto G, Rodella C, Puta E, Gabanelli S, Lucchini S, Merli G, Savelli G, Giubbini R, Rosenbaum J, Alavi A. F-18 FDG-PET/CT evaluation of patients with differentiated thyroid cancer with negative I-131 total body scan and high thyroglobulin level. Clin Nucl Med. 2009; 34 (11) : 756-61.
36. Klaus A, Fathi O, Tatjana TW, Bruno N, Oskar K. Expression of hypoxia-associated protein HIF-1α in follicular thyroid cancer is associated with distant metastasis. Pathol Oncol Res. 2018; 24 (2) : 289-96.
37. Ritter A, Mizrachi A, Bachar G, Vainer I, Shimon I, Hirsch D, Diker-Cohen T, Duskin-Bitan H, Robenshtok E. Detecting recurrence following lobectomy for thyroid cancer: role of thyroglobulin and thyroglobulin antibodies. J Clin Endocrinol Metab. 2020; 105: 1-7.
38. Ho AL, Grewal RK, Leboeuf R, et al. Selumetinib-enhanced radioiodine uptake in advanced thyroid cancer. N Engl J Med. 2013; 368: 623-32.
39. Kitahara CM, et al. Association of radioactive iodine treatment with cancer mortality in patients with hyperthyroidism. JAMA Intern Med. 2019; 179 (8) : 1034-42. https: //doi. org/10.1001/ jamainternmed.2019.0981.
40. Yan KL, Li S, Tseng C-H, Kim J, Nguyen DT, Dawood NB, Livhits MJ, Yeh MW, Leung AM. Rising incidence and incidence-based mortality of thyroid cancer in California, 2000-2017. J Clin Endocrinol Metab. 2020; 105 (6) : 1-8. https: //doi. org/10.1210/clinem/ dgaa121.
41. McLeod DSA, Zhang L, Durante C, Cooper DS. Contemporary debates in adult papillary thyroid cancer management. Endocr Rev. 2019; 40 (6) : 1481-99.
42. Harach HR, Franssila KO, Wasenius VM. Occult papillary carcinoma of the thyroid. A "normal" finding in Finland. A systematic autopsy study. Cancer. 1985; 56 (3) : 531-8.
43. Brito JP, Ito Y, Miyauchi A, Tuttle RM. A clinical framework to facilitate risk stratification when considering an active surveillance alternative to immediate biopsy and surgery in papillary microcarcinomas. Thyroid. 2016; 26 (1) : 144-9.
44. Durante C, Attard M, Torlontano M, Papillary Thyroid Cancer Study Group, et al. Identification and optimal postsurgical follow-up of patients with very low-risk papillary thyroid microcarcinomas. J Clin Endocrinol Metab. 2010; 95 (11) : 4882-8.
45. Grani G, Ramundo V, Falcone R, et al. Thyroid cancer patients with no evidence of disease: the need for repeat neck ultrasound. J Clin Endocrinol Metab. 2019; 104 (11) :

4981-9.

46. Klubo-Gwiezdzinska J, Van Nostrand D, Atkins F, et al. Efficacy of dosimetric versus empiric prescribed activity of ^{131}I for therapy of differentiated thyroid cancer. J Clin Endocrinol Metabol. 2011; 96 (10) : 3217-25. https: //doi.org/10.1210/JC.2011-0494.

47. Deandreis D, Rubino C, Tala H, Leboulleux S, Terroir M, Baudin E, Larson S, Fagin JA, Schlumberger M, Tuttle RM. Comparison of empiric versus whole-body/-blood clearance dosimetry-based approach to radioactive iodine treatment in patients with metastases from differentiated thyroid cancer. J Nucl Med. 2017; 58 (5) : 717-22.

48. Deandreis D, Rubino C, Tala H, Leboulleux S, Terroir M, Baudin E, Larson S, Fagin JA, Schlumberger M, Tuttle RM. Comparison of empiric versus whole-body/-blood clearance dosimetry-based approach to radioactive iodine treatment in patients with metastases from differentiated thyroid cancer. J Nucl Med. 2017; 58: 717-22. https: // doi.org/10.2967/ jnumed.116.179606.

49. Thomas SR, Maxon HR, Kereiakes JG. In vivo quantitation of lesion radioactivity using external counting methods. Med Phys. 1976; 3: 253-5.

50. Dorn R, Kopp J, Vogt H, Heidenreich P, Carroll RG, Gulec SA. Dosimetry-guided radioactive iodine treatment in patients with metastatic differentiated thyroid cancer: largest safe dose using a risk adapted approach. J Nucl Med. 2003; 44: 451-6.

51. Sgouros G, Hobbs RF, Atkins FB, Van Nostrand D, Ladenson PW, Wahl RL. Three-dimensional radiobiological dosimetry (3D-RD) with 124I PET for ^{131}I therapy of thyroid cancer. Eur J Nucl Med Mol Imaging. 2011; 38 (suppl 1) : S41-7.

52. Berker Y, Goedicke A, Kemerink GJ, Aach T, Schweizer B. Activity quantification combining conjugate-view planar scintigraphies and SPECT/CT data for patient-specific 3-D dosimetry in radionuclide therapy. Eur J Nucl Med Mol Imaging. 2011; 38: 2173-85.

53. Piwnica-Worms D, Holman LB. Noncardiac application of hexakis (alkylisonitrile) technetium-99m complexes. J Nucl Med. 1990; 31: 1166.

54. Civelek AC, Durski K, Shafique I, Matsumura K, Sostre S, Wagner HN Jr, Ladenson PW. Failure of perchlorate to inhibit Tc-99m isonitrile binding by the thyroid during myocardial perfusion studies. Clin Nucl Med. 1991; 16 (5) : 358-61.

55. Civelek AC, Ozalp E, Donovan P, Udelsman R. Prospective evaluation of delayed technetium-99m sestamibi SPECT scintigraphy for preoperative localization of primary hyperparathyroidism. Surgery. 2002; 131 (2) : 149-57.

56. Bhatt G, Li XF, Civelek AC. [131]I thyroid cancer therapy in chronically bedridden & dialysis patients with severe renal failure: challenges and solutions for determining the optimum therapy dose and how to minimize radiation dose to caregivers. J Nucl Med. 2014; 55: 1365-423.

57. Phegley D, Bjorklund A, Smith R, Petti M, Robichaux J, Civelek AC. Challenges and solutions for I-131 therapy in the complex inpatient with thyroid cancer: a

technologist prospective. J Nucl Med. 2007; 48 (2) : 447.

58. Welsh JS, Yang NC, Civelek AC, Wharam MD, Williams JA. Treatment protocol for phosphorus-32 therapy for intracerebral cystic neoplasms: a preliminary report. J Brachyther Int. 1999; 15 (3-4) : 211-6.

59. Halperin E, Fallat M, Bond S, Crew J, Johnson R, Mills M, Bhatt G, Hughes SC, Civelek AC. Role of 32P-chromic phosphate colloids in the treatment of a skin tumors, Ewing's sarcoma. J Nucl Med. 2012; 53: 1079.

60. Carr BI, Kondragunta V, Buch SC, Branch RA. Therapeutic equivalence in survival for hepatic arterial chemoembolization and 90Yttrium microspheres (Y90) treatments in unresectable hepatocellular carcinoma: a 2 cohort study. Cancer. 2010; 116 (5) : 1305-14.

61. Wang EA, Broadwell SR, Bellavia RJ, Stein JP. Selective internal radiation therapy with SIR-Spheres in hepatocellular carcinoma and cholangiocarcinoma. J Gastrointest Oncol. 2017; 8 (2) : 266-78.

62. Tollefson C, Krause S, Nguyen B. Utility of SPECT/CT imaging in Y-90 microsphere therapy. J Nucl Med. 2015; 56 (suppl 3) : 2517.

63. Scott NP, McGowan DR. Optimising quantitative 90Y PET imaging: an investigation into the effects of scan length and Bayesian penalised likelihood reconstruction. EJNMMI Res. 2019; 9: 40.

64. Salem R, et al. Clinical and dosimetric considerations for Y90: recommendations from an international multidisciplinary working group. Eur J Nucl Med Mol Imaging. 2019; 46: 1695-704.

65. Nock BA, Kaloudi A, Lymperis E, et al. Theranostic perspectives in prostate cancer with the gastrin-releasing peptide receptor antagonist NeoBOMB1: preclinical and first clinical results. J Nucl Med. 2017; 58 (1) : 75-80.

66. Budiawan H, Salavati A, Kulkarni HR, Baum RP. Peptide receptor radionuclide therapy of treatment-refractory metastatic thyroid cancer using [90]Yttrium and [177]Lutetium labeled somatostatin analogs: toxicity, response and survival analysis. J Nucl Med Mol Imaging. 2014; 4 (1) : 39-52.

67. Violet J, Sandhu S, Iravani A, et al. Long-term follow-up and outcomes of retreatment in an expanded 50-patient single-center phase II prospective trial of 177Lu-PSMA-617 theranostics in metastatic castration-resistant prostate cancer. J Nucl Med. 2020; 61: 857-65.

68. Violet J, Sandhu S, Amir Iravani A, et al. Long-term follow-up and outcomes of retreatment in an expanded 50-patient single-center phase II prospective trial of 177Lu-PSMA-617 theranostics in metastatic castration-resistant prostate cancer. J Nucl Med. 2020; 61: 857-65.

69. Allen BJ. Future prospects for targeted alpha therapy. Curr Radiopharm. 2011; 4: 336-42.

70. Morgenstern A, Bruchertseifer F, Apostolidis C. Bismuth-213 and Actinium-225-generator performance and evolving therapeutic applications of two generator-derived alpha-emitting radioisotopes. Curr Radiopharm. 2012; 5 (3) : 221-7.

71. Wong F, Naff K, Liu C, Ferguson A, Hwu P. Intratumoral positron emission cancer therapy (IPECT) using F-18 FDG, Cu-64 Cl and Ga-68 Cl. J Nucl Med. 2013; 54 (supplement 2) : 1400.

第 5 章
癌症局部治疗：使用与不使用放射性核素的介入治疗

Steven Yevich Armeen Mahvash

缩略语

^{90}Y	钇-90
CT	计算机体层摄影
DEBIRI	装载伊立替康的药物洗脱微球
FDA	美国食品药品监督管理局
HCC	肝细胞肝癌
MA	微波消融
MAA	大颗粒聚合白蛋白
MRI	磁共振成像
RCC	肾细胞癌
RFA	射频消融
TACE	经导管动脉化疗栓塞
TARE	经导管动脉放疗栓塞

S. Yevich（✉）· A. Mahvash
美国得克萨斯州休斯顿得克萨斯大学 M.D. 安德森癌症中心影像诊断学部介入放射学系
电子邮箱：syevich@mdanderson.org；armeen.mahvash@mdanderson.org
© Springer Nature Switzerland AG 2021
F. C. L. Wong（ed.），Locoregional Radionuclide Cancer Therapy，https://doi.org/10.1007/978-3-030-56267-0_1

一、引言

肿瘤介入治疗是采用图像引导小外径器械，以微创方法治疗原发性和转移性癌症的方法。癌症的介入治疗包括治愈性和姑息性两种，可单独使用或与内科、外科及放射肿瘤学治疗联合使用。靶向局部治疗的基本原理是使肿瘤损伤达到最大，同时使全身和同器官毒性降至最小。通过长度小于 0.5 cm 的小切口，在图像引导下利用针或导管进行治疗。治疗结束之后进行显像检查，如果肿瘤未达到完全缓解，通常可重复进行介入治疗。一般而言，肿瘤介入治疗可分为血管性介入治疗与非血管性介入治疗。

最常见的血管性介入治疗方法有肝动脉灌注化疗、经导管动脉化疗栓塞和放疗栓塞。这些手术首先需要在图像引导下将小外径导管经外周动脉插入肝动脉，使用导管直接向肝肿瘤注射高剂量的化疗药物。注射化疗药物后，化疗药物可同时发挥栓塞肿瘤供血动脉的作用。放疗栓塞的原理与化疗栓塞相似，但前者是通过注入载有辐射的微栓材料来实现局部效应。

相比之下，经皮热消融是通过直接将小口径针穿过皮肤插入肿瘤内来进行治疗，这些针（也称为电极或探针）的针尖可出现温度的显著变化。射频消融和微波消融的针尖温度变为高温；冷冻消融的针尖温度变为低温。能量改变会导致消融区域内的细胞死亡。

高清实时影像是所有介入肿瘤学治疗的必要条件，以此保证实现治疗目标，同时能够将周围结构受到的附带损害降至最低。实时影像对于确保导管或针的精确放置、预防和监测手术相关并发症以及即时评估肿瘤的消融边缘而言至关重要。介入治疗的成功实施依靠操作者的经验、图像引导的精准、治疗技术的熟练以及肿瘤的生物学特征。在本章中，我们回顾了上述用于治疗肝、肾、肺和肌肉骨骼系统原发性和转移性癌症的介入治疗方法。

二、肝肿瘤的血管性介入治疗

常见肝肿瘤的血管性介入治疗方法包括注射高浓度化疗药物或与栓

塞剂联合注射，以及注射放疗栓塞材料。无论注射何种药物，治疗原理均利用了正常肝细胞和肝肿瘤细胞之间的血流和氧合差异。正常肝细胞从肝动脉和门静脉均可获得血液供应，其中门静脉提供大部分血流和大约一半的需氧量。相比之下，肝动脉为原发性和转移性肝肿瘤提供了约90% 的血流[1,2]。因此，将细胞毒性药物选择性注射至肝动脉后，药物会优先进入肿瘤内而非周围正常肝组织中。

　　局部肝动脉内治疗的技术与上述原理相似。通过超选择性血管造影确定肝肿瘤的血液供应，然后将治疗药物直接注射至肿瘤的血液供应中[3-5]。肿瘤供血的选择性插管通常需要将小口径导管经股总动脉或桡动脉插入动脉系统。亲水性导管涂层和微导管低剖面引导等新技术的应用使对直径小于 2 mm 的肿瘤供血小动脉的超选择得以实现。通过选择性血管造影呈现动脉解剖结构后，将导管插入肿瘤供血动脉，通过导管注射治疗药物。

三、肝动脉灌注化疗

　　肝动脉灌注化疗主要用于治疗结直肠癌肝转移。该技术需要通过肝动脉重复注射高浓度的化疗药物。通过多次肝动脉插管注射药物或手术置入肝动脉导管药盒系统实现重复注射，这种治疗方法称为肝动脉灌注化疗（hepatic artery infusion chemotherapy，HAIC），其中肝动脉导管药盒的应用在肿瘤进展和全身毒性评估中更便捷。研究显示对于既往未接受外科手术的结直肠癌肝转移患者，该方法的客观缓解率高达60% ~ 90%，转化率为 20% ~ 47%[6-8]。

　　虽然已证明 HAIC 对某些结直肠癌肝转移患者有价值，但因该手术需要重复多次，患者容易出现动脉损伤和化疗毒性，所以并未普遍推广。外科手术置入肝动脉导管药盒可能引起并发症，为此一种采用介入肿瘤学方法置入的导管药盒系统进入人们视野。这种药盒系统可永久连接肝动脉，且创伤更小，与外科手术置入的药盒系统功能相当[9-11]。

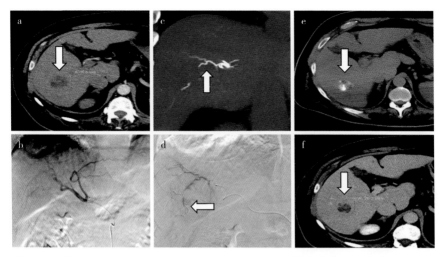

图 5.1　一例 52 岁男性多灶性肝细胞肝癌患者。因肝内散在分布四个病变不适合进行外科手术切除。该患者接受了 TACE 治疗。术前增强 CT 提示右肝Ⅵ段可见直径约 3.5 cm 的肿块（a，箭头所示）。经肝总动脉行手术血管造影未发现明确的肿瘤充盈（b）。经肝总动脉注射造影剂可见肿瘤的供血分支（c，箭头所示）。经肝右动脉行选择性血管造影显示动脉结构轻度异常，肿瘤见充盈，经导管注射载药微球（d，箭头所示）。治疗区域肿瘤明显充盈（e，箭头所示）。术后 2 个月随访增强 CT 评估肿瘤的治疗反应，可见肿瘤直径从约 3.5 cm 缩小至约 2.5 cm（f，箭头所示）

四、经导管动脉化疗栓塞

经导管动脉化疗栓塞（transarterial chemoembolization，TACE）是指将高浓度的化疗药物经动脉注射至肝肿瘤并同时进行动脉栓塞的治疗方法（图 5.1）。将化疗与栓塞相结合，通过这两种主要机制产生的协同作用，促进肿瘤细胞死亡的作用比 HAIC 更显著。首先，化疗栓塞后肿瘤血流减少，使化疗药物在肿瘤组织的暴露时间延长[12-14]。其次，栓塞诱导了肿瘤跨膜泵的缺血性损伤，使肿瘤对化疗药物的吸收增加[15,16]。

目前，化疗药物和栓塞材料有多种组合，暂未发现某个特定组合有显著优越性[17]。通常操作者会根据自身经验、肿瘤类型和局部操作可行性自行选择化疗药物。对于肝细胞肝癌，常用的化疗药物为阿霉素、顺铂和丝裂霉素 C。对于结直肠癌肝转移，最常用的化疗药物为伊立替康、顺铂、丝裂霉素和 5- 氟尿嘧啶。相对于常规 TACE 使用碘化油（碘油，Guerbet，法国）乳化，药物洗脱微球直接加载化疗药物称为载药微球化疗栓塞（drug-eluting bead，DEB-TACE）。DEB-TACE 可在载药微球沉积的位置发挥细胞毒性效应和缺血效应。这些药物洗脱微球由高吸水性聚合物制成，可在数小时至数周内缓慢释放化疗药物。对于常规 TACE，乳化过程使化疗药物在肿瘤细胞内聚集并延长细胞毒性作用[18-20]。由于肝肿瘤中不存在库普弗细胞，因此碘化油在肿瘤脉管系统中的累积和滞留比在周围肝细胞更高[21-24]。注射乳化物后，使用栓塞材料（如 Gelfoam 明胶海绵或颗粒）进行栓塞可进一步增强细胞毒性效应。明胶海绵是一种可切割成所需大小的纯化猪皮制成的多孔材料，经导管将其注射至体内，发挥临时阻塞作用，通常在 2 ~ 6 周后被吸收。栓塞颗粒有多种直径，可由不同材料（如聚乙烯醇或三丙烯酸明胶）制成。操作者根据实际情况决定选择何种栓塞材料，不同材料在治疗结局方面并无明显差异。

TACE 用于缓解不可切除的 HCC，可作为中期疾病的治疗方法、作为肝切除术或热消融治疗的辅助治疗或作为肝移植的过渡性治疗[25,26]。对于不能进行手术的 HCC 患者，TACE 可有效改善患者生存结局，并可使一些患者有机会接受手术[27,28]。关于使用 TACE 治疗转移性肿瘤的数据较少，但一些研究显示使用该方法有望提高缓解率[29,30]。TACE 还可应用于结直肠癌肝转移的治疗，装载伊立替康的药物洗脱微球（drug-eluting beads loaded with irinotecan，DEBIRI）近期用于化疗栓塞治疗。临床前试验结果显示，与通过外周静脉或肝动脉内缓慢注射伊立替康相比，DEBIRI 具有更好的药代动力学特征[31]。临床试验数据显示，与全身性 FOLFIRI 治疗相比，尽管 DEBIRI 治疗的早期毒性更显著，但接受 DEBIRI 治疗的患者的中位生存期更长，分别为 22 个月和 15 个月，无进展生存期亦更长，分别为 7 个月和 4 个月[32]。

无论采用何种类型的 TACE，患者通常都会出现暂时性栓塞后综合征，包括右上腹痛、发热、恶心、疲乏和肝酶升高。并发症包括肝脓肿和脓毒病、胆囊梗死以及可导致胆囊、肠或膈肌梗死的非靶点栓塞[33,34]。对于肝功能受损的患者，该治疗可能诱发肝衰竭或肝肾综合征。TACE 的禁忌证包括肝功能受损、脑病、血清白蛋白降低、门静脉阻塞引起的血流受损（尤其是发生静脉曲张破裂出血时）、胆道阻塞、体力状态差、肿瘤负荷累及 50% 以上的肝脏、无法控制的肝外转移、血小板减少和肿瘤侵袭门静脉或下腔静脉。对于因既往手术、括约肌切开术或胆道内支架导致 Oddi 括约肌损伤的患者，术前应给予抗生素预防肝脓肿。

五、经导管动脉放疗栓塞

肝脏经导管动脉放疗栓塞（transarterial radioembolization，TARE）可用于缓解不可切除的肝肿瘤，作为肝切除术或热消融治疗的辅助治疗，或作为肝移植的过渡性治疗。该治疗方法与 TACE 类似，即通过动脉内注射的方式，对肿瘤进行内放射治疗。钇 -90（^{90}Y）是一种 β 发射体，玻璃微球和树脂可作为其载体。美国食品药品监督管理局批准的两种载体分别为用于治疗不可切除 HCC 的 TheraSphere（玻璃微球），及用于治疗结肠癌肝转移的 SIR-Spheres（树脂微球）。

TARE 与 TACE 的总体治疗方法相似，因此关于这两种治疗哪一种更具优越性一直存在争议，而最近的一些前瞻性试验表明使用 TARE 方法治疗 HCC 可能出现更好的结局。在一项包含 1000 名患者的前瞻性队列研究中，按基线 Child-Pugh 分级和巴塞罗纳临床肝癌（Barcelona Clinic Liver Cancer，BCLC）分期进行分层，患者的总生存时间结局值得关注[35]。Child-Pugh A 级患者，BCLC A 期总生存时间为 47.3 个月，BCLC B 期为 25.0 个月，BCLC C 期为 15.0 个月。Child-Pugh B 级患者，BCLC A 期总生存时间为 27.0 个月，BCLC B 期为 15.0 个月，BCLC C 期为 8.0 个月。该方法毒副作用较少，5% 的患者出现白蛋白毒性，11% 的患者出现胆红素毒性。一项治疗 HCC 的随机 II 期研究发现，放疗栓塞的进展时间（＞26 个月）比 TACE 的进展时间（6.8 个月）更长[36]。

放疗栓塞术分为两部分，通常分两天完成（图 5.2）。首先，进行诊断性血管造影，以确定肿瘤的血液供应情况，阻塞可能流向肝外器官的侧支血流，并量化任何流至肺部的肿瘤分流。由于微球具有放射性，因此对任何肝肠侧支循环都可能导致肝外器官（包括胃、十二指肠或胰腺）的意外损伤。必要时可阻塞该侧支循环。确定适合栓塞治疗的导管位置，通过导管给予 ^{99m}Tc 大颗粒聚合白蛋白（MAA）。MAA 的大小与 ^{90}Y 微球相似，因此 MAA 的分布可用于评估 ^{90}Y 的分布。然后使用平面 γ 相机或单光子发射计算机体层显像仪（single photon emission computed tomography，SPECT）评估 MAA 的分布。如果出现肝外沉积至肠、胆囊或膈肌的情况，可采取多种纠正措施。可调整导管尖端位置以排除导致肝外给药的动脉分支。或者，如果存在侧支循环，则可以栓塞该动脉分支，以防止终末器官损伤。最后，测量 MAA 分流至肺的量，并计算其与 MAA 总注射量的百分比。确定肺分流量对于在后续放疗栓塞治疗中尽量降低放射性肺炎的风险而言非常重要。目前，对于这两种器械，每次治疗的肺最大吸收剂量为 30 Gy，肺最大累积吸收剂量为 50 Gy[37]。如果 MAA 术前评估的肺分流小于 20%，通常可采用树脂微球 TARE 进行治疗。除上述限值以外，玻璃微球的特定分流分数限值尚未确定。充分考虑所有分流，并确定放疗栓塞的安全性后，则可安排第二部分手术。第二部分手术放置治疗微导管的方式需要与第一部分手术中注射 MAA 的方式相同，之后注射放射性微球。

　　与 TACE 相似，应检查患者的体力状态、肝功能和转移程度。随着凝血酶原时间、白蛋白和总胆红素的恢复，TARE 可改善患者疾病结局。该治疗方法为不能进行手术的多灶性肝肿瘤患者提供了微创治疗机会。与全身化疗或 TACE 相比，使用 TARE 治疗转移性结直肠癌的早期试验结果显示 SIR-Spheres 联合全身化疗显著延迟疾病进展中位时间、显著提高生存率[38-40]。但后续的前瞻性研究则显示患者无显著获益，这可能是由于患者选择的偏倚和手术操作技术的原因[41]。

　　TARE 最常见的不良反应为疲乏、恶心/呕吐、腹痛/腹部不适和恶病质，这些都与其对正常肝实质的辐射效应有关[42-44]。对于非糖尿病患者，可在短期内减少口服类固醇药物剂量，可尽量减少这些暂时性不良反应。该治疗方法对十二指肠、胃、胰腺、胆囊或膈肌的非靶点栓塞可能会引发并发症[45-47]，还可能发生胆道并发症，包括胆汁瘤、胆道坏死和脓肿形成[48]，在注射放疗栓塞材料之前，可使用弹簧圈栓塞相

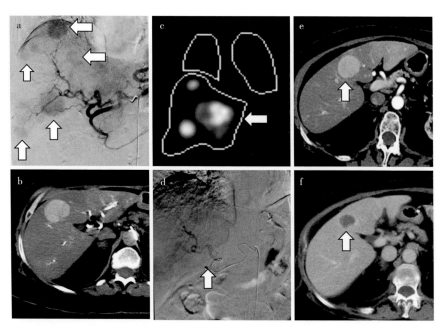

图 5.2　一例 72 岁女性多灶性神经内分泌肿瘤肝转移患者。进行 TARE 治疗用以控制不断增大的转移瘤并缓解不断加重的腹泻症状。经腹腔动脉血管造影显示多发转移瘤（a，箭头所示）。经肝总动脉注射造影剂的 CT 血管造影可确定肿瘤供血分支和无肝外灌注（b，箭头所示）。将 MAA 注射至肝动脉后显示放射性示踪剂分布局部增高，与肿瘤部位一致（c，箭头所示），肺分流百分比极小（5.3%）。通过肝右动脉进行选择性血管造影，并注射放疗栓塞材料（d，箭头所示）。对肝左动脉进行相同处理。治疗前 1 个月 CT 与治疗后 3 个月 CT 对比，显示病变缩小，例如 IVb 段病变从约 3 cm 缩小至 2 cm（e 和 f，箭头所示）

应动脉供血。肝至肺的分流可能导致放射性肺炎，并可能导致肺纤维化这一长期后遗症[49]，这也是使用 MAA 进行上述初步评估的主要原因之一。高达 4% 的患者可能出现辐射诱导的罕见并发症肝损伤，可在治疗后 4 ~ 8 周内延迟出现[50-51]。

六、经皮热消融治疗

热消融是通过探针尖端施加的热能对周围肿瘤组织产生直接作用，从而介导细胞死亡。两种最常见的基于热能的治疗方法是射频消融（radiofrequency ablation，RFA）和微波消融（microwave ablation，MWA），冷冻消融是一种可替代前两种技术的低温技术。消融治疗的一个重要价值是确保无消融边缘、无肿瘤残留，理想情况下为 0.5～1 cm 的圆周型消融边缘[52]。为了达到上述治疗结果，在置入消融探针期间需要对肿瘤进行充分显影，消融的目标直径应大于肿瘤直径，因此，可能需要多个探针或重叠消融来达到治疗效果。置入探针期间对肿瘤的实时显影非常重要，可通过超声、CT、MRI 或融合显像来实现[53]。

传输至 RFA 探针周围组织中的射频能量因组织阻力转化为热量。不可耐受的热量蓄积使胞浆酶和线粒体酶以及核酸 - 组蛋白复合物的蛋白质凝固，在几天内导致凝固性坏死，从而导致细胞死亡[54]。高温造成组织损伤的程度取决于所达到的温度、高温持续时间和组织特异性因素[55]。一般来说，温度在 60～100℃时可迅速导致凝固性坏死[56,57]。在小于 3 cm 的肿瘤和不超过 2 mm 的脉管系统中，肿瘤发生完全坏死的比例更高[58]。

有研究结果提示，对于大于 4 cm 的肿瘤，RFA 治疗的效果可能较差，因为在大于 4 cm 的肿瘤、多血管肿瘤或容易发生热量损失的部位难以达到均匀的消融温度。目前，已有替代消融技术用以克服这些困难。最常见的替代方法是 MWA 和冷冻消融（cryoablation，CYA）。微波消融通过探针施加电磁能从而产生高温作用区域，可导致邻近组织中细胞内的水分子以等于或大于 900 kHz 的频率快速旋转，水分子摩擦产生的热量的分布比 RFA 更均匀。冷冻消融则遵循焦耳 - 汤姆孙效应，在探针尖端将高压氩气转化为低压液体。针尖温度可低至 –150℃，通过 CT、MRI 或 US（超声）进行监测，该温度将在针的远端形成用于治疗的椭圆形"冰球"。在 –20℃ 和 –40℃ 之间，由于细胞内和细胞外冰晶形成以及微血管损伤和血管破裂导致的缺血性坏死这两种机制的协同作用，导致不可逆的细胞死亡[59,60]。

无论采用何种消融技术，都需遵循指导原则来确保消融区域的均匀。可能对治疗结局产生不利影响的肿瘤自身因素包括体积较大和血管过多。决定消融区域大小的技术因素则包括使用的消融技术类型、消融持续时间、消融治疗次数和使用的针头数量。总体而言，凝固性坏死的程度受到沉积能量大小、局部组织相互作用和温度损失（如最初在生物传热中所述）的共同影响[61]。所有消融手术的并发症大体相似，继发于周围正常结构的附带损伤。大约 5% ~ 10% 的手术中发生消融后综合征，这是一种自限性免疫调节反应，表现为发热和流感样症状的结合[62,63]。

七、肝肿瘤消融治疗

肝脏原发性肿瘤和转移瘤的消融治疗主要采用 RFA 或 MWA 方法，使用冷冻消融方法时出血这一并发症的发生率较高（图 5.3）。通常采用超声、CT 或这两种方式的联合进行图像引导。同样，消融探针在肿瘤内的摆位对于确保对局部肿瘤的完全消除而言十分重要，需要对邻近关键结构进行显影以避免相应并发症。增强 CT 或增强 US 可对消融边缘进行即时评估。

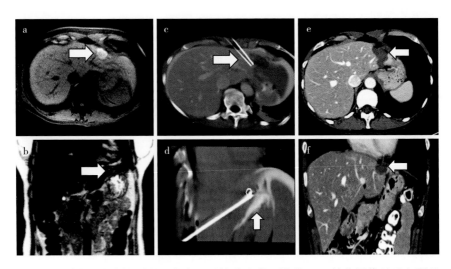

图 5.3 一例 56 岁女性平滑肌肉瘤左肝转移患者。增强 MRI 轴位图像显示左肝 II 段（a，箭头所示）增强结节。平扫 MRI T2 冠状面图像显示左肝有轻度低信号病变，位于心脏和胃之间（b，箭头所示）。使用两个电极进行 RFA 治疗（c：轴位面图像，d：矢状面图像，箭头所示）。术后 16 个月的随访增强 CT 图像显示治疗部位呈现无增强消融后瘢痕，提示局部肿瘤得到控制（e：轴位面图像，f：冠状面图像，箭头所示）

RFA 是一种较成熟的技术，临床长期随访数据较多。患者生存率取决于潜在肝硬化的严重程度、体力状态、肿瘤数量和肿瘤大小。在 Child A 级单发 HCC 患者中，5 年生存率在 40% ~ 65% 之间[64-67]。一项早期随机试验比较了治疗小型单发肝细胞肝癌 RFA 方法与外科手术切除方法的疗效，结果显示二者的总生存率和无复发生存率相似。然而，类似试验通常存在选择偏倚，外科手术切除更倾向于作为金标准治疗方法[68]。对于结直肠癌的肝转移，RFA 与手术切除的疗效相当，5 年生存率在 25% ~ 45% 之间[69-74]。消融术治疗结直肠癌肝转移的局部疗效为小于 3 cm 的肿瘤得到改善、原发性肿瘤的分期降低、肝脏病变的数量减少、肿瘤生物学指标好转，如癌胚抗原（carcinoembryonic antigen，CEA）降低，以及肿瘤分化和细胞倍体低水平[75-77]。近期研究发现，表现为野生型 KRAS 突变的肿瘤复发率较高，由于周围正常肝组织的浸润风险增加，需要扩大消融边缘[78]。在肝切除术后出现局部复发的患者中，RFA 可将治愈性治疗的可能性从 17% 提高到 26%[79]。一项纳入 290 个直径为 0 ~ 3 cm、3 ~ 5 cm 和 >5 cm 的结直肠癌肝转移瘤的研究结果提示，其不完全消融率分别为 9%、26.5% 和 45%[80]。MWA 与 RFA 的疗效影响因素相同，即潜在肝硬化、体力状态、肿瘤数量和肿瘤大小。研究显示 MWA 治疗肝细胞肝癌的 5 年生存率在 50% ~ 60% 之间[81,82]。

　　肝消融术的并发症与微创性质导致的并发症相似。轻微并发症在 5% ~ 10% 之间，严重并发症在 2% ~ 3% 之间，总死亡率在 0.1% ~ 1.4% 之间[83,84]。并发症由邻近结构的附带损伤（胆道损伤、肝衰竭、门静脉血栓形成）、肝外结构的损伤（结肠穿孔）和感染（肝脓肿、脓毒病）引起。据报告，约 0.5% 的患者可出现肿瘤沿针道扩散，其中低分化肿瘤和包膜下病变的扩散风险更高[85,86]。

八、肾肿瘤消融治疗

　　Ⅰ 期肾细胞癌（renal cell carcinoma，RCC）的治疗方案包括保留肾单位的经皮热消融治疗类的方法[87-89]。对于患有多种疾病或预期寿命小于 10 年的不适合手术的患者，及伴有多发性双侧肾肿瘤、单侧肾或肾功能不良的患者，经皮消融术是最佳选择[90-92]。该操作方法适应证为 T1a 期 RCC 及肿瘤直径小于 4 cm 者[93-95]。采用不同消融方式治疗 T1a 期 RCC 的临床结局相似，有报告提出 5 年癌症特异性生存率位于全肾切除术或部分肾切除术中观察到的生存率范围内，但消融治疗的围手术期并发症明显减少[96-100]。对于直径达 7 cm 的 T1b 期病变，该方法实现局部控制的可能性较小，但仍可达到与部分肾切除术相似的结果[101-103]。该方法可提高外周肿瘤部位的安全性，原因在于中央脉管系统产生的热降效应，减少了对肾集合系统造成附带损伤风险[104]。

消融手术主要并发症包括肾周血肿、血尿、输尿管损伤、尿囊肿、脓肿和结肠损伤[105,106]。治疗过程中可能需要注射液体介质或二氧化碳使邻近结构移位，用以尽量减少并发症[107-110]。同样，消融手术期间的高质量图像引导是实现最佳局部控制的必要条件[111]。

九、肺肿瘤消融治疗

经皮热消融可用于治疗原发性或寡转移性肺癌。肺热消融治疗的主要适应证是对不适合手术的患者行局部治愈性治疗（图 5.4）。既往接受手术或放射治疗后仍复发的患者以及拒绝手术或放射治疗的患者可考虑消融治疗。消融治疗也可作为疼痛、咳嗽、呼吸困难和咯血的姑息治疗[112,113]。

对于原发性肺癌，小于 3 cm 的病灶缓解率大于 70%[114-116]。术前显像时应注意评估是否有肺门或纵隔淋巴结病变，若存在转移则意味着局部控制的可能性降低。尽管经皮消融治疗的技术较为简便，但外科手术切除仍是金标准治疗方法，因为手术干预可以进行触诊和目视检查以识别小型的肺和纵隔转移瘤。因此，仅应在不可进行手术或明确拒绝手术的患者中进行热消融治疗。

与原发性肺部疾病相比，转移性肺肿瘤更常采用经皮消融治疗。消融治疗反应良好的患者包括无病生存期较长、患有寡转移性疾病（<6 处病变）、原发性肿瘤得到完全局部控制、转移瘤仅累及肺部以及病变小于 3 cm 者[117]。对于结直肠癌肺转移，治疗禁忌证为单侧胸廓 6 处以上病变、最大直径大于 5 cm、肺外转移和凝血功能障碍，肺消融术总中位生存期为 33 个月（1 年，85%；2 年，64%；3 年，46%）[118,119]。一项大型回顾性研究纳入 566 名肺转移瘤患者，共计

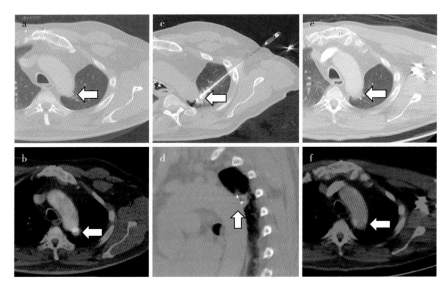

图 5.4 一例 59 岁男性转移性多形性肉瘤患者。冷冻消融术治疗左上肺 1 cm 肺转移癌，病灶邻近主动脉（a：术前轴位面 CT，b：术前轴位面 PET-CT，箭头所示）。使用两个探针进行冷冻消融，探针放置的方法应尽量避免对主动脉壁的损伤（c：轴位面术中 CT，d：斜矢状面术中 CT，箭头所示）。3 个月后采集术后 CT 和 PET-CT 图像显示结节大小和代谢程度均降低，符合肿瘤局部控制的表现（分别见 e 和 f，箭头所示）

1037 处中位大小为 1.5 cm 的肺部病灶接受 RFA 治疗，结果显示患者中位总生存时间为 62 个月，4 年有效性为 89%[120]。该结论与结肠转移瘤手术切除报告的 5 年总生存率（27% ~ 68%）相仿[121-123]。

　　肺消融术在 CT 引导下实时精准放置消融探针、评估消融区域并监测即时并发症。常规来说，肺部充满空气，可以起到有效的隔热效果，所以与实体器官的肿瘤消融治疗相比，可能只需要较少的消融能量便可实现与之相当的局部控制效果[124-126]。中央区域的病变在治疗中更容易发生严重并发症，包括出血、气胸和支气管胸膜瘘[127]。如果采取适当的预防措施，肺气肿或仅有单侧肺的患者可选择该治疗方法。

十、肌肉骨骼肿瘤消融治疗

　　骨和软组织肿瘤可通过热消融进行治疗，实现局部控制和疼痛缓解（图 5.5）。在良性骨样骨瘤治疗中的初步成功使该方法得以推广至原发性和转移性肿瘤的治疗。同样，经皮消融治疗适用于不适合进行手术或拒绝手术的患者，以及经手术切除、外照射和全身化疗后仍复发或进展的病变。对于最大径小于 3 cm 的肿瘤，局部肿瘤控制得到改善[128]。RFA 和冷冻消融的局部控制率在 67% ~ 97% 之间（随访 1 年以上）[129-130]。如果能够确定安全且达到治愈目标的病灶边缘，也可通过进行消融治疗对较大病变实现局部控制；但是，目前的研究仅限于病例报告或小型的病例报告。

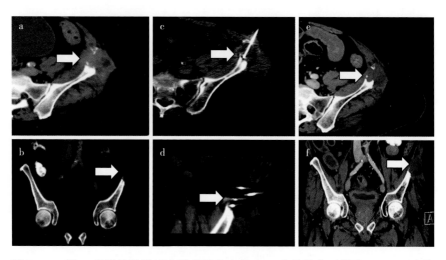

图 5.5　一例 58 岁男性肺腺癌左髂骨转移患者（a：术前轴位面增强 CT，b：术前冠状面增强 CT，箭头所示）。使用四个冷冻探针进行冷冻消融（c：轴位面手术 CT，d：冠状面手术 CT，箭头所示）。术后增强 CT 显示病变缩小且无增强，符合局部肿瘤得到控制的表现（e：轴位面增强 CT，f：冠状面增强 CT，箭头所示）

　　肌肉骨骼消融治疗的潜在并发症包括出血和邻近结构损伤。使用液体或二氧化碳进行的移位技术可降低邻近大血管、神经和中空器官的损伤风险。消融术可能对关节周围的结构存在损伤风险，从而对关节造成不可修复的损伤[131-132]。此外，对承重骨（如椎体）的消融可能会削弱骨结构，患者可能出现术后功能不全性骨折，使用骨填充材料（如聚甲基丙烯酸甲酯）进行填充可预防此并发症[133]。如果在脊髓或脊神经和周围神经附近进行消融治疗，可进行术中神经生理学监测，尽量减少对神经造成的损伤。消融过程的神经监测可通过躯体感觉诱发电位（somatosensory evoked potential，SSEP）、肌肉运动诱发电位（muscle motor evoked potential，MEP）、刺激性和自发性 EMG 活动来完成[134]。

十一、结论

　　介入性肿瘤治疗是在实时图像引导下精确应用微创技术，达到疾病治愈或姑息治疗疾病效果的方法。局部治疗是为了最大限度地破坏肿瘤，同时尽可能降低治疗对全身和同器官产生的毒副作用。原发性和转移性肝肿瘤的治疗方法包括肝动脉内灌注化疗、化疗栓塞、放疗栓塞和热消融。热消融也常用于肝以外部位，如治疗肾、肺和肌肉骨骼系统的原发性和转移性疾病。安全有效的局部治疗需充分考虑肿瘤生物学特征、肿瘤位置及患者的合并症。

（楼　岑　译审）

参考文献

1. Ackerman NB. The blood supply of experimental liver metastases. IV. Changes in vascularity with increasing tumor growth. Surgery. 1974;75:589-96.

2. Sigurden ER, Ridge JA, Kemeny N, et al. Tumor and liver drug uptake following hepatic artery and portal vein infusion. J Clin Oncol. 1987;5:1836-40.

3. Chuang VP, Wallace S. Hepatic artery embolization in the treatment of hepatic neoplasms. Radiology. 1981;140:51-8.

4. Yamada R, Sato M, Kawabata M, et al. Hepatic artery embolization in 120 patients with unresectable hepatoma. Radiology. 1983;148:397-401.

5. Doyon D, Mouzon A, Jourde AM, et al. Hepatic arterial embolization in patients with malignant tumors. Ann Radiol (Paris) . 1974;17:593-603.

6. Kemeny NE, Melendez FD, Capanu M, et al. Conversion to resectability using hepatic artery infusion plus systemic chemotherapy for the treatment of unresectable liver metastases from colorectal carcinoma. J Clin Oncol. 2009;27 (21) :3465-71.

7. Boige V, Malka D, Elias D, et al. Hepatic arterial infusion of oxaliplatin and intravenous LV5FU2 in unresectable liver metastases from colorectal cancer after systemic chemotherapy failure. Ann Surg Oncol. 2008;15 (1) :219-26.

8. Allard MA, Sebagh M, Baillie G, et al. Comparison of complete pathologic response and hepatic injuries between hepatic arterial infusion and systemic administration of oxaliplatin in patient with colorectal liver metastases. Ann Surg Oncol. 2015;22 (6) : 1925-32.

9. Deschamps F, Rao P, Teriitehau C, et al. Percutaneous femoral implantation of an

arterial port catheter for intraarterial chemotherapy: feasibility and predictive factors of long-term functionality. J Vasc Interv Radiol. 2010;21 (11) :1681-8.

10. Hildebrandt B, Pech M, Nicolaou A, et al. Interventionally implanted port catheter systems for hepatic arterial infusion of chemotherapy in patients with colorectal liver metastases: a phase II-study and historical comparison with the surgical approach. BMC Cancer. 2007;7:69.

11. Deschamps F, Elias D, Goere D, et al. Intra-arterial hepatic chemotherapy: a comparison of percutaneous versus surgical implantation of Port-Catheters. Cardiovasc Interv Radiol. 2011;34 (5) :973-9.

12. Sasaki Y, Imaoka S, Kasugai H, et al. A new approach to chemoembolization therapy for hepatoma using ethiodized oil, cisplatin, and gelatin sponge. Cancer. 1987;60:1194-203.

13. Sawada S. Transcatehter oily chemoembolization of hepatocellular carcinoma. Radiology. 1989;170:783-6.

14. Konno T. Tareting cancer chemotherapeutic agents by use of lipioidol contrast medium. Cancer. 1990;66:1897-903.

15. Ramsey DE, Kernagis LY, Soulen MC, et al. Chemoembolization of hepatocellular carcinoma. J Vasc Interv Radiol. 2002;13:S211-21.

16. Kruskal JB, Hlatky L, Hahnfeldt P, et al. In vivo and in vitro analysis of the effectiveness of docorubicin combined with temporary arterial occlusion in liver tumors. J Vasc Interv Radiol. 1993;4:741-7.

17. De Baere T, Arai Y, Lencioni R, et al. Treatment of liver tumors with lipiodol TACE: technical recommendations from expert opinion. Cardiovasc Intervent Radiol. 2016;39 (3) :334-43.

18. Nakajo M, Kobayashi H, Shimabukuro K, et al. Biodistribution and in vivo kinetics of iodine-131 lipiodol infused via the hepatic artery of patients with hepatic cancer. J Nucl Med. 1988;29:1066-77.

19. Nakamura H, Hashimoto T, Oi H, et al. Transcatheter oily chemoembolization of hepatocellular carcinoma. Radiology. 1989;170:793-86.

20. Clouse ME, Perry L, Stuart K, et al. Hepatic arterial chemoembolization for metastatic neuroendocrine tumors. Digestion. 1994;55 (Suppl 3) :92-7.

21. Raoul JL, Heresbach D, Bretagne JF, et al. Chemoembolization of hepatocellular carcinomas: a study of the biodistribution and pharmacokinetics of doxorubicin. Cancer. 1992;70:585-90.

22. Konno T, Maeda H, Iwai K, et al. Effect of arterial administration of high-molecular-weight anticancer agent SMANCS with lipid lymphagraphic agent on hepatoma. Eur J Cancer Clin Oncol. 1983;19:1053-65.

23. Nakamura H, Tanaka T, Jori S, et al. Transcatheter embolization of hepatocellular carcinoma: assessment of efficacy in case of resection following embolization.

Radiology. 1983;147:401-5.

24. Bhattacharya S, Novell JR, Winslet MC, et al. Iodinized oil in the treatment of hepatocellular carcinoma. Br J Surg. 1994;81:1563-71.

25. Forner A, Reig M, Bruix J. Hepatocellular carcinoma. Lancet. 2018;391:1301-14.

26. Yau T, Tang VY, Yao TJ, et al. Development of Hong Kong Liver Cancer staging system with treatment stratification for patients with hepatocellular carcinoma. Gastroenterology. 2014;146:1691-700.

27. Llovet JM, Burroughs A, Bruix J. Hepatocellular carcinoma. Lancet. 2003;362 (9399) : 1907-17.

28. Lencioni R, de Baere T. Soulen, et al. Lipiodol transarterial chemoembolization for hepatocellular carcinoma: a systematic review of efficacy and safety data. Hepatology. 2016;64:106-16.

29. Gupta S, Johnson MM, Murphy R, et al. Hepatic arterial embolization and chemoembolization for the treatment of patients with metastatic neuroendocrine tumors. Cancer. 2005;104 (8) :1590-602.

30. Lang EK, Brown CL. Colorectal metastases to the liver: selective chemoembolization. Radiology. 1993;189 (2) :417-22.

31. Rao PP, Pascale F, Seck A, et al. Irinotecan loaded in eluting bead: pre-clinical assessment in a rabbit VX2 liver tumor model. Cardiovasc Interv Radiol. 2012;35 (6) : 1448-59.

32. Fiorentini G, Aliberti C, Tilli M, et al. Intra-arterial infusion of irnotecan-loaded drug-eluting beads (DEBIRI) versus intravenous therapy (FOLFIRI) for hepatic metastases from colorectal cancer: final results of a phase II study. Anticancer Res. 2012;32 (4) : 1387-95.

33. Song SY, Chung JW, Han JK, et al. Liver abscess after transcatheter oily chemoembolization for hepatic tumors: incidence, predisposing factors and clinical outcome. J Vasc Interv Radiol. 2001;12:313-20.

34. Kim W, Clark TWI, Baym RA, et al. Risk factors for liver abscess formation after hepatic chemoembolization. J Vasc Interv Radiol. 2001;12:965-8.

35. Salem R, Gabr A, Riaz A, et al. Institutional decision to adopt Y90 as primary treatment for hepatocellular carcinoma informed by a 1,000-patient 15-year experience. Hepatology. 2018;68 (4) :1429-40.

36. Salem R, Gordon AC, Mouli S, et al. Y90 radioembolization significantly prolongs time to progression compared with chemoembolization in patients with hepatocellular carcinoma. Gastroenterology. 2016;151 (6) :1155-63.

37. Ho S, Lau WY, Leung TW, et al. Clinical evaluation of the partition model for estimating radiation doses from yttrium-90 microspheres in the treatment of hepatic cancer. Eur J Nucl Med. 1997;24 (3) :293-8.

38. Gray B, Van Hazel G, Hope M, et al. Randomised trial of SIR-Spheres plus

chemotherapy vs chemotherapy alone for treating patients with liver metastases from primary large bowel cancer. Ann Oncol. 2001;12 (12) :1711-20.

39. Van Hazel G, Blackwell A, Anderson J, et al. Randomizedphase 2 trial of SIR-Spheres plus fluorouracil/leucovorin chemotherapy versus fluorouracil/leucovorin chemotherapy alone in advanced colorectal cancer. J Surg Oncol. 2004;88 (2) :78-85.

40. Lim LC, Gibbs YD, Shapiro J, et al. A prospective evaluation of treatment with selective internal radiation therapy (SIR-Spheres) in patients with unresectable liver metastases from colorectal cancer previously treated with 5-FU based chemotherapy. BMC Cancer. 2005;5 (1) :132.

41. Wasan H, Gibbs P, Sharma N, et al. First-line selective internal radiotherapy plus chemotherapy versus chemotherapy alone in patients with liver metastases from colorectal cancer (FOXFIRE, SIRFLOX, and FOXFIRE-Global) : a combined analysis of three multicentre, randomized, phase 3 trials. Lancet. 2017;18 (9) : 1159-71.

42. Lewandowski RJ, Thurston KG, Goin JE, et al. 90Y Microsphere (TheraSphere) treatment for unresectable colorectal cancer metastases of the liver: response to treatment at targeted doses of 135-150 Gy as measured by (18f) fluorodeoxyglucose positron emission tomography and computed tomographic imaging. J Vasc Interv Radiol. 2005;16 (12) :1641-51.

43. Murthy R, Nunez R, Szklaruk J, et al. Yttrium-90 microsphere therapy for hepatic malignancy: devices, indications, technical considerations, and potential complications. Radiographics. 2005;25 (Suppl 1) :S41-55.

44. Salem R, Lewandowski RJ, Atassi B, et al. Treatment of unresectable hepatocellular carcinoma with use of ^{90}Y microspheres (TheraSphere) : safety, tumor response, and survival. J Vasc Interv Radiol. 2005;16 (12) :1627-39.

45. Liu DM, Salem R, Bui JT, et al. Angiographic considerations in patients undergoing liver-directed therapy. J Vasc Interv Radiol. 2005;16 (7) :911-35.

46. Salem R, Lewandowski RJ, Sato KT, et al. Technical aspects of radioembolization with 90Y microspheres. Tech Vasc Interv Radiol. 2007;10 (1) :12-29.

47. Yip D, Allen R, Ashton C, et al. Radiation-induced ulceration of the stomach secondary to hepatic embolization with radioactive yttrium microspheres in the treatment of metastatic colon cancer. J Gastroenterol Hepatol. 2004;19 (3) :347-9.

48. Lewandowski R, Salem R. Incidence of radiation cholecystitis in patients receiving Y-90 treatment for unresectable liver malignancies. J Vasc Interv Radio. 2004;15 (2) : S162.

49. Ho S, Lau WY, Leung TW, et al. Clinical evaluation of the partition model for estimating radiation doses from yttrium-90 microspheres in treating hepatic tumours. Eur J Nucl Med. 1996;23 (8) :947-52.

50. Kennedy AS, McNeillie P, Dezarn WA, et al. Treatment parameters and outcome in

680 treatments of internal radiation with resin 90-Y microspheres for unresectable hepatic tumors. Int J Radiat Oncol Biol Phys. 2009;74 (5) :1494-500.

51. Sangro B, Gil-Alzugaray B, Rodriguez J, et al. Liver disease induced by radioembolization of liver tumors: description and possible risk factors. Cancer. 2008;112 (7) :1598-46.

52. Dodd GD, Frank MS, Aribandi M, et al. Radiofrequency thermal ablation: computer analysis of the size of the thermal injury created by overlapping ablations. Am J Roentgenol. 2001;2001 (177) :777-82.

53. Sofocleous CT, Petre EN, Gonen M, et al. CT-guided radiofrequency ablation as a salvage treatment of colorectal cancer hepatic metastases developing after hepatectomy. J Vasc Interv Radiol. 2011;22 (6) :755-61.

54. Zevas N, Kuwayama A. Pathologic analysis of experimental thermal lesions: comparison of induction heating and radiofrequency electrocoagulation. J Neurosurg. 1972;37:418-22.

55. Mertyna P, Hines-Peralta A, Liu Z, et al. Radiofrequency ablation: variability in heat sensitivity in tumors and tissues. J Vasc Interv Radiol. 2007;18 (5) :647-54.

56. Trembley B, Ryan T, Strohbehn J. Interstitial hyperthermia: physics, biology, and clinical aspects. In: Hyperthermia and oncology, vol. 3. Utrecht: VSP; 1992. p. 11-98.

57. Goldberg SN, Gazelle GS, Compton CC, et al. Treatment of intrahepatic malignancy with radiofrequency ablation: radiologic-pathologic correlation. Cancer. 2000;88:2452-63.

58. Lu DS, Yu NC, Raman SS, et al. Radiofrequency ablation of hepatocellular carcinoma: treatment success as defined by histological examination of the explanted liver. Radiology. 2005;234:954-60.

59. Hoffmann NE, Bischof JC. The cryobiology of cryosurgical injury. Urology. 2002;60:40-9.

60. Rupp CC, Hoffmann NE, Schmidlin FR, et al. Cryosurgical changes in the porcine kidney: histologic analysis with thermal history correlation. Cryobiology. 2002;45:167-82.

61. Pennes H. Analysis of tissue and arterial blood temperatures in the resting human forearm. J Appl Physiol. 1948;1 (2) :93-122.

62. Kim KR, Thomas S. Complications of image-guided thermal ablation of liver and kidney neoplasms. Semin Intervent Radiol. 2014;31:138-48.

63. Zhong J, Bambrook J, Bhambra B, et al. Incidence of post-ablation syndrome following imageguided percutaneous cryoablation of renal cell carcinoma: a prospective study. Cardiovasc Intervent Radiol. 2018;41:270-6.

64. Lencioni R, Cioni D, Crocetti L, et al. Early-stage hepatocellular carcinoma in cirrhosis: long-term results of percutaneous image-guided radiofrequency ablation. Radiology. 2005;234:961-7.

65. Tateishi R, Shiina S, Teratani T, et al. Percutaneous radiofrequency ablation for hepatocellular carcinoma. Cancer. 2005;103:1201-9.

66. Cabassa P, Donato F, Simeone F, et al. Radiofrequency ablation of hepatocellular carcinoma: long-term experience with expandable needle electrodes. Am J Roentegnol. 2006;185:S316-21.

67. Choi D, Lim HK, Rhim H, et al. Percutaneous radiofrequency ablation for early-stage hepatocellular carcinoma as a first-line treatment: long-term results and prognostic factors in a large single-institution series. Eur Radiol. 2007;17:684-92.

68. Chen MD, Li JQ, Zheng Y, et al. A prospective randomized trial comparing percutaneous local ablative therapy and partial hepatectomy for small hepatocellular carcinoma. Ann Surg. 2006;243:321-8.

69. Elias D, Baton O, Sideris L, et al. Local recurrences after intraoperative radiofrequency ablation of liver metastases: a comparative study with anatomic and wedge resections. Ann Surg Oncol. 2004;11 (5) :500-5.

70. Berber E, Pelley r, Siperstein AE. Predictors of survival after radiofrequency thermal ablation of colorectal cancer metastases to the liver: a prospective study. J Clin Oncol. 2005;23:1358-64.

71. Gillams AR, Lees WR. Radio-frequency ablation of colorectal liver metastases in 167 patients. Eur Radiol. 2004;14:2261-7.

72. Jakobs TF, Hoffmann RT, Trumm C, et al. Radiofrequency ablation of colorectal liver metastases: mid-term results in 68 patients. Anticancer Res. 2006;26:671-80.

73. Lencioni R, Crocetti L, Cioni D, et al. Percutaneous radiofrequency ablation of hepatic colorectal metastases: technique, indications, results and new promises. Investig Radiol. 2004;39:689-97.

74. Sorensen SM, Mortensen FV, Nielsen DT. Radiofrequency alation of colorectal liver metastases: long-term survival. Acta Radiol. 2007;48:253-8.

75. Tanis E, Nordlinger B, Mauer M, et al. Local recurrence rates after radiofrequency ablation or resection of colorectal liver metastases. Analysis of the European Organisation for Research and Treatment of Cancer #40004 and #40983. Eur J Cancer. 2014;50 (5) :912-9.

76. Nishiwada S, Ko S, Mukogawa T, et al. Comparison between percutaneous radiofrequency ablation and surgical hepatectomy focusing on local disease control rate for colorectal liver metastases. Hepato-Gastroenterology. 2014;61 (130) :436-41.

77. Vigano L, Capussotti L, Lapointe R, et al. Early recurrence after liver resection for colorectal metastases: risk factors, prognosis, and treatment. A LiverMetSurvey-based study of 6025 patients. Ann Surg Oncol. 2014;21 (4) :1276-86.

78. Calandri M, Yamashita S, Gazzera C, Fonio P, Veltri A, Bustreo S, Sheth RA, Yevich SM, Vauthey JN, Odisio BC. Ablation of colorectal liver metastasis: interaction of ablation margins and RAS mutation profiling on local tumour progression-free

survival. Eur Radiol. 2018;28 (7) :2727-34.

79. Elias D, DeBaere T, Smayra T, et al. Percutaneous radiofrequency thermoablation as an alternative to surgery for treatment of liver tumour recurrence after hepatectomy. Br J Surg. 2002;89:752-6.

80. Nielsen K, van Tilborg AA, Meijerink MR, et al. Incidence and treatment of local site recurrences following RFA of colorectal liver metastases. World J Surg. 2013;37 (6) : 1340-7.

81. Dong B, Liang P, Yu X, et al. Percutaneous sonographically guided microwave coagulation therapy for hepatocellular carcinoma: results in 234 patietns. Am J Roentgenol. 2003;180:1547-1.

82. Liang P, Dong B, Yu X, et al. Prognostic factors for survival in patients with hepatocellular carcinoma after percutaneous microwave ablation. Radiology. 2005;235:299-307.

83. Rhim H. Complications of radiofrequency ablation in hepatocellular carcinoma. Abdom Imaging. 2005;30:409-18.

84. DeBaere T, Risse O, Kuoch V, et al. Adverse events during radiofrequency treatment of 582 hepatic tumors. Am J Roentenol. 2003;181:695-700.

85. Livraghi T, Solbiati L, Meloni MF, et al. Treatment of focal liver tumors with percutaneous radiofrequency ablation: complications encountered in a multicenter study. Radiology. 2003;226:441-51.

86. Llovet JM, Vilana R, Bru C, Barcelona Clinic Liver Cancer (BCLC) Group, et al. Increased risk of tumor seeding after percutaneous radiofrequency ablation for single hepatocellular carcinoma. Hepatology. 2001;33:1124-9.

87. Chiou YY, Hwang JI, Chou YH, et al. Percutaneous radiofrequency ablation of renal cell carcinoma. J Chin Med Assoc. 2005;68:221-5.

88. Silverman SG, Tuncali K, vanSonnenberg E, et al. Renal tumors: MR imaging-guided percutaneous cryotherapy-initial experience in 23 patients. Radiology. 2005;236:716-24.

89. Higgins LJ, Hong K. Renal ablation techniques: state of the art. Am J Roentgenol. 2015;205:735-41.

90. Ljungberg B, Bensalah K, Canfield S, et al. EAU guidelines on renal cell carcinoma: 2014 update. Eur Urol. 2015;67:913-24.

91. Finelli A, Ismaila N, Bro B, et al. Management of small renal masses: American society of clinical oncology clinical practice guideline. J Oncol Pract. 2017;35:668-80.

92. Escudier B, Porta C, Schmidinger M. et la. ESMO Clinical Practice Guidelines for diagnosis, treatment, and follow-up. Ann Oncol. 2019;30:706-20.

93. Gervais DA, McGovern FJ, Arellano RS, et al. Radiofrequency ablation of renal cell carci-noma: part 1, indications, results, and role in patient management over a 6-year period and ablation of 100 tumors. AJR Am J Roentgenol. 2005;185:64-71.

94. Mayo-Smith WW, Dupuy DE, Parikh PM, et al. Imaging-guided percutaneous

radiofrequency ablation of solid renal masses: techniques and outcomes of 38 treatment sessions in 32 consecutive patients. AJR Am J Roentgenol. 2003;180: 1503-8.

95. Ahrar K, Matin S, Wood CG, et al. Percutaneous radiofrequency ablation of renal tumors: technique, complications, and outcomes. J Vasc Interv Radiol. 2005;16:679-88.

96. Talengeld AD, Gennarelli RL, Elkin EB, et al. Percutaneous ablation versus partial and radical nephrectomy for T1a renal cancer: a population-based analysis. Ann Intern Med. 2018;169:69.

97. Xing M, Kokabi N, Zhang D, et al. Comparative effectiveness of thermal ablation, surgical resection, and active surveillance for T1a renal cell carcinoma: a Surveillance, Epidemiology, and End Results (SEER) -Medicare-linked Population Study. Radiology. 2018;288:81-90.

98. Katsanos K, Mailli L, Krokidis M, et al. Systematic review and meta-analysis of thermal ablation versus surgical nephrectomy for small renal tumours. Cardiovasc Intervent Radiol. 2014;37:427-37.

99. Yin X, Cui L, Li F, et al. Radiofrequency ablation versus partial nephrectomy in treating small renal tumors: a systematic review and meta-analysis. Medicine. 2015;94:e2255.

100. Wang S, Qin C, Peng Z, et al. Radiofrequency ablation versus partial nephrectomy for the treatment of clinical stage 1 renal masses: a systematic review and meta-analysis. Chin Med J. 2014;127:2497-503.

101. Hasegawa T, Yamanaka T, Gobara H, et al. Radiofrequency ablation versus cryoablation for T1b renal cell carcinoma: a multicenter study. Jpn J Radiol. 2018;36:551-8.

102. Chang X, Zhang F, Liu T, et al. Radio frequency ablation versus nephrectomy for clinical T1b renal cell carcinoma: long-term clinical and oncologic outcomes. J Urol. 2015;193:430-5.

103. Wells SA, Wheeler KM, Mithqal A, et al. Percutaneous microwave ablation of T1a and T1b renal cell carcinoma: short-term efficacy and complications with emphasis on tumor complexity and single session treatment. Abdom Radiol. 2016;41:1203-11.

104. Gervais DA, McGover FJ, Arellano RS, et al. Renal cell carcinoma: clinical experience and technical success with radio-frequency ablation of 42 tumors. Radiology. 2003;226:417-24.

105. Krokidis ME, Orsi F, Katsanos K, et al. CIRSE guidelines on percutaneous ablation of small renal cell carcinoma. Cardiovasc Intervent Radiol. 2017;40:177-91.

106. Choi SH, Kim JW, Kim JH, et al. Efficacy and safety of microwave ablation for malignant renal tumors: an updated systematic review and meta-analysis of the literature since 2012. Korean J Radiol. 2018;19:938-49.

107. Farrell MA, Charboneau JW, Callstrom MR, et al. Paranephric water instillation: a technique to prevent bowel injury during percutaneous renal radiofrequency ablation. Am J Roentgenol. 2003;181:1315-7.

108. Kariya Z, Yamakado K, Nakatuka A, et al. Radiofrequency ablation with and without balloon occlusion of the renal artery: an experimental study in porcine kidneys. J Vasc Interv Radiol. 2003;14:241-5.

109. Raman SS, Aziz D, Chang X, et al. Minimizing diaphragmatic injury during radiofrequency ablation: efficacy of intraabdominal carbon dioxide insufflation. Am J Roentgenol. 2004;183:197-200.

110. Lee SJ, Choyke LT, Locklin JK, et al. Use of hydrodissection to prevent nerve and muscular damage during radiofrequency ablation of kidney tumors. J Vasc Interv Radiol. 2006;17:1967-9.

111. Mauri G, Sconfienza LM. Is operators' experience more important that the ablation technique in image-guided thermal ablations? Int J Hyperth. 2017;33:955-6.

112. VanSonnenberg E, Shankar S, Morrison PR, et al. Radiofrequency ablation of thoracic lesions: part 2, initial clinical experience-technical and multidisciplinary considerations in 30 patients. Am J Roentgenol. 2005;184 (2) :381-90.

113. Wang H, Littrup PJ, Duan Y, et al. Thoracic masses treated with percutaneous cryoablation: initial experience with more than 200 procedures. Radiology. 2005;235 (1) :289-98.

114. Belfiore G, Moggio G, Tedeschi E, et al. CT-guided radiofrequency ablation: a potential complementary thgerapy for patients with unresectable primary lung cancer-a preliminary report of 33 patients. Am J Roentgenol. 2004;183 (4) :1003-11.

115. Ambriogi MC, Lucchi M, Dini P, et al. Percutaneous radiofrequency ablation of lung tumours: results in the mid-term. Eur J Cardiothorac Surg. 2006;30 (1) :177-83.

116. Simon CJ, Dupuy D, Safran H, et al. Pulmonary radiofrequency ablation: long-term safety and efficacy in 153 patients. Radiology. 2006;243 (1) :268-75.

117. Pastorino U, Buyse M, Friedel G, et al. International registry of lung metastases, long-term results of lun metastasectomy: prognostic analysis based on 5206 cases. J Thorac Cardiovasc Surg. 1997;113:37-49.

118. Yan T, King J, Sjarif A, et al. Percutaneous radiofrequency ablation of pulmonary metas-tases from colorectal carcinoma: prognostic determinants for survival. Ann Surg Oncol. 2006;13 (11) :1529-37.

119. Yan TD, King J, Sjarif A, et al. Learning curve for percutaneous radiofrequency ablation of pulmonary metastases from colorectal carcinoma: a prospective study of 70 consecutive cases. Ann Surg Oncol. 2006;13 (12) :1588-95.

120. De Baere T, Auperin A, Deschamps F, et al. Radiofrequency ablation is a valid treatment option for lung metastases: experience in 566 patients with 1037 metastases. Ann Oncol. 2015;26 (5) :987-91.

121. Iida T, Nomori H, Shiba M, et al. Prognotic factors after pulmonary metastasectomy for colorectal cancer and rationale for determining surgical indications: a retrospective analysis. Ann Surg. 2013;257 (6) :1059-64.

122. Gonzalez M, Poncet A, Combescure C, et al. Risk factors for survival after lung metastasectomy in colorectal cancer patients: a systematic review and meta-analysis. Ann Surg Oncol. 2013;20 (2) :572-9.

123. Pfannschmidt J, Hoffmann H, Dienemann H. Reported outcome factors for pulmonary resection in metastatic colorectal cancer. J Thorac Oncol. 2010;5 (6 Suppl 2) :S172-8.

124. Goldberg NS, Dupuy DE. Image-guided radiofrequency tumor ablation: challenges and opportunities part I. J Vasc Interv Radiol. 2001;12 (9) :1021-32.

125. Dupuy DR, Goldberg SN. Image-guided radiofrequency tumor ablation: challenges and opportunities part II. J Vasc Interv Radiol. 2001;12 (10) :1135-48.

126. Ahmed M, Liu Z, Afzal KS, et al. Radiofrequency ablation: effect of surrounding tissue composition on coagulation necrosis in a canine tumor model. Radiology. 2004;230 (3) :761-7.

127. Hiraki T, Tajiri N, Mimura H, et al. Pneumothorax, pleural effusion, and chest tube placement after radiofrequency ablation of lung tumors: incidence and risk factors. Radiology. 2006;241:275-83.

128. McMenomy B, Kurup N, Johnson G, et al. Percutaneous cryoablation of musculoskeletal oligometastatic disease for complete remission. J Vasc Interv Radiol. 2013;24:207-13.

129. Kurup N, Morris J, Callstrom M. Ablation of musculoskeletal metastases. Am J Roentgenol. 2017;209:713-21.

130. Deschamps F, Farouil G, de Baere T. Percutaneous ablation of bone tumors. Diagn Interv Imaging. 2014;95 (7-8) :659-63.

131. Friedman MV, Hillen TJ, Wessell DE, et al. Hip chondrolysis and femoral head osteonecrosis: a complication of periacetabular cryoablation. J Vasc Interv Radiol. 2014;25:1580-8.

132. Prologo JD, Patel I, Buethe J, et al. Ablation zones and weight-bearing bones: points of caution for the palliative interventionalist. J Vasc Interv Radiol. 2014;25:769-75.

133. Wallace AN, Greenwood TJ, Jennings JW. Radiofrequency ablation and vertebral augmentation for palliation of painful spinal metastases. J Neuro-Oncol. 2015;124:111-8.

134. Kurup AN, Morris JM, Boon AJ, et al. Motor evoked potential monitoring during cryoablation of musculoskeletal tumors. J Vasc Interv Radiol. 2014;25 (11) :1657-64.

第 6 章
癌症局部放射性核素治疗：辐射剂量学考虑

Franklin C. L. Wong，Richard B. Sparks

一、引言

  癌症局部放射性核素治疗（LRCT）是一种可行的治疗方式，其预期目标是肿瘤辐射吸收剂量（radiation-absorbed dose，RAD）最大化的同时尽可能降低关键器官的潜在毒性。目前 LRCT 临床应用不断增加，^{90}Y 微球治疗癌症已获批准[1]，诸如 ^{32}P 硅粒子等也已进入临床试验[4]。放射性核素治疗肿瘤的优势是能够直接监测（通过显像）治疗性放射性药物的空间和时间分布，从而估算递送至肿瘤靶病灶［靶剂量测定（target dosimetry，TD）］和周围组织［深度剂量测定（depth dosimetry，DD）］的实际 RAD。如果与源自人体模型或显像技术的生物分布和药代动力学信息整合，可以估计重要器官和身体其余部分的 RAD［全身剂量测定（whole-body dosimetry，WBD）］。

  现已发表的辐射吸收剂量模型是单位累积活度的球体（代表肿瘤病灶）自身辐射剂量，包括多种核素。然而，这种估算方法要求：①使用者针对特定大小的肿瘤推导出本单位的非线性插值；②仅用于肿瘤灶（放射源）内放射性活度均匀分布时；③无法估算周围组织的辐射暴露，即深度

F. C. L. Wong（✉）
美国得克萨斯州休斯顿得克萨斯大学核医学系，M. D. 安德森癌症中心
电子邮箱：fwong@mdanderson.org
R. B. Sparks
美国田纳西州诺克斯维尔 CDE Dosimetry Services，Inc.
电子邮箱：rsparks@creativedevelopment.com

© Springer Nature Switzerland AG 2021
F. C. L. Wong（ed.），Locoregional Radionuclide Cancer Therapy，https://doi.org/10.1007/978-3-030-56267-0_6

剂量估算。因此，理想情况下是建立一套更完整的辐射剂量学模型来估算自身辐射剂量（TD）和周围组织剂量（DD），可以满足临床不同体积肿瘤（如 0.5 ~ 250 mL）的治疗需求。

　　本章内容是建立辐射剂量传递模型，包括使用 23 种市售放射性核素，一组 5 个大小固定、体积递增的球体，模拟放射源内活度呈均匀分布或外周分布两种情况，同时估算单位累积活度的 TD 和 DD，后者是深度的函数。均匀分布（或球体）模型模拟放射性在肿瘤中均匀分布。外周分布（或壳层）模型模拟瘤内注射后放射性的不均匀分布，例如空洞性肿瘤的肿瘤组织位于空洞表面，注入的放射性药物将被其表面摄取，然后再弥散进入毛细血管并最终回流至血循环。均匀分布和外周分布模型涵盖了预期放射性均匀至不均匀分布的极端情况，因此可以估算潜在辐射暴露的上限和下限。

　　使用本章所述模型计算肿瘤和周围组织的单位累积活度辐射剂量还需要确定累积活度（驻留时间）。肿瘤灶的累积活度（驻留时间）取决于肿瘤中放射性的清除速率。组织间沉积药物的清除途径取决于药物制剂的物理形态，放射性药物亦然。颗粒（>0.2 μm，包括胶体）[3]和分子量较大（>20 kD）的溶质[12]主要通过淋巴管清除，清除速率通常较低。小分子量（<5 kD）溶质通常经由邻近毛细血管回到体循环，进入静脉系统而被迅速清除[2]。注入空洞性病变的放射性药物可能先在洞壁内弥散分层，然后通过毛细血管或淋巴管吸收，同理，这取决于药物制剂的物理形态。应用标准方法学，采用连续显像法或清除模型可确定累积活度，后者再与上述剂量模型结果相结合，可以估算 TD 和 DD。

　　为了提高该工作的实用性，应通过肿瘤体积对结果进行归一化处理，得到体积归一化 S 值，并生成经验对数模型或幂模型，以简化剂量估算过程。

二、方法

（一）均匀分布（或球体）模型

　　肿瘤内放射性均匀分布模型假设每个肿瘤病灶为球体，表述如式

（6.1）所示，肿瘤体积 0.4 cm³、2.0 cm³、10 cm³、50 cm³ 和 250 cm³ 分别对应球体半径为 0.457 cm、0.782 cm、1.336 cm、2.285 cm 和 3.908 cm。周围组织模型是从肿瘤球体外层开始的一系列同心球壳，表述如式（6.2）和（6.3），其中 i 是壳层数，t 是壳层厚度。

$$\left(\frac{x}{r}\right)^2 + \left(\frac{y}{r}\right)^2 + \left(\frac{z}{r}\right)^2 \leq 1 \tag{6.1}$$

$$\left(\frac{x}{r+(i-1)\,t}\right)^2 + \left(\frac{y}{r+(i-1)\,t}\right)^2 + \left(\frac{z}{r+(i-1)\,t}\right)^2 > 1 \tag{6.2}$$

$$\left(\frac{x}{r+it}\right)^2 + \left(\frac{y}{r+it}\right)^2 + \left(\frac{z}{r+it}\right)^2 \leq 1 \tag{6.3}$$

（二）外周分布（或壳层）模型

肿瘤内放射性外周分布模型，假设每个肿瘤灶是从如上均匀分布模型所述球体外层开始的一层薄球壳［使用式（6.2）和（6.3）］。同理，周围组织建模与前述均匀分布模型一致，是一系列同心球壳。不管是均匀分布模型还是外周分布模型，均假定其肿瘤灶和周围组织中的软组织组成如 Cristy-Eckerman 模型中所述[6]。这些模型的尺寸见表 6.1。

（三）MCNP 辐射剂量传递模拟

Monte Carlo 辐射剂量传递模拟[7]用于估计肿瘤源中放射性衰变释放能量被肿瘤自身和周围组织所吸收的分数（吸收分数），是深度的函数。在该模拟中，对每一种放射性核素的每次衰变进行建模，同时考虑了离散发射的丰度以及 β 和 γ 发射的全能谱。表 6.2 显示了 ⁸⁹Zr 的衰变示例[11]。

表 6.1　0.4 cm³、2 cm³、10 cm³、50 cm³ 和 250 cm³ 体积模型的半径和厚度值

模型	r（cm）	t（cm）
0.4 cm³	0.457	0.05
2 cm³	0.782	0.1
10 cm³	1.336	0.1
50 cm³	2.285	0.1
250 cm³	3.908	0.1

表 6.2　^{89}Zr 放射性衰变

射线	平均能量（MeV）	频率
β⁺	0.395 5	0.227 4
俄歇Le-	0.001 9	0.79
俄歇Ke-	0.012 7	0.194 7
LX射线	0.001 9	0.018
Kα2 X射线	0.014 9	0.138 8
Kα1 X射线	0.015	0.267 4
Kβ X射线	0.016 7	0.073 5
γ +/–	0.511	0.454 8
γ	0.909 2	0.990 4
γ	1.620 8	0.000 7
γ	1.657 3	0.001 1
γ	1.713	0.007 5
γ	1.744 5	0.001 2

注：对于 β 射线，使用了 β 全能谱

本研究采用辐射传递代码 MCNP 4b[5] 运行模拟。每个模型应模拟 200 万至 1 000 万粒子历史数。每个核素的发射能量和产率数据摘自 RADAR 发射数据库[11]。光子模拟应运行足够的历史数，相对误差小于 1%。电子模拟亦应运行足够的历史数，相对误差小于 7%。总体可靠的 MCNP 模拟结果其相对误差应≤10%。

基于所得吸收分数、靶壳层质量和每次核跃迁发射的平均能量，根据标准医学内照射剂量（medical internal radiation dose，MIRD）估算方法确定 S 值[8]。放射性分布区域的驻留时间乘以 S 值得到辐射吸收剂量表。本章中建模所用驻留时间基于假设肿瘤中放射性活度仅发生物理衰变（而无生物损失）。

三、结果

（一）均匀分布模型的靶剂量（TD）和深度剂量（DD）

均匀分布模型的 TD 和 DD 分别列于附录Ⅰ（靶剂量）和附录Ⅱ（深度剂量分数，以放射源剂量的分数表示）中。TD 或 DD 值除以驻留时间得到 S 值，可以用于比较各种放射性药物的辐射吸收剂量。在该模型中，假设发生完全衰变，即肿瘤中的放射性活度没有生物损失，则物理半衰期（小时）乘以 1.44 得到驻留时间。如果考虑生物损失并使用显像法或已知药代动力学模型准确确定生物损失时，则有效半衰期乘以 1.44 为驻留时间。23 种放射性核素的球体模型 S 值［单位为 cGy/mCi/h］如图 6.1 所示。进一步归一化计算球体源中的放射性核素体积，得出体积归一化 S 值［单位为 cGy/h/（mCi/mL）］，如图 6.2 所示，用于比较使用不同放射性核素情况下，体积对 S 值的影响。基于 5 个具有特定临床意义的肿瘤体积，我们观察到随着放射源体积的增加，大多数放射性核素的体积归一化 S 值呈现平稳上升趋势直至平台期。

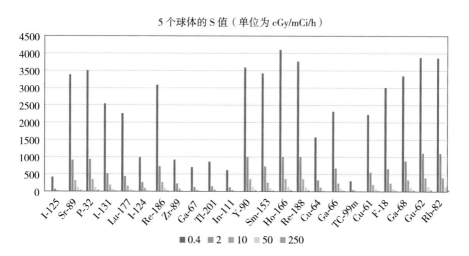

图 6.1　23 种放射性核素的 5 球体模型 S 值（单位为 cGy/mCi/h）

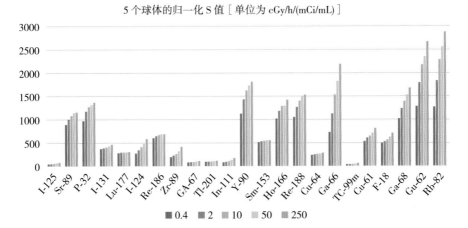

图 6.2 23 种放射性核素的 5 球体模型体积归一化 S 值［单位为 cGy/h/（mCi/mL）］

（二）外周分布模型的 TD 和 DD

外周分布模型的 TD 和 DD 分别列于附录Ⅲ（靶剂量）和附录Ⅳ（深度剂量分数）。外周分布模型的 S 值和体积归一化 S 值如图 6.3 和图 6.4 所示，用于比较体积效应。再次注意到随着体积增加体积归一化 S 值的稳步上升趋势。

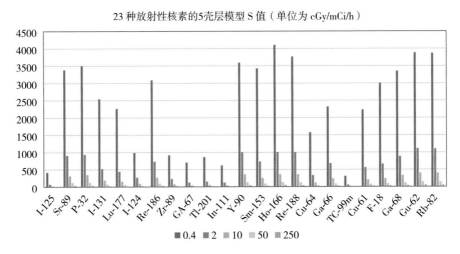

图 6.3 23 种放射性核素的 5 壳层模型 S 值（单位为 cGy/mCi/h）

23 种放射性核素的 5 壳层模型体积归一化 S 值［单位为 cGy/ h /(mCi/mL)］

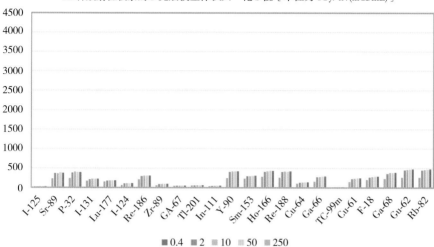

图 6.4　23 种放射性核素的 5 壳层模型体积归一化 S 值［单位为 cGy/h/（mCi/mL）］

（三）深度剂量的测定范围

深度剂量测定（DD），随着放射源距离增加，放射性核素对周围组织的辐射暴露量急剧下降。一般而言，在均匀分布模型（附录Ⅴ）和外周分布模型（附录Ⅵ）中，距离放射源超出 0.25 cm 的组织辐射吸收剂量小于 50% 靶剂量。其他值得关注的衡量指标是组织层辐射剂量率小于 10% 时放射源的距离，以及组织内总累积辐射吸收剂量高于 90% 时放射源的距离（即该组织层以上或以外累积辐射剂量小于 10%）。对于本章的 23 种放射性核素，后二者之间的差异较 50% 深度剂量层的差异更大。

（四）用于预测 TD 和 DD 的插值和解析方法

体积归一化 S 值的特征是稳步上升趋势和斜率逐渐减小，可以借此进行准确的回归分析，推算经验性内插值和外推值并用于预测 TD 和 DD 的体积归一化 S 值。如 TD 和 DD 查询表（分别见附录Ⅶ和附录Ⅷ）所示，对于 0.4 ~ 250 mL 球体的体积归一化 S 值，可使用 3 参数（TD）和 4 参数（DD）简单对数或幂方程进行可靠地推导。

（五）均匀分布模型和外周分布模型的 TD 和 DD 比较

均匀分布模型和外周分布模型的 TD 可能包含靶体积内放射性核素分布的极值。两种模型中，相应深度（层）DD 仅在最内侧几层（肿瘤源外 0.3 cm 以内）才具有显著性差异。

对于含有上述任一种或全部 23 种放射性核素的均匀分布模型（球形肿瘤），也可推导出 TD 和 DD 并进行比较。类似地，使用外周模型可以对放射性核素的壳层分布（如术后体腔）或球体肿瘤内极不均匀的分布模式进行吸收剂量估算。

（六）^{68}Ga-GIMA IRCT 计算 TD 示例

基于犬（生殖器）传染性肿瘤［canine transmissible（venereal）tumor，cTVT］模型实验（将在第 8 章图 8.9 中进一步描述），我们可以估计瘤内注射后的肿瘤自身辐射剂量或靶（源）器官吸收剂量（TD）。本练习要求计算放射性药物注入体积、放射性核素的驻留时间（通过连续闪烁显像、已知药代动力学模型，或假设放射性完全衰变后由物理半衰期得出）以及 S 值或体积归一化 S 值。

MRI 引导下注射 0.27 mCi ^{68}Ga 镓铁大颗粒聚合物（gallium iron macroaggregate，GIMA）到 cTVT 肿瘤移植物（2 cm × 2 cm × 2 cm，植入右肺）内，GIMA 在瘤内的聚集时间长至 3 h 以上（超过三倍半衰期），连续 PET 成像显示 SUV（标准摄取值）持续大于 1600 证实了这一点。该结果证实了前述假设，如果放射性核素在肿瘤内发生完全衰变，则可以根据核素物理半衰期（^{68}Ga，1.13 h）推导放射性药物的驻留时间，即 1.63 h。通过 4 天的 MRI 顺磁信号确定最终注射物体积为 0.5 mL。根据附录Ⅶ估计 ^{68}Ga 的体积归一化 S 值：y =1139 + 100.5 × ln（0.5）= 1069.3 cGy/h/（mCi/mL）。根据插值公式，该注射物体积的 S 值为 1069.3 × 0.5 mL=534.7 cGy/mCi/h。因此，TD 是 S 值、驻留时间和放射性活度的乘积［=534.7 cGy/mCi/h × 1.63 h × 0.27 mCi = 235.3 cGy］。该辐射剂量能够抑制肿瘤生长超过 5 天，如随访 ^{18}F-FDG PET-CT 扫描图像所示，肿瘤 SUV 值稳定，6.6∶6.5（GIMA 注射前基线值）；而同一动物的左肺对照 cTVT 肿瘤图像显示 SUV 上升，8.8∶6.2（GIMA 注射前基线值）。

可根据附录Ⅷ推导得出深度剂量测定（DD）相关参数，包括沉积 90% 辐射吸收剂量的深度。例如，根据附录Ⅷ，使用以下公式推导上述球体（0.5 mL）边缘 0.3 cm 处的辐射吸收剂量：$z = 0.041 + 0.004 \times \ln(0.5) - 0.041 \times \ln(0.3) - 0.000\,06 \times \ln(0.3) \times \ln(0.3) = 0.087\,5$，因此 0.3 cm 处的辐射吸收剂量为：$0.875 \times 235.3 = 20.6$ cGy。

四、结论

使用不同尺寸、代表临床不同肿瘤大小的球体，充填放射性核素后作为靶病灶，基于均匀分布模型和外周分布模型，可估算靶病灶内部（即 TD）和外部（即 DD）的辐射吸收剂量。此外，按驻留时间和靶病灶体积对辐射吸收剂量进行归一化后，所得体积归一化 S 值作为可靠的插值用于常规回归分析。这样，在实际临床工作中，我们只需要确定放射性活度驻留时间和体积这两个参数（或许借助先进的融合成像技术），就可以对本章所述 23 种市售放射性核素所涉及的放射性药物进行即时可靠的辐射吸收剂量比较。

五、讨论

（一）辐射吸收剂量与 S 值、归一化 S 值与半衰期

控制肿瘤无疑要依赖于 TD，即消融靶病灶内恶性组织；同时也有赖于 DD，后者是指消融肿瘤周围超出常规体检，甚至最先进成像方式检测限的微小转移瘤。肿瘤微小转移的程度取决于肿瘤类型和其他肿瘤生物学因素，这些因素可能容易确定，也可能不容易确定。临床放射肿瘤学实践中往往根据经验、按照不同类型的肿瘤靶区进行照射，如（大体）肿瘤靶区（GTV）、临床靶区（CTV）、内靶区（ITV）和计划靶区（PTV），详见第 3 章。由于 DD 范围有限（50% 辐射剂量的范围低于 0.25 cm），因此初始 IRCT 时的计划 TD 可遵循有关经验性肿瘤放射治疗指导原则，直到有实践验证的微小转移瘤定量方法。另外，较窄

的 DD 范围可能有助于制订治疗计划，估计辐射对邻近重要器官的安全性，如腹部 ^{90}Y 和 ^{131}I 放射性核素治疗所示[10]。

（二）非球体肿瘤肿块建模 – 叠加剂量测定法

辐射剂量测定值具有叠加特性，因此可以将已知不同尺寸球体拟合得到非球体靶病灶，通过前者的 TD 或 DD 叠加来近似计算后者的辐射吸收剂量（TD 或 DD）。此外，假设体积和驻留时间（时间 - 活度曲线下面积）可以单独且准确地确定，则含有一种以上放射性核素的混合物或化合物的 TD 或 DD 也可以通过**叠加剂量学**来计算。

（三）结合先进融合成像技术提供的生物分布参数、采用整合剂量测定模型推导肿瘤 TD 和 DD

当前所用模型均基于如下假设，即所研究的放射性药物发生完全衰变。但在大多数临床情况下，放射性药物进入人体后会发生生物清除，因此需要结合药代动力学和药效学参数来准确确定计算 TD 和 DD 所需的靶病灶内放射性药物驻留时间。连续闪烁显像测量可确定时间 - 活度曲线下面积，以计算驻留时间。最新 SPECT 和 PET 显像技术使得人体内放射性活度精细准确测量成为可能。先进的融合成像技术，包括 SPECT 和 PET 与 CT、MRI 和（或）超声检查融合，也能够可靠地确定肿瘤的位置和体积。这些最新进展促成剂量测定模型与解剖显像和功能显像技术整合并用于推导 TD 和 DD。然而，在 LRCT 成为临床常规和标准治疗方案之前，仍需要验证每种组合模式临床转化的可行性。

六、有待进一步探讨的重要问题

（一）注入药物体积的确定

上述犬模型 GIMA 辐射剂量学估算是基于顺磁性放射性药物（^{68}Ga）的顺磁性质，使用 MRI 对注入药物的体积进行了测量，与放射性无关。此外，器官或肿瘤内放射性药物注入体积难以确定的另一个因素是药物混合物移动常常产生球体外观，导致闪烁显像测量的球体大小不一，具体取决于扫描仪灵敏度和成像参数的设置。替代方案是在显像前或显像过程中，根据经验设置多种尺寸、不同放射性活度的球体，建立单位内部标准和生成球体尺寸查找表，利用插值法得到球体尺寸。利用人工智能可以进一步强化所构建查找表的功能。

注入物体积测定还基于注入物体积不会随时间变化太快的假设，这样只需要进行较少次数的重复测量即可。对于颗粒状注入物（如 cTVT 肿瘤中注射 GIMA 的示例），上述假设是合理的，因为尽管颗粒状注射物的半衰期相对较短，但其经淋巴输运较少且缓慢。对于可与组织间质紧密结合的可溶性放射性药物，如果放射性核素的半衰期相对较短，也可以合理地认为注入物的体积保持相对稳定。但对于经由体循环、清除相对迅速的可溶性小分子，如果假设其注入体积相对稳定，则可能需要额外的考量和调整方案。

（二）LRCT 的高剂量率（HDR）与低剂量率（LDR）的考量

由于放射性药物的生物清除和物理衰变，LRCT 治疗效果必然包括初始高剂量率（HDR）照射和随后的低剂量率（LDR）照射（如第 3 章所述），分别定义为 >12 Gy/h 和 0.4 ~ 2.0 Gy/h。每种剂量率各有其优点和缺点，常规近距离治疗中可以单独或联合使用。一个典型的例子是前列腺癌患者，患者每隔一天接受 HDR100 cGy 治疗（每次持续 1 ~ 2 min），合计 25 次（总剂量 2500 cGy），然后永久植入 [125]I 粒子，进行可持续几个月的 LDR[9,13,14] 照射。在常规放射治疗中，由于放射源输出稳定，可以精确选择 HDR 和 LDR。HDR 放射源可随意随时打开或关闭、应用或停止。对于 LRCT，注入的放射性药物驻留在肿瘤内，辐射吸收剂量通常包括 HDR 和 LDR，在辐射衰变和生物清除过程中发生两种方式的过渡。可通过连续闪烁显像获得时间 - 活度曲线，或通过对生物半衰期进行合理测量或假设来拟合时间 - 活度曲线，从而确定 HDR 和 LDR 各自的贡献。

LRCT 中 HDR 和 LDR 联合照射可利用犬肺部 cTVT 肿瘤模型说明（将在第 8 章的图 8.9b 中进一步描述）。如果 ^{68}Ga-GIMA 注射活度为 0.27 mCi，且合理假设在衰变期间无生物清除，则肿瘤中沉积亚致死剂量 235.3 cGy，此时仅有 LDR 的贡献（171 cGy 或 72.8%），如图 6.5a 所示。如果放射性活度增加 20 倍至 5.4 mCi，总剂量达到 4706 cGy，则 HDR 的剂量贡献比例更大（2 718 cGy 或 57.3%），而 LDR（258.4 cGy）仅占 5.4%，如图 6.5b 所示。这引发了一个问题，即 LRCT 中介于二者之间的剂量率（<12 Gy/h 但>2 Gy/h），它们所沉积辐射吸收剂量（1 695.2 cGy 或 35.7%，见图 6.5b）的理论意义和临床意义如何。或许，应创造一个术语——中剂量率（mid-dose range）或 MDR，并在未来的 LRCT 研究中考虑其作用。此外，还需要进一步研究剂量率低于 LDR 照射所产生的显著性或非显著性辐射吸收剂量（图 6.5a 中为 171 cGy，图 6.5b 中为 70 cGy）。

确定 LRCT 剂量学中 HDR 和 LDR 各自的贡献符合肿瘤放射治疗学惯例，对于 LRCT 成功应用于临床实践十分重要，而随着 LRCT 在临床实践中的进一步发展以及评估 TD 和 DD 的能力提高，推导其他参数将变得更为重要，如 HDR 与 LDR 和 MDR 辐射吸收剂量贡献及比例。LRCT 中的这些参数可能受到 S 值、注入放射性活度和注入物分布体积的影响，它们可在治疗计划期间进行优化。将更多体内实验与常规放疗相关联，构建 HDR 与 LDR 和 MDR 贡献比例，可以进一步与 LRCT 治疗预后关联并优化其设计。

a

cTVT 中注入 0.27 mCi ^{68}Ga GIMA的时间-活度曲线

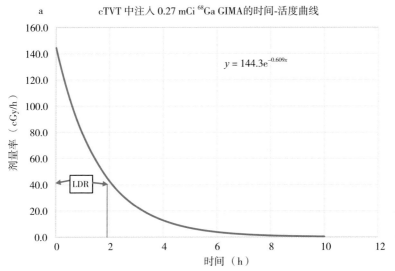

$y = 144.3e^{-0.609x}$

曲线下面积显示高剂量率（HDR）为 0 cGy，低剂量率（LDR）为
171 cGy，LDR 以下为 65.9 cGy，总计 236 cGy。

b

cTVT 中注入 5.4 mCi ^{68}Ga GIMA 的时间-活度曲线

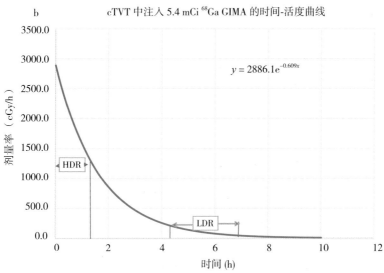

$y = 2886.1e^{-0.609x}$

曲线下面积显示高剂量率（HDR）为 2718 cGy，低剂量率为 258.4 cGy，
HDR 与 LDR 之间为 1695.2 cGy，LDR 以下低于 70 cGy，总计 4742 cGy。

图 6.5　（a）cTVT 中注入 0.27 mCi ^{68}Ga GIMA 的时间 - 活度曲线。曲线下面积显示
高剂量率（HDR）为 0 cGy，低剂量率（LDR）为 171 cGy，LDR 以下为 65.9 cGy，
总计 236 cGy。（b）cTVT 中注入 5.4 mCi ^{68}Ga GIMA 的时间 - 活度曲线。曲线下面
积显示高剂量率（HDR）为 2718 cGy，低剂量率为 258.4 cGy，HDR 与 LDR 之间
为 1695.2 cGy，LDR 以下低于 70 cGy，总计 4742 cGy

（史育红　译审）

附录 I　23 种放射性核素的 5 球体（0.4～250 mL）模型靶剂量（cGy/mCi）

球体体积（mL）	^{125}I	^{89}Sr	^{32}P	^{131}I	^{177}Lu	^{124}I	^{186}Re	^{89}Zr	^{67}Ga	^{201}Tl	^{111}In	^{90}Y	^{153}Sm	^{166}Ho	^{188}Re	^{64}Cu	^{66}Ga	^{99m}Tc	^{61}Cu	^{18}F	^{68}Ga	^{62}Cu	^{82}Rb
0.40	240 000.0	3 900 000.0	12 000 000.0	260 000.0	165 000.0	100 000.0	198 000.0	55 000.0	22 700.0	24 900.0	19 900.0	260 000.0	86 700.0	98 500.0	64 400.0	11 000.0	25 000.0	768.0	6600.0	3260.0	4160.0	750.0	99.1
2.00	51 000.0	880 000.0	290 000.0	54 291.8	34 400.0	25 000.0	42 282.5	13 000.0	4756.0	5100.0	4460.0	66 000.0	17 977.0	22 903.9	15 499.8	2300.0	7700.0	164.0	1500.0	697.2	1012.1	210.0	28.7
10.00	12 000.0	190 000.0	63 000.0	11 350.7	699.0	6000.0	8794.7	3000.0	1006.3	1060.0	1044.6	15 000.0	3684.9	4995.4	3434.6	480.0	2100.0	36.2	320.0	150.0	227.9	51.0	7.2
50.00	2700.0	40 000.0	13 000.0	2400.0	14 100	1400.0	1800.0	730.0	220.0	220.0	260.0	3200.0	750.0	1000.0	730.0	99.0	500.0	8.3	70.0	33.0	50.0	11.0	1.6
250.00	640.0	8100.0	2700.0	520.0	287.0	340.0	360.0	190.0	50.0	49.0	67.0	670.0	150.0	220.0	150.0	21.0	120.0	2.1	16.0	7.5	11.0	25	0.4

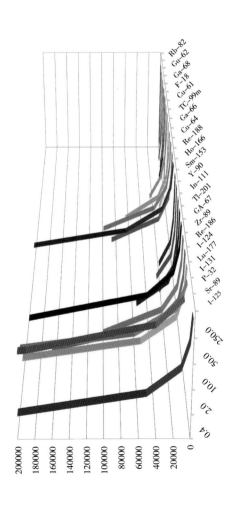

附录 II　23 种放射性核素的 2 mL 球形模型深度剂量分数

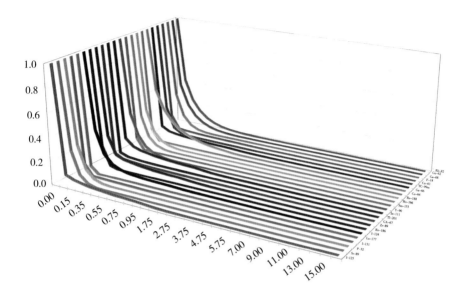

附录Ⅲ 23种放射性核素的5壳层模型（中心体积0.4～250 mL）靶剂量（cGy/mCi）

壳层模型	中心体积（mL）	距离（cm）	82Rb	125I	89Sr	32P	131I	177Lu	124I	186Re	89Zr	67Ga	201Tl	111In	90Y	153Sm	166Ho	188Re	64Cu	66Ga	99mTc	61Cu	18F	68Ga	62Cu
中心（0.457 cm）	0.4	0	51	15 000	1 400 000	490 000	45 000	19 400	42 000	53 000	17 000	1700	1200	2900	110 000	15 000	36 000	26 000	2100	13 000	62	2200	710	1800	370
源壳层	0.4	0.025	84	600 000	4 100 000	1 200 000	490 000	364 000	99 000	280 000	72 000	55 000	63 000	42 000	230 000	160 000	110 000	64 000	20 000	2.2000	1850	7600	5500	3800	630
中心（0.782 cm）	2	0	12	4900	240 000	86 000	5800	2070	8600	7500	3200	330	230	680	23 000	1800	6400	4800	260	3500	15	360	100	330	84
源壳层	2	0.05	24	100 000	1 100 000	320 000	100 000	70 600	2.7000	66 000	18 000	9900	11 000	8200	64 000	34 000	27 000	17 000	4200	6400	333	1900	1200	1000	180
中心（1.336 cm）	10	0	3	1800	52 000	19 000	1400	450	2100	1600	900	99	67	230	5200	400	1400	1100	61	920	5	84	26	76	20
源壳层	10	0.05	9	38 000	380 000	120 000	37 000	25 400	9700	24 000	6500	3600	4000	3000	23 000	12 000	9800	6100	1500	2300	121	700	440	380	65
中心（1.812 8 cm）	50	0	1	580	11 000	3900	360	98	540	330	260	31	21	76	1100	86	300	230	15	220	2	20	7	17	5
源壳层	50	0.05	3	13 000	140 000	41 000	13 000	8970	3400	8400	2300	1300	1400	1100	8100	4300	3500	2100	540	830	43	250	160	130	23
中心（3.908 cm）	2.50	0	0	180	2200	810	96	22	140	69	80	10	7	26	230	19	62	47	4	53	1	5	2	4	1
源壳层	2.50	0.05	1	4700	47 000	14 000	4500	3120	1200	2900	820	440	490	380	2800	1500	1200	740	190	290	15	87	55	46	8

附录Ⅳ　23 种放射性核素的 2 mL 壳层模型深度剂量分数（至 15 cm）

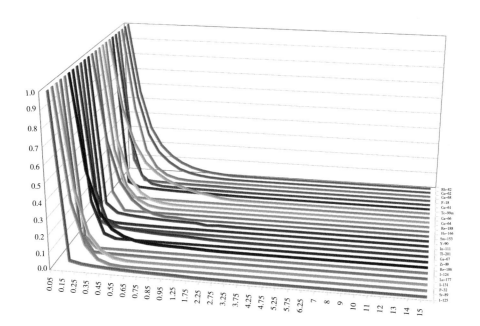

附录 V　5 球体模型中＜50% 和＜10% 残留剂量率以及＜10% 累积剂量时的范围（cm）

剂量率＜50%时的范围（cm）

体积（mL）	125I	89Sr	32P	131I	177Lu	124I	186Re	89Zr	67Ga	201Tl	111In	90Y	153Sm	166Ho	188Re	64Cu	66Ga	99Tc	61Cu	18F	68Ga	62Cu	82Rb
0.4	0.025	0.025	0.025	0.025	0.025	0.025	0.025	0.025	0.025	0.025	0.025	0.025	0.025	0.025	0.025	0.025	0.075	0.025	0.025	0.025	0.025	0.025	0.075
2	0.05	0.05	0.05	0.05	0.05	0.05	0.05	0.05	0.05	0.05	0.05	0.05	0.05	0.05	0.05	0.05	0.05	0.05	0.05	0.05	0.05	0.05	0.05
10	0.05	0.05	0.05	0.05	0.05	0.05	0.05	0.05	0.05	0.05	0.05	0.05	0.05	0.05	0.05	0.05	0.05	0.05	0.05	0.05	0.05	0.05	0.05
50	0.05	0.05	0.05	0.05	0.05	0.05	0.05	0.05	0.05	0.05	0.05	0.05	0.05	0.05	0.05	0.05	0.05	0.05	0.5	0.05	0.05	0.05	0.05
250	0.05	0.05	0.05	0.05	0.05	0.05	0.05	0.05	0.05	0.05	0.05	0.05	0.05	0.05	0.05	0.05	0.05	0.05	0.05	0.05	0.05	0.05	0.05

剂量率＜10%时的范围（cm）

体积（mL）	125I	89Sr	32P	131I	177Lu	124I	186Re	89Zr	67Ga	201Tl	111In	90Y	153Sm	166Ho	188Re	64Cu	66Ga	99Tc	61Cu	18F	68Ga	62Cu	82Rb
0.4	0.025	0.125	0.175	0.075	0.075	0.225	0.075	0.1	0.025	0.025	0.075	0.225	0.075	0.175	0.175	0.075	0.4	0.025	0.125	0.075	0.175	0.3	0.3
2	0.05	0.15	0.15	0.15	0.05	0.25	0.15	0.14	0.05	0.05	0.15	0.25	0.05	0.15	0.25	0.15	0.45	0.05	0.15	0.15	0.25	0.35	0.35
10	0.25	0.15	0.15	0.15	0.05	0.35	0.15	0.35	0.05	0.35	0.45	0.25	0.15	0.25	0.25	0.15	0.45	0.15	0.15	0.15	0.25	0.35	0.35
50	0.65	0.15	0.25	0.15	0.05	0.45	0.15	0.95	0.15	0.05	1.25	0.25	0.15	0.25	0.25	0.15	0.55	0.75	0.25	0.25	0.25	0.35	0.45
250	1.25	0.15	0.25	0.15	0.05	1.25	0.15	2.25	0.95	0.35	2.75	0.25	0.15	0.25	0.25	0.15	0.75	2.25	0.35	0.95	0.35	0.45	0.45

累积RAD＜10%时的范围（cm）

体积（mL）	125I	89Sr	32P	131I	177Lu	124I	186Re	89Zr	67Ga	201Tl	111In	90Y	153Sm	166Ho	188Re	64Cu	66Ga	99Tc	61Cu	18F	68Ga	62Cu	82Rb
0.4	0.175	0.125	0.125	0.025	0.025	0.175	0.025	0.175	0.025	0.025	0.225	0.175	0.025	0.125	0.125	0.025	0.3	0.125	0.075	0.025	0.125	0.225	0.225
2	0.45	0.05	0.05	0.05	0	0.35	0.05	0.46	0.15	0.05	0.55	0.15	0.05	0.15	0.15	0.05	0.45	0.45	0.15	0.24	0.15	0.25	0.35
10	0.75	0.05	0.05	0.35	0	0.65	0.05	0.8	0.65	0.35	0.85	0.15	0.05	0.15	0.15	0.15	0.55	0.85	0.35	0.55	0.25	0.35	0.35
50	0.95	0.05	0.15	0.75	0.05	0.95	0.05	1.25	0.95	0.85	1.75	0.25	0.05	0.15	0.15	0.65	0.65	1.75	0.85	0.95	0.45	0.45	0.45
250	1.25	0.05	0.15	1.75	0.25	2.25	0.05	2.75	2.75	2.25	2.75	0.15	0.45	0.15	0.15	1.25	0.95	3.25	1.75	2.25	0.95	0.65	0.65

附录Ⅵ　5 壳层模型中<50% 和<10% 残留剂量率以及<10% 累积剂量时的范围（cm）

中心体积（mL）	125I	89Sr	32P	131I	177Lu	124I	186Re	89Zr	67Ga	201Tl	111In	90Y	153Sm	166Ho	188Re	64Cu	66Ga	99mTc	61Cu	18F	68Ga	62Cu	82Rb
剂量率<50%时的范围（cm）																							
0.4	0.075	0.075	0.125	0.075	0.075		0.075	0.075	0.075	0.075	0.075	0.075	0.075	0.075	0.075	0.075	0.125	0.075	0.075	0.075	0.075	0.125	0.125
2	0.15	0.15	0.15	0.15	0.15	0.15	0.15	0.15	0.15	0.15	0.15	0.15	0.15	0.15	0.15	0.15	0.25	0.15	0.15	0.15	0.15	0.25	0.15
10	0.15	0.15	0.15	0.15	0.15	0.15	0.15	0.15	0.15	0.15	0.15	0.15	0.15	0.15	0.15	0.15	0.25	0.15	0.15	0.15	0.15	0.25	0.25
50	0.15	0.15	0.15	0.15	0.15	0.15	0.15	0.15	0.15	0.15	0.15	0.25	0.15	0.15	0.15	0.15	0.25	0.15	0.15	0.15	0.25	0.25	0.25
250	0.15	0.15	0.15	0.15	0.15	0.25	0.15	0.15	0.15	0.15	0.15	0.25	0.15	0.15	0.15	0.15	0.25	0.15	0.15	0.15	0.25	0.25	0.25
剂量率<10%时的范围（cm）																							
0.4	0.075	0.225	0.225	0.125	0.125	0.3	0.175	0.175	0.075	0.075	0.125	0.3	0.125	0.225	0.3	0.125	0.5	0.075	0.175	0.125	0.3	0.4	0.4
2	0.25	0.35	0.35	0.25	0.15	0.35	0.25	0.25	0.15	0.15	0.15	0.45	0.25	0.35	0.35	0.25	0.65	0.15	0.25	0.25	0.35	0.45	0.55
10	0.15	0.35	0.35	0.25	0.15	0.45	0.25	0.25	0.15	0.15	0.25	0.45	0.25	0.35	0.45	0.25	0.75	0.15	0.25	0.25	0.35	0.55	0.55
50	0.15	0.35	0.35	0.25	0.15	0.45	0.25	0.35	0.15	0.15	0.25	0.45	0.25	0.35	0.35	0.25	0.75	0.15	0.35	0.25	0.45	0.55	0.65
250	0.15	0.35	0.35	0.25	0.15	0.45	0.25	0.35	0.15	0.15	0.25	0.45	0.25	0.35	0.35	0.15	0.75	0.15	0.15	0.25	0.45	0.55	0.65
累积RAD<10%时的范围（cm）																							
0.4	0.025	0.175	0.175	0.075	0.075	0.225	0.125	0.175	0.025	0.025	0.075	0.225	0.96	0.175	0.175	0.075	0.3	0.075	0.125	0.075	0.175	0.225	0.3
2	0.25	0.15	0.25	0.15	0.05	0.35	0.15	0.35	0.05	0.05	0.35	0.25	0.15	0.25	0.25	0.15	0.55	0.15	0.15	0.15	0.25	0.35	0.35
10	0.35	0.15	0.25	0.15	0.05	0.45	0.15	0.55	0.15	0.05	0.55	0.25	0.15	0.25	0.25	0.15	0.55	0.35	0.25	0.15	0.25	0.45	0.45
50	0.55	0.25	0.25	0.15	0.05	0.55	0.15	0.75	0.25	0.15	0.75	0.35	0.15	0.25	0.25	0.15	0.65	0.65	0.25	0.35	0.35	0.45	0.45
250	0.65	0.25	0.25	0.15	0.05	0.75	0.15	0.95	0.55	0.25	0.95	0.35	0.15	0.25	0.25	0.15	0.75	0.85	0.35	0.55	0.35	0.45	0.55

附录VII　5 具有统计意义的 5 球体模型体积归一化 S 值回归方程

使用 SigmaPlot Table Curve 2D 得到了通用双参数方程：$y = a + b*\ln x$，其统计效能已被验证。对于每种放射性核素，根据球体体积（X）可以可靠地预测体积归一化 S 值

TC2D拟合	125I	89Sr	32P	131I	177Lu	124I	186Re	89Zr	67Ga	201Tl	111In	90Y	153Sm	166Ho	188Re	64Cu	66Ga	99mTc	61Cu	18F	68Ga	62Cu	82Rb
a	47.8	961.5	1087.8	381.2	290.5	312.7	630.6	208.4	81.8	36.1	84.9	1305.1	526.3	1111.1	1178.5	245.9	962.7	36.1	570.9	509.4	1139.2	1577.0	1600.9
Pa	0.00	0.00	0.00	0.00	0.00	0.00	0.00	0.00	0.00	0.00	0.00	0.00	0.00	0.00	0.00	0.00	0.00	0.00	0.00	0.00	0.00	0.00	0.00
b	4.8	41.6	57.9	14.2	3.5	47.2	12.8	33.7	4.6	3.7	13.7	104.3	6.6	56.9	73.5	6.9	225.0	3.7	40.7	32.9	100.5	206.9	245.2
Pb	0.00	0.01	0.02	0.00	0.01	0.00	0.02	0.01	0.01	0.01	0.01	0.01	0.01	0.01	0.01	0.00	0.00	0.01	0.00	0.00	0.00	0.00	0.00
rSq系数	0.96	0.93	0.89	0.97	0.92	0.99	0.88	0.95	0.94	0.90	0.94	0.93	0.90	0.92	0.93	0.99	1.00	0.90	0.98	0.96	0.99	0.97	0.98
F值	78.57	37.57	24.23	100.57	35.34	362.87	21.06	52.84	43.86	27.39	44.53	40.65	27.25	36.42	37.37	266.12	981.46	27.39	131.56	79.77	326.76	92.18	127.54

附录Ⅷ　具有统计意义的 5 球体模型深度剂量分数回归方程

根据与球体的距离（x）和球体的体积（y），使用 SigmaPlot Table Curve 3D 进行的经验曲线拟合得到了三组方程，可以可靠地预测 23 种放射性核素的 5 球体模型的归一化 S 值

T1/2P (h)	1443.36	1212	342.24	192.96	161.04	100.32	90.64	78.48	78.26	73.1	67.92	64	46.7	26.8	16.98	12.7	9.49	6.01	3.41	1.83	1.13	0.16	0.02
TC3D 拟合	125I	89Sr	32P	131I	177Lu	124I	188Re	89Zr	67Ga	201Tl	111In	90Y	153Sm	166Ho	188Re	64Cu	66Ga	99mTc	61Cu	18F	66Ga	64Cu	82Rb
TC3D 方程编号	82	2160	2160	82	82	82	2160	82	82	82	82	2160	83	2160	2160	82	82	82	82	82	82	83	83
A	0.024	-0.203	-0.227	0.013	0.005	0.012	-0.155	0.040	0.013	0.008	0.033	-0.293	-0.006	-0.214	-0.239	0.012	0.083	0.020	0.028	0.019	0.041	0.008	0.013
P	0.00	0.00	0.00	0.00	0.00	0.00	0.00	0.00	0.00	0.00	0.00	0.01	0.00	0.00	0.00	0.00	0.00	0.00	0.00	0.00	0.00	0.00	0.00
b	0.013	0.256	0.285	0.006	0.001	0.005	0.196	0.019	0.011	0.007	0.020	0.366	0.001	0.272	0.302	0.005	0.006	0.017	0.007	0.011	0.004	0.003	0.003
P	0.00	0.00	0.00	0.00	0.04	0.00	0.00	0.00	0.00	0.00	0.00	0.00	0.00	0.00	0.00	0.00	0.00	0.00	0.00	0.00	0.05	0.00	0.00
c	-0.031	-0.059	-0.056	-0.017	-0.006	-0.016	-0.068	-0.048	-0.019	-0.013	-0.042	-0.049	-0.010	-0.058	-0.054	-0.016	-0.071	-0.029	-0.032	-0.026	-0.041	-0.053	-0.057
P	0.00	0.00	0.00	0.00	0.00	0.00	0.00	0.00	0.00	0.00	0.00	0.00	0.00	0.00	0.00	0.00	0.00	0.00	0.00	0.00	0.00	0.00	0.00
d	-0.000 04			-0.000 02	-0.000 01	-0.000 02		-0.000 07	-0.000 03	-0.000 02	-0.000 06		0.006 78			-0.000 02	-0.000 10	-0.000 04	-0.000 04	-0.000 04	-0.000 06	0.024 52	0.025 02
P	0.00			0.00	-0.000 01	0.00												-0.000 04	-0.000 04	-0.000 04	-0.000 06	0.024 52	0.025 02
e													0.000 01									0.000 04	0.000 04
P													0.00									0.00	0.00
rSq	0.98	0.89	0.88	0.99	1.00	0.99	0.92	0.96	0.99	0.99	0.97	0.85	1.00	0.89	0.87	0.99	0.93	0.98	0.96	0.98	0.94	0.99	0.99
F 值	1812	538	474	3772	10 275	3492	770	1039	3829	7826	1217	369	8347	511	441	3492	583	1710	1093	2132	652	4934	5196

方程 83

$z = a + b\ln x + c\ln y + d(\ln y)^2 + e(\ln y)^3$　　rSq>0.99

方程82　$z = a + b\ln x + c\ln y + d(\ln y)^2$　　rSq>0.93

方程2160

$z = a + POWX(b, c) \cdot POWY(1, c)$　　rSq>0.85

参考文献

1. Arnold CA, Pezhouh MK, Lam-Himlin D, Pittman ME, VandenBussche C, Voltaggio L. 90Y-TheraSpheres: the new look of Yttrium-90. Am J Surg Pathol. 2019; 43 (5) :688-94. https://doi.org/10.1097/PAS.0000000000001223.

2. Ballard BE. Biopharmaceutical considerations in subcutaneous and intramuscular drug administration. J Pharm Sci. 1968; 57 (3) :357-78. https://doi.org/10.1002/jps.2600570301.

3. Bergqvist L, Strand SE, Persson BR. Particle sizing and biokinetics of interstitial lymphoscintigraphic agents. Semin Nucl Med. 1983; 13 (1) :9-19. https://doi.org/10.1016/s0001-2998 (83) 80031-2.

4. Bhutani MS, Klapman JB, Tuli R, El-Haddad G, Hoffe S, Wong FCL, Herman JM. An openlabel, single-arm pilot study of EUS-guided brachytherapy with phosphorus-32 microparticles in combination with gemcitabine +/− nab-paclitaxel in unresectable locally advanced pancreatic cancer (OncoPaC-1) : technical details and study protocol. Endosc Ultrasound. 2020; 9 (1) :24. https://doi.org/10.4103/eus.eus_44_19.

5. Briesmeister JF. MCNP-a general Monte Carlo N-particle transport code, version 4A LA-12625-M. 1993.

6. Cristy M, Eckerman K. Specific absorbed fractions of energy at various ages from internal photons sources. ORNL/TM-8381 V1-V7. Oak Ridge: Oak Ridge National Laboratory; 1987.

7. Hendricks JS, Adam KJ, Booth TE, Briesmeister JF, Carter LL, Cox LJ, Prael RE. Present and future capabilities of MCNP. Appl Radiat Isot. 2000; 53 (4-5) :857-61. https://doi.org/10.1016/ s0969-8043 (00) 00231-1.

8. Loevinger R, Budinger TF, Watson EE. MIRD primer. Society of nuclear medicine. 1991.

9. Sandler KA, Cook RR, Ciezki JP, Ross AE, Pomerantz MM, Nguyen PL, Kishan AU. Prostate-only versus whole-pelvis radiation with or without a brachytherapy boost for gleason grade group 5 prostate cancer: a retrospective analysis. Eur Urol. 2020; 77 (1) : 3-10. https://doi. org/10.1016/j.eururo.2019.03.022.

10. Sparks RB, Crowe EA, Wong FC, Toohey RE, Siegel JA. Radiation dose distributions in normal tissue adjacent to tumors containing (131) I or (90) Y: the potential for toxicity. J Nucl Med. 2002; 43 (8) :1110-4.

11. Stabin MG, da Luz LC. Decay data for internal and external dose assessment. Health Phys. 2002; 83 (4) :471-5. https://doi.org/10.1097/00004032-200210000-00004.

12. Supersaxo A, Hein WR, Steffen H. Effect of molecular weight on the lymphatic absorption of water-soluble compounds following subcutaneous administration. Pharm Res. 1990; 7 (2) :167-9. https://doi.org/10.1023/a:1015880819328.

13. Tanaka N, Asakawa I, Hasegawa M, Fujimoto K. Low-dose-rate brachytherapy for

prostate cancer: a 15-year experience in Japan. Int J Urol. 2020; 27 (1) :17-23. https:// doi.org/10.1111/ iju.14098.

14. Tharmalingam H, Tsang Y, Choudhury A, Alonzi R, Wylie J, Ahmed I, Hoskin PJ. External beam radiation therapy (EBRT) and high-dose-rate (HDR) brachytherapy for intermediate and high-risk prostate cancer: the impact of EBRT volume. Int J Radiat Oncol Biol Phys. 2020; 106 (3) :525-33. https://doi.org/10.1016/j.ijrobp.2019.09.044.

第 7 章
基于体素的放射性核素靶向治疗剂量学

Greta S. P. Mok

一、引言

　　随着新型治疗和诊断放射性核素示踪剂[1]的研发，放射性核素靶向治疗（targeted radionuclide therapy，TRT）的有效性在一系列原发性和转移性癌症中得到了广泛认可[2]。TRT 的目标是通过静脉注射[3-5]、口服[6]，局部、动脉或瘤内注射[7]给药的方法将放射性药物输送到肿瘤部位，靶向肿瘤组织的特定分子或功能受体，从病灶内部发射射线，对肿瘤细胞产生致死性辐射剂量，达到治疗目的。治疗的原理包括不同种类放射性核素衰变产生的 β 粒子、俄歇粒子或 α 粒子近距离对病灶发射射线，直接对病变组织产生杀伤效应[8]，或者通过"旁观者"效应间接对病变组织产生损伤效果[9]。因此，与传统的外放疗或化疗相比，该方法能够更特异地针对辐射敏感癌细胞产生有效治疗作用，且对邻近正常组织的毒性较小[10]。

　　TRT 的典型例子是放射性碘治疗甲状腺疾病。最近，^{90}Y- 微球治疗肝肿瘤[11]、^{177}Lu-DOTA 奥曲肽治疗神经内分泌肿瘤[12]、^{177}Lu 前列腺特异膜抗原（PSMA）治疗前列腺癌[13]等均具有良好的临床治疗应用前景。虽然"单一剂量"或按体重给药仍然是 TRT 临床应用的常规方法（尤其是对于 ^{131}I 治疗而言），但是更复杂、更精准、个体化的 TRT

G. S. P. Mok（✉）
中国澳门特别行政区澳门大学科技学院电机与计算机工程系生物医学影像实验室
电子邮箱：gretamok@umac.mo

© Springer Nature Switzerland AG 2021
F. C. L. Wong（ed.），Locoregional Radionuclide Cancer Therapy，https：//doi.org/10.1007/978-3-030-56267-0_7

治疗剂量学研究引起了越来越多研究者的重视。Strigari 等通过对 79 项研究进行回顾性分析，发现个性化治疗方案能够提高患者生存率，提高临床治疗的有效性[14]。

对于不同的患者，放射性核素的空间分布有所不同。因此，需要在治疗前明确 TRT 治疗药物的生物动力学性质，并可以通过单次或连续核医学显像，结合血液样本标志物，对接受治疗的每个患者肿瘤组织、重要器官接受的放射性核素累积活度和吸收剂量进行初步估计。常规体内放射性剂量测定是基于组织器官，获得剂量分布的二维信息。常规进行平面显像，但是由于器官重叠和本底的影响，平面显像定量测定的准确度有限。而基于体素的 3D 剂量分布研究是一种考虑到患者特定解剖结构、活度和组织异质性的新研究方向。为此，需要应用具有较高定量准确性的发射计算机体层摄影（emission computed tomography，ECT）技术。通过适当的剂量校准，不同时间点的定量 3D 重建图像允许对重要器官和肿瘤组织的放射性核素时间-活度曲线（time activity curve，TAC）进行拟合，对曲线下面积进行积分，就可以获得累积活度，并进一步将其转换为 3D 吸收剂量指数，例如，剂量体积直方图、3D 剂量图或等剂量线，同时也能获得常规 2D 吸收剂量信息。该信息可用于①更好地评估治疗反应；②调整个体化的给药剂量，提高治疗有效性；③验证治疗后吸收剂量分布。整个剂量测定工作流程如图 7.1 所示。Ljungberg 等最近发表的综述概述了放射性药物剂量测定的医学内照射剂量（MIRD）估算方案[15]。

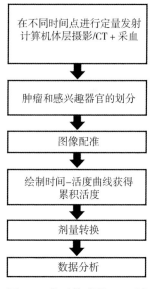

在不同时间点进行定量发射计算机体层摄影/CT + 采血

↓

肿瘤和感兴趣器官的划分

↓

图像配准

↓

绘制时间–活度曲线获得累积活度

↓

剂量转换

↓

数据分析

图 7.1　基于体素的 TRT 剂量测定流程图

二、放射性核素治疗药物

与常规诊断性放射性核素相比，TRT 中放射性治疗药物的显像更具有挑战性。许多 TRT 放射性治疗核素不适合显像，有些是因为它们不能同时发射 γ/ 正电子射线，光子能量过高，另一些是因为治疗性核素中 γ 光子 / 正电子的丰度过低。

尽管可以通过调整能窗、准直器和探测器，对 TRT 治疗性的放射性核素应用 PET 或传统 γ 照相机进行显像，但图像质量通常不如 ^{99m}Tc-SPECT 显像和 ^{18}F-PET 显像的图像质量好。而想要进行定量则更难。另外，可以通过性质与 TRT 放射性药物相似的"替代物"显像间接获得治疗性核素的体内生物分布。也就是使用另一种具有相似生物学性质和化学特性的放射性核素标记相同生物分子，获得体内生物学分布相同但是图像质量更好的"替代物"，例如，具有适合 SPECT 成像能量范围的单光子发射核素或具有适合 PET 成像能量范围的正电子发射核素。由于显像的核素替代物与治疗的核素相比可能具有不同的半衰期，因此需要进行衰变校正[16]。常用 TRT 放射性药物及其显像替代物及靶向结合机制见表 7.1。

三、基于体素剂量测定的定量显像

基于体素的 TRT 剂量准确度和精密度高度依赖于 3D 成像技术的定量测定准确度。有两种主要的 ECT 成像系统：一种是用于探测单光子 γ 射线的双探头或三探头 γ 照相机 SPECT 系统；另一种是正电子发射 PET 系统。

SPECT 的典型通用 γ 照相机的轴向长度为 40 ~ 45 cm，横向长度为 50 ~ 55 cm。通常，对于 150 keV 以下的光子能量，准直器隔片厚度为 0.2 mm，对于 150 ~ 250 keV 的光子能量，准直器隔片厚度为 1.05 mm。也可使用隔片较厚（约 1.8 mm）的高能准直器，但其空间分辨率较差且灵敏度较低。值得一提的是，机械准直是一个非常低效的步骤，严重限制了 γ 照相机的灵敏度：只有约 1/10 000 的光子能穿过准直器。γ 照相机中的标准探测器是 3/8" 厚的 NaI 探测器，适合低能光子成像。对于 SPECT 和韧致辐射显像，从不同角度采集投影，并通过图像重建算法从这些数据中获得放射性分布的三维图像。由于 PET 系统为全环形设计，因此全程无需机架旋转即可生成断层图像。当前 PET 系统不需

表 7.1　TRT 常用放射性药物及其显像替代物及靶向结合机制

治疗性放射性核素/显像替代物	半衰期	发射类型（keV）	放射性药物	靶向机制	适应证
$^{131}I/^{123}I$, ^{124}I	8.04 d	β^-（最大606）和 γ（364）/ γ（159）, β^+（2095）	碘化物	甲状腺激素合成	甲状腺癌
			托西莫单抗	CD20抗原结合	NHL
			MIBG	主动转运至神经内分泌肿瘤细胞和细胞内储存	神经母细胞瘤、嗜铬细胞瘤、类癌、副神经节瘤、甲状腺髓样癌
$^{90}Y/^{111}In$, ^{86}Y, ^{89}Zr	64 h	β^-（最大2280）/ γ（245, 171）、β^+（2010.4, 902）	替伊莫单抗	CD20抗原结合	NHL
			微球	血管内捕获	肝转移癌、肝细胞肝癌
			奥曲肽	生长抑素受体结合	神经内分泌肿瘤
$^{177}Lu/^{68}Ga$	6.65 d	β^-（最大498.3）和 γ（208和113）/ β^+（1899）	奥曲肽	生长抑素受体结合	神经内分泌肿瘤、内分泌腺瘤胰腺肿瘤
			前列腺素	PSMA	前列腺癌
^{166}Ho	26 h	β^-（最大1770和1850）和 γ（81）	微球	血管内捕获	肝转移癌、肝细胞肝癌
^{153}Sm	46.3 h	β^-（最大807）和 γ（103）	EDTMP	化学吸附	骨痛缓解
^{89}Sr	50.5 d	β^-（最大1463）	氯化物	钙类似物	骨痛缓解
^{186}Re	89.3 h	β^-（最大1070）和 γ（137）	HEDP	焦磷酸盐类似物	骨痛缓解
$^{47}Sc/^{44}Sc$	3.34 d	β^-（最大441.1）和 γ（159.38）/ β^+（1474.3）	cm10（DOTA-叶酸偶联物）	小分子量蛋白结合	上皮性卵巢癌

MIBG：间位碘代苄胍；NHL：非霍奇金淋巴瘤；EDTMP：乙二胺四亚甲基膦酸；HEDP：羟基亚乙基二膦酸；PSMA：前列腺特异性膜抗原

要隔片，是全 3D 模式运行，因此灵敏度高于 SPECT，在 1% ~ 2.5% 范围内，其轴向长度在 16 ~ 25 cm 之间，对于最先进的全身扫描仪，轴向长度可超过 190 cm。PET 常用闪烁体基于 Lu 元素，如 L（Y）SO 和 LSO。目前临床 SPECT 通常与 CT 扫描仪结合，PET 通常与 CT 或 MRI 结合，获得融合图像。

统计学 3D 迭代图像重建方法是当下 ECT 的常见图像重建方法，例如最大似然期望最大化（maximum likelihood expectation maximization，ML-EM），其更高级的替代方法包括有序子集期望最大化（ordered subset expectation maximization，OS-EM）以及最大后验估算（maximum a posteriori，MAP）都是目前 ECT 图像最常见的重建方法。与传统的滤波反投影（filtered back projection，FBP）方法相比，统计学方法可以结合噪声建模并提供更高的定量准确度。在投影与反投影过程中，可以在系统矩阵中对衰减、散射、准直器 - 探测器响应（collimator-detector response，CDR）和部分容积效应等导致图像质量下降的物理因素进行建模和补偿。下文详细描述了三种主要的 3D 定量显像技术。

（一）定量 SPECT-CT

SPECT 的应用改善了平面闪烁显像中由本底活度较高和器官重叠引起的图像对比度不佳的问题。它为基于体素的 3D 剂量测定提供了 3D 空间信息和更高的定量准确度。与 PET 的示踪剂相比，SPECT 示踪剂通常具有更长的半衰期，更适合连续显像以获得 TAC。此外，现代 SPECT-CT 融合显像仪器提供了 CT 的优化衰减图，用于 SPECT 图像重建中的衰减校正（attenuation correction，AC）和散射校正（scatter correction，SC）。来自 CT 的解剖学信息也改善了后期 TRT 剂量测定中对感兴趣区的描绘和图像配准精度。

根据重建时使用的补偿技术，SPECT 的定量误差<10%。He 等提出了一种定量 SPECT 重建方法[17]，该方法使用 CT 进行 AC，使用有效源散射估计（effective source scatter estimation，ESSE）进行 SC，使用基于扰动的几何传递矩阵（perturbation-based geometric transfer matrix，pGTM）进行部分容积补偿（partial volume compensation，PVC）[18]以及基于 Monte Carlo 模拟（Monte Carlo simulation，MCS）的 CDR 补偿。对于每次投影，ESSE 需要有效散射源核和散射衰减系数核卷积[19]。在放射学设备躯干模体研究中，绝大多数器官的测量误差可以达到 6.5% 以下[18]。SPECT 采集图像时间长是其应用于临床 TRT 剂量测定的主要障碍。同一研究组随后发现，可将 SPECT 采集时间缩短为先前的 1/2，平均误差的变化<1%[20]。当扫描时间进一步缩短至 1.5 min 时，体积较大、热量较高的器官显像准确度和精密度仍在可接受范围内。但是，尽管扫描时间缩短了，仍然需要采集多个床位的图像覆盖整个躯干以获得全身图像定量信息，这增加了扫描方案设计和实施的难度。然而，如果在某些应用中只关注重点器官，仅需采集一个床位的图像，则可以采取进一步缩短采集时间的方法。

Dewaraja 等开发了一种正则化重建方法，以减少大量更新后 CDR 补偿引起的边缘伪影，并提高靶组织内活度分布的准确性[21]。在对有序子集最大期望值法（OS-EM）重建进行某些更新后，将采用 CT 侧信息的罚似然函数（penalized likelihood function employing CT side information，PL-CT）加入重建过程。在活度分布均匀的模拟和体模研究中，PL-CT 在视觉评估、图像轮廓和靶组织活度分布估算方面均优于无 CT 的正则化重建和常规 OS-EM 重建。

Shcherbinin 等提出了 APDI（interpolated analytical photon distribution）[22]方法，该方法利用 Klein-Nishina 截面计算 OS-EM 重建的正向投影中散射分布[23]，与基于 MCS 的 SC 方法相比缩短了计算时间。通过使用该方法，^{99m}Tc、^{111}In、^{123}I 和 ^{131}I 的活度估计值误差在 10% 以内。

由于 γ 照相机主要适用于低能和单一能量同位素（其发射的光子更有可能被正确探测到）的显像（图 7.2，1），因此在对发射高能 γ 射线或粒子的治疗性同位素显像时可能会出现问题，尤其是准直器透射（图 7.2，3）、高能峰射线和 X 射线的影响。由于准直器隔片是为低能峰设计的，因此相当一部分高能光子将会穿透准直器。例如，^{131}I 发射 364 keV 的光子，当使用中能准直器时，会发生大量透射。可以使用高能准直器来减少穿透的光子，但通常会导致空间分辨率降低。此外，患

者或准直器 / 探测器中散射的光子（图 7.2，2）最终仍然可能到达主光电峰的能窗。即使这些光子通过准直器和探测器，它们仍然可以从 γ 照相机的其余部分反向散射至探测器（图 7.2，4），从而影响定量准确度。

此外，还需要对用于 TRT 的核素进行衰减校正和散射校正。例如，一些核素有两个低能峰，应用不同的衰减因子，也可以用于显像。对于 AC，虽然可以简单地舍弃其中一个能窗中采集的光子，但会导致损失大量的信息，尤其是对于两个能峰丰度相似的核素，例如 ^{111}In 和 ^{177}Lu。另一种方法是分别从两个能峰采集光子或启用列表模式采集，先进行两次重建，然后将两幅图像合并。然而，这种方法会增加计算机存储、采集或计算的时间。还有一种解决方案是使用有效的衰减系数，将光电峰视为单光子能量，可在不增加额外计算负担的情况下，最大限度地利用有用信息[24]。基于模型的 SC，如 ESSE，通过预先计算来自 MCS 的模糊核，使用有效散射源估计散射[19]。在临床 TRT 中，该方法可能优于基于能窗的 SC，且重建时间合理。

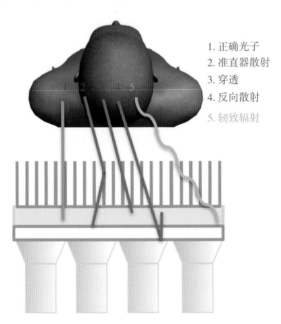

1. 正确光子
2. 准直器散射
3. 穿透
4. 反向散射
5. 轫致辐射

图 7.2　高能光子和轫致辐射 X 射线穿透和散射至准直器和探测器的其他部分（Image courtesy of Prof. Stefaan Vandenberghe）

最近，一本 MIRD 手册介绍了一套指南，用于 TRT 剂量测定中定量 ^{177}Lu SPECT 数据采集方案和图像重建技术的指导原则[25]。手册推荐使用中能准直器，因为降低了高能光子对其隔片的穿透效应，故而具有良好的信噪比（signal-to-noise ratio，SNR）；建议采集以 208 keV 光电峰为中心的 15% ~ 20% 能窗。如果在 208 keV 能窗中采集的计数不足，偶尔也可采集 113 keV 峰。但是应考虑 113 keV 光子的自散射和 208 keV 光子向下散射至 113 keV 能窗的情况，三能窗（triple energy window，TEW）SC 法是一种可能的解决方案。Uribe 等评估了对于 ^{177}Lu SPECT 的 MIRD 建议，发现对于较大的检测对象，误差小于 5%[26]。He 等将其 ^{177}Lu 的定量 SPECT 方法应用于物理模型研究[27]。基于 208 keV 光电峰、113 keV 光电峰以及两个光电峰结合的 20% 能窗进行独立的图像重建，使用 208 keV 能窗时所有器官的误差小于 3.2%，仅使用 113 keV 能窗时误差高达 40%，组合使用两个光电峰时误差达 14%。

（二）韧致辐射显像

一些治疗和诊断放射性核素，例如 ^{90}Y、^{89}Sr 和 ^{166}Ho，除了自身发生衰变外，还存在次级辐射。例如，发射的电子或 β 粒子在减速和停止之前可能会与周围的带电粒子发生相互作用，产生韧致辐射光子，类似于 X 射线管中产生 X 射线的过程（图 7.2，5），产生连续的 X 射线光谱，其最大能量等于发射电子的最大能量。发生韧致辐射前距发射点的穿行距离与发射的 X 射线的能量成反比。发射的电子中通常只有百分之几的电子会产生次级 X 射线，例如，约 2% ~ 4% 的 ^{90}Y 衰变会产生 X 射线韧致辐射。X 射线的产生量取决于介质，在致密物质（骨）中产生的量更多。

由于 β 发射体具有连续的能谱，导致高能光子发生穿透和低能光子发生散射的情况增加，因此对 β 发射体的韧致辐射图像进行量化非常困难。Rong 等设计了一种用于 ^{90}Y 韧致辐射成像的最佳准直器，其参数为 84 mm 孔长、3.5 mm 孔径和 1.4 mm 隔片厚度[28]。与市场上的高能通用（high-energy general purpose，HEGP）准直器相比，该设计使空间分辨率提高了 27%。另一个困难是，由于光子能量范围较宽，进行 AC 需要有效的衰减系数[29]。由于轫致辐射的能谱中没有明显的光电峰，因此最佳能窗的选择对于定量分析而言至关重要。此外，传统的 SC 方法（如 TEW）也不适用，因为在连续的能谱中无法区分散射光子和初级光子。该小组提出了一种 OS-EM 重建算法，该算法结合了多范围 SC 和 CDR 的建模方法，能够准确估计组织器官内的放射性活度[30]，将初级轫致辐射和具有多能量范围的散射光子的建模分开。还对正向和反向投影中的每个子范围的 ESSE 散射核、衰减和 CDR 进行了建模和补偿，这使所有感兴趣器官（尤其是肾）的 ^{90}Y 活度定量误差下降至 -6.4% ± 5.0%。Roshan 等综述了 ^{90}Y 标记的微球轫致辐射显像的能窗选择、准直器设计和重建算法[31]。采用传统的中能通用准直器，选择具有三个能峰（75 keV、120 keV 和 185 keV）的多能窗与基于 CT 的 AC 和 SC 可以达到最高的系统灵敏度和最短的图像采集时间。Siman 等提出了一种基于能窗的本底补偿（background compensation，BC）方法来提高 ^{90}Y 轫致辐射显像的定量准确度[32]，发现最合适的成像能窗范围为 90 ~ 125 keV。Dewaraja 等对 ^{90}Y 轫致辐射成像进行了基于 MCS 的散射校正，未增加图像噪声或计算负担[33]。

尽管轫致辐射成像主要用于定性评估，但随着先进技术的发展，图像质量和定量方法均得以改进，使得该方法可以用于在 TRT 中估计器官活度。目前，轫致辐射成像仍然受到空间分辨率低、计数少、能量分布宽和散射严重的限制。对于轫致辐射 SPECT 显像而言，与传统的平行孔准直器相比，采用针孔型或多针孔型准直器可以改善灵敏度和分辨率之间的平衡[34]。将更好的衰减材料用于针孔准直（例如，使用钨代替铅）可以改善轫致辐射 SPECT 的性能。高能 X 射线会向下散射至采集能窗，导致计数率较高以及显著的死时间效应。与平行孔型准直器相比，针孔型准直器因为具有空锥体的几何形状，其内部散射问题不太严重。然而，针孔型准直器的视野（field of view，FOV）较小仍然是全身 TRT 剂量测定面临的主要问题，需要进一步评估以证实其临床应用可行性。

（三）定量 PET-CT

与 SPECT 和韧致辐射成像相比，PET 在肿瘤检测方面具有优越的空间分辨率、灵敏度和特异度，因此公认其能够更准确地定量体内放射性核素分布的活度。PET 中导致图像质量下降的因素包括随机符合事件、探测器标准化、死时间、衰减和散射[35]。与 SPECT-CT 类似，PET-CT 中的共配准 X 射线 CT 或 PET-MR 中的分段 MR 图像可用于 AC 和器官形状勾画。如今，飞行时间（time-of-flight，TOF）成像方法是新型 PET 扫描仪的通用标准，用于改善图像 SNR[36]、对病变的检出能力以及对病灶放射性摄取的测量提高了准确性，还能够缩短采集时间、减少注射剂量[37]。此外，immuno-PET 是一种定量成像程序，用于研究放射免疫治疗药剂（例如，靶组织和非靶组织中的放射性标记抗体）的生物效应和药代动力学特征，具有高分辨率和高灵敏度[38,39]，可改善患者个体化治疗选择和治疗决策。

与 SPECT 相似，对于有限计数率的 PET 扫描仪，检测 TRT 较高治疗剂量具有挑战性。次级辐射产生的光子或非纯湮灭效应产生的高能光子可导致更高的随机分数，对于发射 β 射线比例相对较高而正电子比例非常低的 ^{90}Y 而言更是如此。通过选择适当的能窗和符合事件窗口可以减轻这种影响，但仍然会使本底信号增加。

与平均正电子射程为 0.64 mm 的 ^{18}F 相比，大多数 PET 治疗和诊断放射性核素发射的高能正电子具有更长的正电子射程，从而限制了可能达到的最佳空间分辨率和定量准确度。对于重建空间分辨率约为 4 ~ 6 mm 的最新一代临床 PET 系统，这应该不成问题。但对于重建空间分辨率为 1 ~ 2 mm 的小动物成像系统进行临床前剂量测定时，该影响因素至关重要。有研究者使用高分辨率临床前和临床 PET 研究了非常规同位素对空间分辨率和图像对比度的影响，并提出了正电子射程校正[40-42]。Derenzo 等基于测量正电子射程，通过傅里叶去卷积消除了 FBP 重建图像中的模糊效应[43]。最近，开发了将同位素特异性正电子射程建模纳入 MAP 或 OS-EM 重建算法的方法[44-47]。Jødal L 等通过 MCS 提供了一些常规和非常规同位素的正电子射程分布[116,117]，这些结果可应用于图像重建算法，提高图像的空间分辨率和定量准确度。

为了拟合半衰期通常为 2 ~ 4 天的 TRT 药物的时间 - 活度曲线（TAC）[48]，在临床前和临床研究中首选半衰期更长的正电子发射体，如 ^{124}I（100.2 h）、^{86}Y（14.7 h）和 ^{90}Y（64.1 h）。理想情况下，用于 PET 成像的正电子发射体是治疗中使用的放射性核素的同位素，例如，成像用 ^{124}I 是治疗用 ^{131}I 的同位素，成像用 ^{86}Y 是治疗用 ^{90}Y 的同位素。然而，^{124}I 和 ^{86}Y 不是完全的正电子发射体，它们与随机符合事件相关，例如瞬发 γ 符合（prompt gamma coincidence，PGC）、γ-γ 级联、轫致辐射和成对生成的高能 γ 射线[49]。尽管大多数瞬发 γ 发射的能峰高于 PET 能窗的上限，但它们仍可能向下散射至 PET 主能窗，从而降低图像的对比度[50]。例如，对于 ^{124}I，约 50% 的正电子与一个603 keV 的 γ 光子同时发射。每次 ^{86}Y 衰变（正电子丰度为 32%）同时发射三个能量分别为 1 077/1 854 keV、628 keV 和 443 keV 的 γ 光子。已提出在正弦图中应用背景减除法[51]、在正弦图卷积中应用经验或分析核[52]以及应用恢复系数[53]来解决 PGC 带来的问题。Warland 等提出了一种因患者而异，基于带有 ^{86}Y 点扩散函数（point spread function，PSF）库的正弦图尾部拟合[52]，以校正 ^{86}Y 定量的 PGC 问题。在一项使用上述方法的体模研究中，本底活度误差从 117% 降至 9%，肾脏活度误差从 84% 降至 5%。在基于患者的研究中，全身扫描与尿液样本之间的活度差异从 92% 降至 7%。Buchholz 等针对 PGC 开发了一种依赖于扫描仪的背景减除法[54]。他们发现，对于简单的圆柱形体模，可以对 ^{86}Y 标记的放射性示踪剂进行定量。Jentzen 等估计了不同 PET-CT 扫描仪中 ^{124}I 的恢复系数（recovery coefficient，RC）[53]。结果表明，应用 RC 后，球体直径 ≥12.6 mm 时的活度估计误差为 ±10%。然而，RC 取决于放射性核素种类、扫描仪和后处理参数，需要分别进行确定。

Lovqvist 等在裸鼠模型中比较了对 ^{86}Y PET 图像和 ^{111}In 平面图像（二者作为 ^{90}Y 显像替代物）进行生物分布估计的准确度[55]。结果表明，在注射后前 2 天内，^{111}In 和 ^{86}Y 的摄取量基本相似，但在注射后 4天，大多数组织中 ^{86}Y 的活度显著高于 ^{111}In。

不使用 ⁸⁶Y 而使用 ⁹⁰Y 作为替代物时，⁹⁰Y 也可发射一些可被 PET 探测的正电子。Gates 等[56] 和 D'Arienzo M 等[57] 使用常规 PET-CT 扫描仪直接探测 ⁹⁰Y 微球的分布。通过比较定量 ⁹⁰Y 轫致辐射和 PET 的性能，Kao 等认为采用先进补偿技术的 ⁹⁰Y PET 在图像分辨率、灵敏度、定量等方面均具有优势[58,59]，与 Elschot 等[60] 的研究结果一致。⁹⁰Y PET 和轫致辐射图像如图 7.3 所示。Padia 等的研究表明，TOF ⁹⁰Y PET 在不损失空间分辨率的情况下散射较少[61]。然而，目前 PET 中最常见的闪烁体 L（Y）SO 含有 ¹⁷⁶Lu，其自身具有放射性，且在符合事件测量中产生较小的本底信号。这种效应是与 ⁹⁰Y 定量相关的潜在局限性，因为 ⁹⁰Y 生成的正电子丰度较低。

患者的自主和非自主运动（如呼吸和心脏运动）产生的运动伪影也会影响图像的量化。因为 PET 图像分辨率更高，与 SPECT 和轫致辐射成像相比，其受运动的影响更显著。在 PET 成像中使用呼吸门控技术已被证明是一种有效减少运动伪影的方法，且能够最大程度减少计数丢失，避免增加扫描时间。Osborne 等已证明，将基于幅度的门控技术用于 ⁹⁰Y PET-CT 图像能够实现对呼吸运动的校正，从而可以进一步提高治疗后剂量测定的准确度[62]。

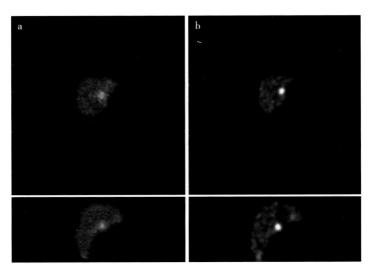

图 7.3 （该图灰度不佳）拟人躯干模型的 ⁹⁰Y（a）轫致辐射和（b）PET 图像示例
（Image courtesy of Prof. Stefaan Vandenberghe）

不同成像方式的定量准确度取决于其应用的补偿方式和同位素种类，但普遍认为 PET 的定量准确度优于 SPECT 和韧致辐射成像。全身 PET[63] 和高灵敏度的 SPECT 扫描仪有望成为用于体素的 TRT 剂量测定快速定量成像的新方法。

四、3D 剂量测定方法

为了将体素计数转换为 3D 吸收剂量（Gy）信息，需要慎重考虑和处理成像前和成像后的信息，确保剂量估计的准确性。步骤如下。

（一）剂量校准

为了获得放射性药物生物动力学的定量信息，必须确定校准因子（cps/MBq），用于将重建的体素值转换为活度信息。对于基于剂量测定的定量 SPECT 成像而言，校准因子引起的不确定性是非常重要的[64]。

通常有两种方法来测量校准因子。第一种方法是获取具有已知放射性浓度的均匀体模图像[65]。校准因子等于体模中已知浓度除以 ECT 图像中的计数。可使用相同方案和后处理方法用于其他研究。第二种方法是使用气体校源的平面图像测量校准因子[66,67]。在该方法中，校准因子定义为整个图像中经本底校正的计数率与已知放射源活度的比率。第一种体模校准方法更常用。对于 SPECT 成像，如果使用平行孔型准直器，则无论源至准直器的距离如何，测量的校准因子均可应用于 FOV 内的所有体素。

（二）感兴趣区（volume-of-interest，VOI）的勾画

确定 VOI 是治疗计划中最重要的步骤之一，其对定量准确度的影响可能高达 30%[23]。核医学影像的低空间分辨率和统计噪声降低了 VOI 边界勾画的准确度。因此，建议在高分辨率解剖图像（如 CT 和 MRI）中对 VOI 边界进行勾画，然后将其应用于配准 ECT 图像。Zhou 等提出了一种准确而实用的交互式轮廓勾画方法，使用曲线拟合对自动分割结果进行手动细化[68]。不同研究组均显示，功能信息和解剖信息

的结合可提高病灶评估的准确度[69-71]。Han 等证明，针对肿瘤使用基于 PET 和 CT 两种数据的图像切割分割法比仅使用 PET 或 CT 数据进行图像分割的准确度高 10% 左右[71]。此外，需注意在描绘 VOI 之前应对 CT 图像和发射图像进行配准；否则，图像不匹配不仅会影响靶器官轮廓的准确勾画，还会影响衰减校正和散射校正[72]。我们的研究表明，器官内放射性活度的估计误差大小与图像在 x 轴和 y 轴方向的偏移大小成正比。小体积和不显像的器官误差较大，误差对横（x）向和前后（y）方向的偏移比对 z 轴的旋转更敏感（图 7.4）。

良好设计的图像分割方法需要满足三个条件：准确度、可重复性和有效性。根据不同的操作方法，VOI 的分割可以分为手动、半自动和自动。手动分割 VOI 的准确度很容易受到由图像分辨率、部分容积效应以及操作人员的经验等原因导致的图像边界模糊的影响。因此，通常建议采用自动化或半自动化技术来减少不同操作者间和同一操作者多次测量的误差，并可以缩短勾画 VOI 的时间。目前对于医学成像应用最先进的交互式分割算法也在研究中[73-75]。

（三）图像配准

在 TRT 中，患者通常需要多次成像，获得 TAC 并计算靶组织和其他组织器官的累积活度。然而，不同时间扫描，患者的图像会出现移动、组织器官勾画变形，导致准确度降低，特别是对于需要逐个体素生成累积活度的 3D 剂量测定而言，影响更显著。Papavasileiou 等的研究显示，即使对于平移<9.5 mm 和旋转角度<6° 的这种轻微的配准不良，吸收剂量的测定差异也可能高达 90%[76]。当 VOI 远离探头中心时，这些误差会变得更加严重。因此，TRT 中患者多次的核医学扫描图像配准问题对于改进 TRT 的剂量测定至关重要。同一研究小组开发了一种 4D 图像配准方案，连续扫描中的每张图像都按照其前一张图像进行配准，以便对不同时间点的 SPECT 扫描图像进行准确配准[77]。该方法利用了空间信息和基于体素的相似性准则，对于相关系数、交互信息和绝对误差和这几项标准，顺序 3D 配准导致的残留配准误差分别为（3.5±2.5）mm、（3.2±2.0）mm 和（7.0±3.5）mm，而相应的 4D 方

法的误差分别为（2.4±1.6）mm、（1.9±1.1）mm 和（5.3±2.9）mm。该算法结合了时间信息，证实其比基于体素的顺序 3D 配准更可靠准确。

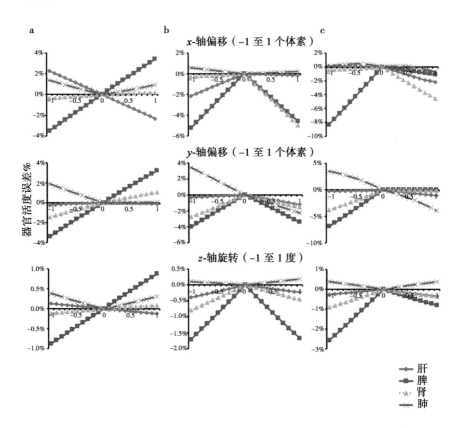

图 7.4 ECT 和 CT 中不同器官沿 x（上排图）、y（中排图）、z（下排图）轴方向不匹配时，（a）衰减校正、（b）VOI 勾画、（c）衰减校正和 VOI 勾画相结合对器官活度估计的不匹配效应

　　虽然定量功能图像配准是可行的，但由于缺乏解剖学结构信息、获取大量数据后存在的统计学噪声以及同位素衰变（尤其是对于时相靠后的时间点而言），进行准确的配准也存在很大的挑战[78]。同时采集 ECT 和高分辨率解剖图像的现代化多模态扫描仪为这一问题提供了可行的解决方案[79]。先前的研究表明，在对活度和吸收剂量的估计方面，使用连续 CT 图像进行配准优于连续 SPECT 图像。使用 CT 可改善定量图像重建、器官描绘和图像配准的准确性。此外，基

于器官的配准（配准前将各器官单独分割出来）优于全身配准，但对每个器官和每个时间点进行的分割次数更多，需要耗费大量的时间（图 7.5）[80]。在 TRT 剂量测定中，基于器官的配准首选全自动分割方法，以提高临床应用可行性。

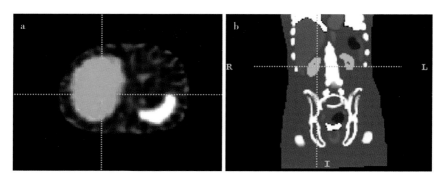

图 7.5　（a）模拟 SPECT 图像上的肝脏和（b）模拟 CT 图像上的肾脏分割示例

另外，在临床情况下，正常器官或肿瘤在扫描中可能发生非刚性变形，这时刚性配准就不适用，特别是对小体积的器官或病变影响更大。Sjogreen 等研究了连续 SPECT-CT 图像的刚性或非刚性配准对 TRT 剂量估算准确度的影响[81]。他们对 CT 图像进行了刚性或非刚性配准，然后使用经 CT-CT 配准得到的形变场对相应的 SPECT 图像进行校形。他们发现在刚性和非刚性配准后，对活度的估计更加一致。刚性和非刚性配准之间器官中的停留时间和吸收剂量的差异较小，但非刚性配准具有更好的精密度，尤其是在更可能出现非刚性运动的解剖区域，如颈部和肩部区域。利用从 CT 得到的空间变形能够避免 SPECT 中随时间变化的活度分布，但 CT 形变场可能改变 SPECT 中放射性核素活度的强度分布。Ao 等研究了使用基于器官的非刚性配准对 3D 剂量测定估计的影响[78]。他们使用差异剂量体积直方图（differential dose volume histogram，DDVH）的归一化绝对误差（normalized absolute error，NAE%）进行 3D 剂量测定评估。结果显示，对于肝、脾、肾和肺，非刚性配准的 DDVH 的 NAE% 分别为 8.18%、32.31%、16.28% 和 7.02%，而相应的刚性配准的误差分别为 41.68%、77.41%、36.25% 和 17.80%，表明非刚性配准的性能更优越。

由于多模态成像技术在图像分割和配准方面均显示出优势，因此可考虑将顺序解剖扫描（例如低剂量 CT）纳入标准临床 TRT 方案。为了进一步降低 CT 的辐射剂量，同时保证连续 CT 扫描仍保持相似的剂量测定准确度，原著作者建议基于单次 CT 采集和非刚性配准生成不同时间点的虚拟 CT[82]。

（四）累积活度

可以通过对每个体素拟合一个指数函数或对每个体素的值随时间的变化进行解析积分来生成时间活度系数。根据输入的数据数量和示踪动力学，使用单时相、双时相和多时相指数衰变模型来描述靶器官或肿瘤的药代动力学功能[20,83,84]。指数之和用作 TAC 的模型函数。还建议对曲线拟合进行房室建模[85]，同时可使用 Akaike（AIC 准则）和 F 检验评估曲线拟合的性能[86]。如果没有可用的曲线拟合，可以在物理衰变之后的最后时间点之后进行梯形积分然后外推，但预计会出现误差（尤其是在采集的成像次数较少时）。仍需进行更多的研究来评估曲线拟合过程引起的实质性误差。

（五）剂量转换

为了实现基于体素的剂量测定，可以使用剂量点核（dose-point kernel，DPK）卷积[87]、体素 S 值（voxel S value，VSV）[96] 或 MCS[88,89] 进行辐射吸收剂量转换。与 20 世纪 90 年代末的 MCS 相比，具有 3D 活度分布的 DPK 卷积因其效率高而被广泛使用。对于不同的同位素，可以预先计算 β 粒子、电子和光子的 DPK，即位于无限均匀介质中的各向同性点源在给定径向距离下每次跃迁的平均吸收剂量[90,91]。该方法考虑了邻近体素的吸收剂量。该方法被 MIRD 委员会采用，提出了 VSV 方法为体素成像数据的几何形状提供相应的 S 值[92,93]（图 7.6）。与 DPK 相似，VSV 定义为源体素中每次发生放射性衰变时靶体素的平均吸收剂量，也同样假设源体素和靶体素都包含在无限均匀的组织介质中。一系列计算 VSV 的策略也在研发中，包括直接 MCS[94-97]、卷积[98] 或数值积分[99]。此外，Lanconelli 等提供了用于软组织和骨的几种常见体素大小的七种常用 TRT 放射性核素免费 VSV 数据库[96]。Bolch 等提出了局部能量沉积（local energy deposition，LED）方法，以简化 VSV 在纯 β 发射体中的应用。该方法假设 β 发射释放的所有动能都在源体素内被局部吸收。因此，剂量 3D 分布可通过简单地将一个体素中的累积活度与唯一的剂量测定因子相乘计算获得。Pasciak 等的研究显示，在 ^{90}Y- 微球 SPECT 研究中，对于 6 mm^3 和 3 mm^3 的体素，常规 VSV 方法略微低估了活度最高的区域的剂量，分别低估了约 15% 和 10%，而 LED 方法可减少放射性浓度的模糊效应，并且比使用 MCS 方法作为金标准的 VSV 更准确。该技术可进一步应用于 PET[100]。然而，DPK 和 VSV 方法都不能解决组织不均匀的问题。基于 MCS 的剂量测定[101] 更加准确，因为它考虑了患者体内的所有组织变量，模拟了来自所有可能的源器官的粒子输运和能量沉积。包括 EGS4 和 GATE 在内的软件可用于 MCS 剂量测定计算，在这些软件中输入由 CT 得到的密度图、活度或累积活度图像来计算吸收剂量。然而，大量的计算时间造成了其临床应用的困难。Grimes 等发现，在一项基于患者的研究中，MCS 和 VSV 方法得出的 3D 剂量分布几乎相同[102]。

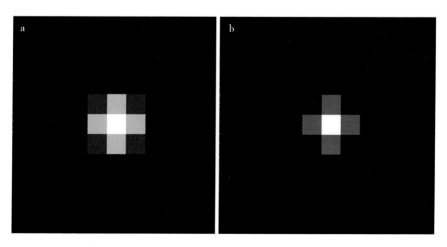

图 7.6　体素大小为（4.22 × 4.22 × 4.22）mm^3 时（a）软组织和（b）骨的 ^{90}Y-VSV 示例

（六）数据分析

常规 2D 剂量测定结果包括不同的平均器官吸收剂量。这些结果不包含肿瘤或关键器官内的潜在剂量不均匀性信息。基于体素的剂量测定可提供吸收剂量 3D 信息，包括剂量体积直方图、剂量图和等剂量线（图 7.7）。这些信息能够描述剂量分布，包括最小和最大剂量，用于治疗计划或剂量验证。还可用于评估对重要器官，特别是辐射敏感性的组织器官的潜在毒性。

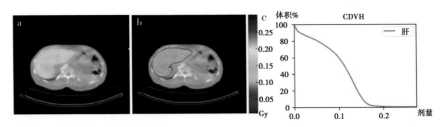

图 7.7 注射 ^{111}In- 奥曲肽的患者肝脏的（a）剂量图、（b）等剂量线和（c）等剂量线相应的累积剂量体积直方图示例

（七）剂量测定软件

一般而言，根据输入的患者连续显像数据和剂量校准因子，一个 3D 剂量测定软件包括以下步骤：图像配准（可选）、VOI 分割、曲线拟合（用于生成时间 - 活度曲线）、剂量转换，以及数据分析。虽然早期的体素化剂量测定软件不包含上述所有五个模块，并且需要与其他图像处理或剂量测定软件一起使用，但最近开发了更多一站式的用于研究和临床的剂量测定软件包，一些软件还提供了定量重建的选项。对近期体内剂量测定规范的综述可参见 Ramos 等的文章[103]。表 7.2 列出了商用和研究用体素化 TRT 软件的示例。

五、基于图像剂量测定的不确定性

基于图像的 3D 剂量测定的不确定性归因于许多方面，包括成像过程中物理因素导致的图像质量下降、影响系统灵敏度的剂量准直、感兴趣区的勾画、图像配准、曲线拟合和剂量转换。重要的是要了解重要器

表 7.2　患者特异性剂量测定体素化软件概览

参考文献	软件	图像配准	图像分割	曲线拟合模型	剂量计算
[104]	OEDIPE	N/A	N/A	N/A	MCNPX（MCS）
[105]	Mr Voxel	手动配准	按照用户定义的阈值进行	单指数拟合	VSV或VOXnova（MCS）
[106]	RMDP	使用外部标记进行半自动或自动配准	手动/半自动/自动分割	N-1时相曲线拟合（N为SPECT扫描次数）	MIRD体素S值和DPK
[90]	3DID	N/A	CT/MRI图像的手动/自动边缘检测	单指数拟合	DPK和EGS4（MCS）
[107]	RAYDOSE	非刚性配准	CT图像的手动分割	单指数线性+单指数平行四边形法	Geant4（MCS）
[108]	VRAK	CT图像的自动刚性和非刚性配准	N/A	三指数拟合	VSV
[109]	NUKDOS	N/A	手动分割	指数拟合总和	VSV
[110]	VIDA	CT图像的自动刚性配准	CT图像的手动/半自动分割	单指数或双指数拟合	Geant4（MCS）
[111]	VoxelMed	手动配准	CT图像的手动分割	遵循半减期单指数尾积分的梯形法	VSV
	Stratos	刚性配准			VSV
[112]	PLANET Dose	自动/半自动刚性/非刚性配准	半自动/自动分割	单指数拟合	VSV
[113]	HIRD	手动或自动刚体配准	手动或半自动分割	遵循梯形法则的数值积分	半MCS
[118]	BIGDOSE	自动非刚体配准	半自动分割	单/双/三指数拟合或梯形积分	VSV

官和肿瘤的最终剂量评估中误差的潜在来源和大小。除了归因于图像采集和后处理的不确定性之外，剂量校准和给药时间的差异、给药后残留在给药系统中的活度、放射性核素杂质和操作人员的失误也会导致吸收剂量评估中的总体误差，引起治疗计划处方剂量或剂量验证后的有效性评估错误。

Gustafsson J 等通过对特定误差源移除后观察标准差的减少，研究了基于图像的剂量测定的不确定性[114]。他们使用了三个拟人化计算机体模，结合了 ^{177}Lu-DOTATATE 的药代动力学模型、校准因子模变量、由 CT 得到的密度的噪声图、SPECT 数据采集期间的动态活度分布、VOI 描绘和成像开始时间点。通过排除上述因素的变化，研究了左肾的吸收剂量，发现使用固定的恢复系数和 γ 照相机校准时，肾脏吸收剂量的最大不确定性似乎是 PVC。尚未对基于 PET 的定量剂量测定中的不确定性（如 PGC、正电子射程校正和 PVC）进行系统研究。

六、结论

对于 TRT，由于大多数治疗药物并不适合显像，进行定量显像具有挑战性[119]。定量 SPECT、韧致辐射成像和 PET 的图像重建过程必须对许多使图像质量下降的因素进行补偿，包括向下散射、韧致辐射光子和 PGC，取得了一定的研究成果。对于 ^{131}I 和 ^{111}In 等发射 γ 射线的核素显像，采用不同的补偿组合可实现 10% 以内的定量误差。对于 ^{86}Y 和 ^{124}I 等正电子发射体的核素显像，定量误差在 7% 以内[52]。然而，很难对这些方法进行比较，因为这些研究使用了不同的体模、活度水平和显像方案。对于具有更复杂能谱的同位素（^{166}Ho）或纯 β 发射体（^{90}Y），研究人员可通过使用特定的成像硬件和重建算法达到一定的准确性。

如今，随着高亲和力和高特异性抗体的开发，以及逐渐增多的各种正电子发射核素的临床前和临床研究，PET 有望在 TRT 应用的个体化治疗计划和治疗监测的诊断和治疗阶段发挥重要作用（尤其是在 immuno-PET 概念的提出及其迅速发展之后）[48]。有关 SPECT 的研究为 PET 的发展奠定了坚实的基础[115]，PET 优秀的特性可能使其成为

TRT 中一种良好的成像方案。对于具有复杂衰变规律的不同 PET 同位素，需要进一步开发更高级的校正算法。

仍然需要更先进的后处理技术来提高剂量测定的准确性。例如，有效的图像配准、图像分割和改进的重建算法对于不均匀的活度分布和组织分布的体素级剂量测定而言非常重要。优化成像方案，减少成像次数，缩短采集时间，大视野成像，对于常规临床实践非常重要。相关的硬件改进（例如准直器和探测器的选择）对于追求剂量测量的高准确性也是必不可少的。最后，TRT 定量成像的最佳方式可能因人而异。随着计算能力的提高和技术的发展，通过定量发射体层摄影和一站式剂量测定软件对肿瘤和高危器官进行吸收剂量 3D 计算有望在不久的将来应用于常规临床实践。

致谢 本文得到了澳门大学研究经费（MYRG2017-00060-FST）的支持。作者感谢根特大学的 Stefaan Vandenberghe 教授提供了相关数据。

利益冲突 作者声明没有利益冲突。

（卢　霞　译审）

参考文献

1. Yeong CH, Cheng MH, Ng KH. Therapeutic radionuclides in nuclear medicine: current and future prospects. J Zhejiang Univ Sci B. Oct 2014; 15 (10) :845-63.

2. Jadvar H. Targeted radionuclide therapy: an evolution toward precision cancer treatment. AJR Am J Roentgenol. Aug 2017; 209 (2) :277-88.

3. Eary JF, et al. Samarium-153-EDTMP biodistribution and dosimetry estimation. J Nucl Med. 1993; 34 (7) :1031-6.

4. Waldherr C, et al. Tumor response and clinical benefit in neuroendocrine tumors after 7.4 GBq 90Y-DOTATOC. J Nucl Med. 2002; 43 (5) :610-6.

5. Vallabhajosula S, et al. Pharmacokinetics and biodistribution of 111In-and 177Lu-labeled J591 antibody specific for prostate-specific membrane antigen: prediction of 90Y-J591 radiation dosimetry based on 111In or 177Lu? J Nucl Med. 2005; 46 (4) : 634-41.

6. Silberstein EB, et al. The SNMMI practice guideline for therapy of thyroid disease with 131I 3.0. J Nucl Med. 2012; 53 (10) :1633-51.

7. Sinha V, Goyel V, Trehan A. Radioactive microspheres in therapeutics. Die Pharmazie-Int J Pharm Sci. 2004; 59 (6) :419-26.

8. Committee on State of the Science of Nuclear Medicine, National Research Council. Advancing nuclear medicine through innovation. Washington (DC) : National Academies Press (US) ; 2007; 59-74.

9. Prise KM. Bystander effects and radionuclide therapy. In: Targeted radionuclide tumor therapy: Springer; Berlin, Heidelberg. 2008. p. 311-9.

10. Ersahin D, Doddamane I, Cheng D. Targeted radionuclide therapy. Cancers. 2011; 3 (4) :3838-55.

11. Ahmadzadehfar H, Biersack HJ, Ezziddin S. Radioembolization of liver tumors with yttrium-90 microspheres. Semin Nucl Med. 2010; 40 (2) :105-21.

12. Kwekkeboom DJ, et al. Treatment of patients with gastro-entero-pancreatic (GEP) tumours with the novel radiolabelled somatostatin analogue〔177Lu-DOTA0,Tyr3〕octreotate. Eur J Nucl Med Mol Imaging. 2003; 30 (3) :417-22.

13. Kabasakal L, et al. Pre-therapeutic dosimetry of normal organs and tissues of 177Lu-PSMA-617 prostate-specific membrane antigen (PSMA) inhibitor in patients with castration-resistant prostate cancer. Eur J Nucl Med Mol Imaging. 2015; 42 (13) : 1976-83.

14. Strigari L, et al. The evidence base for the use of internal dosimetry in the clinical practice of molecular radiotherapy. Eur J Nucl Med Mol Imaging. 2014; 41 (10) : 1976-88.

15. Ljungberg M, Gleisner KS. 3-D image-based dosimetry in radionuclide therapy. IEEE Transac Radiat Plasma Med Sci. 2018; 2 (6) :527-40.

16. Loke KSH, Padhy AK, Ng DCE, Goh ASW, Divgi C. Dosimetric considerations in radioimmunotherapy and systemic radionuclide therapies: a review. World J Nucl Med. 2011; 10 (2) :122-38.

17. Bin H, Yong D, Xiyun S, Segars WP, Eric CF. A Monte Carlo and physical phantom evaluation of quantitative in-111 SPECT. Phys Med Biol. 2005; 50 (17) :4169.

18. Du Y, Tsui BM, Frey EC. Partial volume effect compensation for quantitative brain SPECT imaging. IEEE Transac Med Imaging. 2005; 24 (8) :969-76.

19. Frey EC, Tsui B. A new method for modeling the spatially-variant, object-dependent scatter response function in SPECT. In: Nuclear science symposium, 1996. conference record, vol. 2: p. 1082-6.

20. He B, Frey EC. Effects of shortened acquisition time on accuracy and precision of quantitative estimates of organ activity. Med Phys. 2010; 37 (4) :1807.

21. Dewaraja YK, Koral KF, Fessler JA. Regularized reconstruction in quantitative SPECT using CT side information from hybrid imaging. Phys Med Biol. 2010; 55 (9) : 2523-39.

22. Vandervoort E, Celler A, Wells G, Blinder S, Dixon K, Pang Y. Implementation of an analytically based scatter correction in SPECT reconstructions. IEEE Transac Nucl Sci. 2005; 52 (3) :645-53.

23. Shcherbinin S, Celler A, Belhocine T, Vanderwerf R, Driedger A. Accuracy of quantitative reconstructions in SPECT/CT imaging. Phys Med Biol. 2008; 53 (17) : 4595-604.

24. Seo Y, Wong KH, Hasegawa BH. Calculation and validation of the use of effective attenuation coefficient for attenuation correction in in-111 SPECT. Med Phys. 2005; 32 (12) :3628-35.

25. Ljungberg M, Celler A, Konijnenberg MW, Eckerman KF, Dewaraja YK, Sjögreen-Gleisner K. MIRD pamphlet No. 26: joint EANM/MIRD guidelines for quantitative 177Lu SPECT applied for dosimetry of radiopharmaceutical therapy. J Nucl Med. 2016; 57 (1) :151-62.

26. Uribe CF, et al. Accuracy of 177Lu activity quantification in SPECT imaging: a phantom study. EJNMMI Phys. 2017; 4 (1) :2.

27. He B, Nikolopoulou A, Osborne J, Vallabhajosula S, Goldsmith S. Quantitative SPECT imaging with Lu-177: a physical phantom evaluation. J Nucl Med. 2012; 53 (supplement 1) :2407.

28. Rong X, Frey EC. A collimator optimization method for quantitative imaging: application to Y-90 bremsstrahlung SPECT. Med Phys. 2013; 40 (8) :082504.

29. Clarke LP, et al. Bremsstrahlung imaging using the gamma camera: factors affecting attenuation. J Nucl Med. 1992; 33 (1) :161-6.

30. Rong X, Du Y, Ljungberg M, Rault E, Vandenberghe S, Frey EC. Development and evaluation of an improved quantitative 90Y bremsstrahlung SPECT method. Med Phys. 2012; 39 (5) :2346-58.

31. Roshan H, Azarm A, Mahmoudian B, Islamian J. Advances in SPECT for optimizing the liver tumors radioembolization using Yttrium-90 microspheres. World J Nucl Med. 2015; 14 (2) :75.

32. Siman W, Mikell J, Kappadath S. Practical reconstruction protocol for quantitative 90Y bremsstrahlung SPECT/CT. Med Phys. 2016; 43 (9) :5093-103.

33. Dewaraja YK, et al. Improved quantitative 90Y bremsstrahlung SPECT/CT reconstruction with Monte Carlo scatter modeling. Med Phys. 2017; 44 (12) :6364-76.

34. Walrand S, Hesse M, Demonceau G, Pauwels S, Jamar F. Yttrium-90-labeled microsphere tracking during liver selective internal radiotherapy by bremsstrahlung pinhole SPECT: feasibility study and evaluation in an abdominal phantom. EJNMMI Res. 2011; 1 (1) :1.

35. Zanzonico P. Positron emission tomography: a review of basic principles, scanner design and performance, and current systems. Semin Nucl Med. 2004; 34 (2) : 87-111.

36. Karp JS, Fletcher JW. Time-of-flight PET. In: PET Center of Excellence Newsletter; 2006.

37. Surti S. Update on time-of-flight PET imaging. J Nucl Med. 2015; 56 (1) :98-105.

38. Boerman OC, Oyen WJ. Immuno-PET of cancer: a revival of antibody imaging. J Nucl Med. 2011; 52 (8) :1171-2.

39. Van Dongen GA, Visser GW, Lub-de Hooge MN, De Vries EG, Perk LR. Immuno-PET: a navigator in monoclonal antibody development and applications. Oncologist. 2007; 12 (12) :1379-89.

40. Laforest R, Rowland DJ, Welch MJ. MicroPET imaging with nonconventional isotopes. IEEE Trans Nucl Sci. 2002; 49 (5) :2119-26.

41. Liu X, Laforest R. Quantitative small animal PET imaging with nonconventional nuclides. Nucl Med Biol. 2009; 36 (5) :551-9.

42. Disselhorst JA, et al. Image-quality assessment for several positron emitters using the NEMA NU 4-2008 standards in the Siemens Inveon small-animal PET scanner. J Nucl Med. 2010; 51 (4) :610-7.

43. Derenzo SE. Mathematical removal of positron range blurring in high resolution tomography. IEEE Trans Nucl Sci. 1986; 33 (1) :565-9.

44. Bai B, Ruangma A, Laforest R, Tai Y-C, Leahy RM. Positron range modeling for statistical PET image reconstruction. In: Nuclear science symposium conference record, 2003 IEEE, vol. 4: p. 2501-5.

45. Bai B, Laforest R, Smith AM, Leahy RM. Evaluation of MAP image reconstruction with positron range modeling for 3D PET. In: Nuclear science symposium conference record, 2005 IEEE, vol. 5: p. 2686-9.

46. Fu L, Qi J. A novel iterative image reconstruction method for high-resolution PET imaging with a Monte Carlo based positron range model. In: Nuclear science symposium conference record, 2008 IEEE: p. 3609-12.

47. Cal-González J, Herraiz J, España S, Desco M, Vaquero JJ, Udías JM. Positron range effects in high resolution 3D PET imaging. In: Nuclear science symposium conference record (NSS/ MIC) , 2009 IEEE: p. 2788-91.

48. Verel I, Visser GW, van Dongen GA. The promise of immuno-PET in radioimmunotherapy. J Nucl Med. 2005; 46 (1 suppl) :164S-71S.

49. Conti M, Eriksson L. Physics of pure and non-pure positron emitters for PET: a review and a discussion. EJNMMI Phys. 2016; 3 (1) :1-17.

50. Lubberink M, Herzog H. Quantitative imaging of 124I and 86Y with PET. Eur J Nucl Med Mol Imaging. 2011; 38 (S1) :10-8.

51. Lubberink M, Schneider H, Bergström M, Lundqvist H. Quantitative imaging and correction for cascade gamma radiation of 76Br with 2D and 3D PET. Phys Med Biol. 2002; 47 (19) :3519.

52. Walrand S, et al. Quantitation in PET using isotopes emitting prompt single gammas: application to yttrium-86. Eur J Nucl Med Mol Imaging. 2003; 30 (3) :354-61.

53. Jentzen W, et al. Iodine-124 PET dosimetry in differentiated thyroid cancer: recovery coefficient in 2D and3Dmodes for PET (/CT) systems. Eur J Nucl Med Mol Imaging.

2008; 35 (3) :611-23.

54. Buchholz HG, et al. PET imaging with yttrium-86: comparison of phantom measurements acquired with different PET scanners before and after applying background subtraction. Eur J Nucl Med Mol Imaging. 2003; 30 (5) :716-20.

55. Lövqvist A, et al. PET imaging of 86Y-labeled anti-Lewis Y monoclonal antibodies in a nude mouse model: comparison between 86Y and 111In radiolabels. J Nucl Med. 2001; 42 (8) :1281-7.

56. Gates VL, Esmail AA, Marshall K, Spies S, Salem R. Internal pair production of 90Y permits hepatic localization of microspheres using routine PET: proof of concept. J Nucl Med. 2011; 52 (1) :72-6.

57. D'Arienzo M, et al. 90Y PET-based dosimetry after selective internal radiotherapy treatments. Nucl Med Commun. 2012; 33 (6) :633-40.

58. Kao Y-H, et al. Post-radioembolization yttrium-90 PET/CT-part 1: diagnostic reporting. EJNMMI Res. 2013; 3 (1) :56.

59. Kao Y-H, et al. Post-radioembolization yttrium-90 PET/CT-part 2: dose-response and tumor predictive dosimetry for resin microspheres. EJNMMI Res. 2013; 3:57.

60. Elschot M, Vermolen BJ, Lam MG, de Keizer B, van den Bosch MA, de Jong HW. Quantitative comparison of PET and Bremsstrahlung SPECT for imaging the in vivo yttrium-90 microsphere distribution after liver radioembolization. PLoS One. 2013; 8 (2) :e55742.

61. Padia SA, Alessio A, Kwan SW, Lewis DH, Vaidya S, Minoshima S. Comparison of positron emission tomography and bremsstrahlung imaging to detect particle distribution in patients undergoing yttrium-90 radioembolization for large hepatocellular carcinomas or associated portal vein thrombosis. J Vasc Interv Radiol. 2013; 24 (8) :1147-53.

62. Osborne DR, Acuff S, Neveu M, Kaman A, Syed M, Fu Y. 90Y liver radioembolization imaging using amplitude-based gated PET/CT. Clin Nucl Med. 2017; 42 (5) :373-4.

63. Cherry SR, Jones T, Karp JS, Qi J, Moses WW, Badawi RD. Total-Body PET: Maximizing Sensitivity to Create New Opportunities for Clinical Research and Patient Care. J Nucl Med. 2018; 59 (1) :3-12.

64. Zeintl J, Vija AH, Yahil A, Hornegger J, Kuwert T. Quantitative accuracy of clinical 99mTc SPECT/CT using ordered-subset expectation maximization with 3-dimensional resolution recovery, attenuation, and scatter correction. J Nucl Med. 2010; 51 (6) : 921-8.

65. Koral KF, et al. CT-SPECT fusion plus conjugate views for determining dosimetry in iodine-131-monoclonal antibody therapy of lymphoma patients. J Nucl Med. 1994; 35 (10) :1714-20.

66. Ljungberg M, Frey E, Sjögreen K, Liu X, Dewaraja Y, Strand S-E. 3D absorbed dose

calculations based on SPECT: evaluation for 111-In/90-Y therapy using Monte Carlo simulations. Cancer Biother Radiopharm. 2003; 18 (1) :99-107.

67. Anizan N, Wang H, Zhou XC, Hobbs RF, Wahl RL, Frey EC. Factors affecting the stability and repeatability of gamma camera calibration for quantitative imaging applications based on a retrospective review of clinical data. EJNMMI Res. 2014; 4 (1) :67.

68. Zhou W, Xie Y. Interactive contour delineation and refinement in treatment planning of image-guided radiation therapy. J Appl Clin Med Phys. 2014; 15 (1) :141.

69. Li H, Bai J, Wu X, Bhatia S, Abu-Hejleh T, Sun W. Semi-automated co-segmentation of tumor volume using multimodality PET-CT in Non-Small Cell Lung Cancer (NSCLC) . Austin J Cancer Clin Res. 2014; 1 (3) :1013.

70. Ju W, Xiang D, Zhang B, Wang L, Kopriva I, Chen X. Random walk and graph cut for co-segmentation of lung tumor on PET-CT images. IEEE Transac Image Process. 2015; 24 (12) :5854-67.

71. Han D, et al. Globally optimal tumor segmentation in PET-CT images: a graph-based co-segmentation method. In: Information processing in medical imaging: Springer; 2011. p. 245-56.

72. He B, Frey EC. The impact of 3D volume of interest definition on accuracy and precision of activity estimation in quantitative SPECT and planar processing methods. Phys Med Biol. 2010; 55 (12) :3535-44. Published online 2010 May 28. https://doi. org/10.1088/0031-9155/55/12/017.

73. Schenk A, Prause G, Peitgen H-O. Efficient semiautomatic segmentation of 3D objects in medical images. In: Medical image computing and computer-assisted intervention-MICCAI 2000: Springer; 2000. p. 186-95.

74. Zhang H, Fritts JE, Goldman SA. Image segmentation evaluation: a survey of unsupervised methods. Comput Vis Image Underst. 2008; 110 (2) :260-80. https://doi.org/10.1016/j. cviu.2007.08.003.

75. McGuinness K, O'connor NE. A comparative evaluation of interactive segmentation algorithms. Pattern Recogn. 2010; 43 (2) :434-44.

76. Papavasileiou P, Divoli A, Hatziioannou K, Flux GD. The importance of the accuracy of image registration of SPECT images for 3D targeted radionuclide therapy dosimetry. Phys Med Biol. 2007; 52 (24) :N539-48.

77. Papavasileiou P, Divoli A, Hatziioannou K, Flux GD. A generalized 4D image registra-tion scheme for targeted radionuclide therapy dosimetry. Cancer Biother Radiopharm. 2007; 22 (1) :160-5.

78. Ao EC, Wu NY, Wang SJ, Song N, Mok GS. Improved dosimetry for targeted radio-nuclide therapy using nonrigid registration on sequential SPECT images. Med Phys. 2015; 42 (2) :1060-70.

79. Townsend DW, Carney JP, Yap JT, Hall NC. PET/CT today and tomorrow. J Nucl

Med. 2004; 45 (1 suppl) :4S-14S.

80. Li T, Wu N-Y, Song N, Mok GS. Evaluation of sequential SPECT and CT for targeted radionuclide therapy dosimetry. Ann Nucl Med. 2018; 32 (1) :34-43.

81. Sjögreen-Gleisner K, Rueckert D, Ljungberg M. Registration of serial SPECT/CT images for three-dimensional dosimetry in radionuclide therapy. Phys Med Biol. 2009; 54 (20) :6181-200.

82. Li T, Mok GSP. Technical note: virtual CT for reducing CT dose in targeted radionuclide therapy dosimetry. Med Phys. 2018; 45:5138.

83. He B, et al. Evaluation of quantitative imaging methods for organ activity and residence time estimation using a population of phantoms having realistic variations in anatomy and uptake. Med Phys. 2009; 36 (2) :612-9.

84. He B, et al. Comparison of residence time estimation methods for radioimmunotherapy dosimetry and treatment planning—Monte Carlo simulation studies. IEEE Transac Med Imaging. 2008; 27 (4) :521-30.

85. Nickel M, Strand SE, Linden O, Wingardh K, Tenvall J, Gleisner KS. Development and evaluation of a pharmacokinetic model for prediction of radioimmunotherapy based on pretherapy data. Cancer Biother Radiopharm. 2009; 24 (1) :111-22.

86. Glatting G, Kletting P, Reske SN, Hohl K, Ring C. Choosing the optimal fit function: comparison of the Akaike information criterion and the F-test. Med Phys. Nov 2007; 34 (11) :4285-92.

87. Loevinger R, Japha E, Brownell G. Discrete radioisotope sources. In: Radiation dosimetry. New York: Academic Press; 1956. p. 693-799.

88. Furhang EE, Chui CS, Sgouros G. A Monte Carlo approach to patient-specific dosimetry. Med Phys. 1996; 23 (9) :1523-9.

89. Furhang EE. A Monte Carlo-based dosimetry method for patient-specific internal emitter therapy. New York: Columbia University; 1996.

90. Tagesson M, Ljungberg M, Strand S-E. A Monte Carlo program converting activity distributions to absorbed dose distributions in a radionuclide treatment planning system. Acta Oncol. 1996; 35 (3) :367-72.

91. Ferrer L, Chouin N, Bitar A, Lisbona A, Bardiès M. Implementing dosimetry in GATE: dose-point kernel validation with GEANT4 4.8. 1. Cancer Biother Radiopharm. 2007; 22 (1) :125-9.

92. Liu A, Williams LE, Wong JY, Raubitschek AA. Monte Carlo-assisted voxel source kernel method (MAVSK) for internal beta dosimetry. Nucl Med Biol. 1998; 25 (4) : 423-33.

93. Bolch WE, Bouchet LG, Robertson JS, Wessels BW. MIRD pamphlet No, 17: the dosimetry of nonuniform activity distributions—radionuclide S values at the voxel level. J Nucl Med. 1999; 40 (1) :S11.

94. Strigari L, Menghi E, D'Andrea M, Benassi M. Monte Carlo dose voxel kernel

calculations of beta-emitting and Auger-emitting radionuclides for internal dosimetry: a comparison between EGSnrcMP and EGS4. Med Phys. 2006; 33 (9) :3383-9.

95. Pacilio M, et al. Differences among Monte Carlo codes in the calculations of voxel S values for radionuclide targeted therapy and analysis of their impact on absorbed dose evaluations. Planning. 2009; 5:8.

96. Lanconelli N, et al. A free database of radionuclide voxel S values for the dosimetry of nonuniform activity distributions. Phys Med Biol. 2012; 57 (2) :517.

97. Amato E, Italiano A, Minutoli F, Baldari S. Use of the GEANT4 Monte Carlo to determine three-dimensional dose factors for radionuclide dosimetry. Nucl Instrum Methods Phys Res, Sect A. 2013; 708:15-8.

98. Erdi AK, Yorke ED, Loew MH, Erdi YE, Sarfaraz M, Wessels BW. Use of the fast Hartley transform for three-dimensional dose calculation in radionuclide therapy. Med Phys. 1998; 25 (11) :2226-33.

99. Franquiz J, Chigurupati S, Kandagatla K. Beta voxel S values for internal emitter dosimetry. Med Phys. 2003; 30 (6) :1030-2.

100. Pasciak AS, Erwin WD. Effect of voxel size and computation method on Tc-99m MAA SPECT/CT-based dose estimation for Y-90 microsphere therapy. IEEE Transac Med Imaging. 2009; 28 (11) :1754-8.

101. Furhang EE, Chui CS, Kolbert KS, Larson SM, Sgouros G. Implementation of a Monte Carlo dosimetry method for patient-specific internal emitter therapy. Med Phys. 1997; 24 (7) :1163.

102. Grimes J, Celler A. Comparison of internal dose estimates obtained using organ-level, voxel S value, and Monte Carlo techniques. Med Phys. 2014; 41 (9) :092501.

103. Ramos S, Thomas S, Pinheiro M, Coelho A, Albernaz M. Internal radiation dose and modeling codes in nuclear medicine: a fresh look at old problems. Int J Radiol Radiat Ther. 2017; 4 (5) :00111.

104. Petitguillaume A, Bernardini M, Broggio D, de Labriolle Vaylet C, Franck D, Desbrée A. OEDIPE, a software for personalized Monte Carlo dosimetry and treatment planning optimization in nuclear medicine: absorbed dose and biologically effective dose considerations. Radioprotection. 2014; 49 (4) :275-81.

105. McKay E. A software tool for specifying voxel models for dosimetry estimation. Cancer Biother Radiopharm. 2003; 18 (3) :379-92.

106. Guy MJ, Flux GD, Papavasileiou P, Flower MA, Ott RJ. RMDP: a dedicated package for 131I SPECT quantification, registration and patient-specific dosimetry. Cancer Biother Radiopharm. 2003; 18 (1) :61-9.

107. Marcatili S, et al. Development and validation of RAYDOSE: a Geant4-based application for molecular radiotherapy. Phys Med Biol. 2013; 58 (8) :2491.

108. Jackson PA, Beauregard JM, Hofman MS, Kron T, Hogg A, Hicks RJ. An automated voxel-ized dosimetry tool for radionuclide therapy based on serial quantitative

SPECT/CT imaging. Med Phys. 2013; 40 (11) :112503.

109. Kletting P, et al. The NUKDOS software for treatment planning in molecular radiotherapy. Z Med Phys. 2015; 25 (3) :264-74.

110. Kost SD, Dewaraja YK, Abramson RG, Stabin MG. VIDA: a voxel-based dosimetry method for targeted radionuclide therapy using Geant4. Cancer Biother Radiopharm. 2015; 30 (1) :16-26.

111. Grassi E, et al. Quantitative comparison between the commercial software STRATOS® by Philips and a homemade software for voxel-dosimetry in radiopeptide therapy. Phys Med. 2015; 31 (1) :72-9.

112. Dieudonné A, et al. Correlation between average absorbed dose and metabolic response in the radio-embolization of liver colorectal metastases with resin microspheres. J Nucl Med. 2015; 56 (supplement 3) :1237.

113. Hippeläinen ET, Tenhunen MJ, Mäenpää HO, Heikkonen JJ, Sohlberg AO. Dosimetry software Hermes internal radiation dosimetry: from quantitative image reconstruction to voxel-level absorbed dose distribution. Nucl Med Commun. 2017; 38 (5) :357-65.

114. Gustafsson J, Brolin G, Cox M, Ljungberg M, Johansson L, Gleisner KS. Uncertainty propagation for SPECT/CT-based renal dosimetry in 177Lu peptide receptor radionuclide therapy. Phys Med Biol. 2015; 60 (21) :8329.

115. Pecking AP, Bellet D, Alberini JL. Immuno-SPET/CT and immuno-PET/CT: a step ahead to translational imaging. Clin Exp Metastasis. 2012; 29 (7) :847-52.

116. Jødal L, Le Loirec C, Champion C. Positron range in PET imaging: an alternative approach for assessing and correcting the blurring. Phys Med Biol. 2012; 57 (12) : 3931.

117. Jødal L, Le Loirec C, Champion C. Positron range in PET imaging: non-conventional isotopes. Phys Med Biol. 2014; 59 (23) :7419.

118. Li T, Zhu L, Lu Z, Song N, Lin KH, Mok GS. BIGDOSE: software for 3D personalized targeted radionuclide therapy dosimetry. Quant Imaging Med Surg 2020; 10 (1) :160-70.

119. Li T, Ao ECI, Lambert B, Brans B, Vandenberghe S, Mok GS. Quantitative Imaging for Targeted Radionuclide Therapy Dosimetry-Technical Review. Theranostics. 2017 Oct 13; 7 (18) :4551-65.

第 8 章
非密封放射性核素用于局部癌症治疗：实验结果

Franklin C. L. Wong

一、引言

　　如第 5 章中进一步所述，放射性核素用于人类癌症治疗的一个示例是全身应用碘（^{131}I）化钠治疗甲状腺癌和甲状腺功能亢进症（格雷夫斯病）。其他示例包括 ^{90}Y（Zevalin）或 ^{131}I（Bexxar）标记的抗 CD20 单克隆抗体治疗淋巴瘤、使用 ^{177}Lu 生长抑素类似物治疗神经内分泌肿瘤、使用 ^{89}Sr- 氯化物和 ^{153}Sm-EDTMP 缓解癌症转移疼痛和使用 ^{223}Ra- 氯化物以及 ^{177}Lu-PSMA 治疗前列腺癌。全身使用放射性核素治疗癌症虽然已被确立为标准治疗，但其缺点是向靶肿瘤提供放射性核素的剂量有限（通常不到 1%），而身体的其余部分会受到剩余剂量（通常大于给药剂量的 99%）的潜在副作用。这一缺点将治疗窗限制在狭窄的范围内。然而，局部给药的药代动力学优势可以极大地扩展治疗窗，因为局部给药后大部分放射性药物在扩散、灌注或淋巴引流之前被输送至靶点，并且放射性药物会被稀释到体循环中，造成的伤害要小于全身给药。

F. C. L. Wong（✉）
美国得克萨斯州休斯顿得克萨斯大学 M. D. 安德森癌症中心核医学系
电子邮箱：fwong@mdanderson.org
© Springer Nature Switzerland AG 2021
F. C. L. Wong（ed.），Locoregional Radionuclide Cancer Therapy，https：//doi.org/10.1007/978-3-030-56267-0_8

　　局部治疗的主要问题是局部毒性，其可能由邻近区域中制剂的化学毒性和放射性核素的放射性毒性引起。至于药物本身的化学毒性，放射性药物的理论物理质量可能是使用低比活度制剂时所需关注的问题，但是其实际用量通常远小于 1 μg，因此不太可能引起实质性伤害。放射性毒性由放射性药物的放射性核素引起，是治疗肿瘤的预期结果，应被视为是可接受的。然而，在使用特定局部放射性核素治疗癌症成为可接受的治疗形式之前，需要在动物实验和临床试验中监测这些潜在的局部毒性。

　　治疗用放射性药物的选择在很大程度上取决于放射性核素，因为治疗时需要使用比诊断时更大的辐射吸收剂量。如第 6 章所述，通过对具有 β 和 γ 辐射的市售放射性核素的靶剂量测定和深度剂量测定进行研究，可以对放射性核素进行合理选择。放射性药物的选择也取决于生产或附着放射性核素过程中可实现的放射化学和物流，以获得相对稳定的最终产品供人类使用。

　　对临床上使用的治疗药剂或器械的要求是确保其具有有效性和可接受的低毒性特征，如 FDA 和美国核管理委员会（Nuclear Regulatory Commission，NRC）等机构的联邦要求所示。在任何药物或器械获批用于人类常规使用之前，需要证明其安全性和有效性。放射性药物当然需要满足这些要求，因此需要进行活体动物实验。

　　本章回顾了在美国国立卫生研究院（National Institutes of Health，NIH）（R21CA89891 和 R21CA97729）、美国国防部（United States Department of Defense，US DOD）陆军乳腺癌研究资助计划（BC020808）和美国 M.D. 安德森癌症中心（M.D. Anderson Cancer Center，MDACC）大学癌症基金资助计划（#94712）等多项联邦资助计划支持下进行的 LRCT 动物实验。部分数据用于申请美国专利"异常组织的放射性核素体内局部消融治疗"（2012 年 12 月 11 日，美国，8329141）。

　　放射性药物从在普通放射性药房中容易获得的市售放射性核素中进行选择。研究假设是，在动物实体瘤内进行局部注射，相对低剂量范围（小于 5 mCi）的市售放射性药物能够抑制肿瘤生长。

二、方法

在各动物肿瘤模型方案获得机构动物使用委员会批准后，在大鼠（F344 大鼠中的 13762 大鼠乳腺肿瘤）[1,2]、小鼠（C57BL/6 小鼠中的 B16-OVA 肿瘤）[3]、和犬［犬性传播性肿瘤（cTVT）[4,5] 的三种肿瘤模型中进行了放射性核素瘤内注射。获批方案的摘录（仅供参考）随附于附录 I 和附录 II（分别为小动物模型 - 大鼠和小鼠）以及附录 III（大动物模型）。在第 9 章中进一步讨论了现有的动物肿瘤模型。

对于大鼠和小鼠实验，通常将肿瘤植入右后肢皮下，每天对肿瘤进行测量，并由兽医人员观察动物的一般健康状况。连续测量肿瘤大小（长度、宽度和高度）至少 4 周或直至动物临床病情恶化至需要安乐死。将 cTVT 植入犬的肺和（或）前列腺中，并使用 CT 和 MRI（T1 及 T2 加权）进行监测。选择特定动物进行额外的显像研究，包括瘤内注射前后的 CT 和（或）^{18}F-FDG PET 扫描及其他显像研究。所用的放射性药物大多购自放射性药房，但其与非放射性成分的结合是通过专有方法制备的。还向皮下组织和（或）肌肉中进行间质注射，作为治疗和显像的对照。

从早期实验中获得了用于测量肿瘤大小的样本含量估计值，根据对患有 13762 肿瘤的大鼠进行的对照实验，发现该估计值为三只（附录 IV）。对三只大鼠组进行了研究。治疗结局为注射后第 20 天的肿瘤大小（S20）。生存率估计值不可靠，因为样本含量有限（3 只）和存在干预事件（包括将动物重复用于额外实验）。通过 γ 照相机（Siemens M-CAM）和 PET（Siemens Inveon 和 Gamma Medica）扫描仪检测放射性核素的滞留情况。使用 Luminal II XR 仪器（IVIS，现为 PerkinElmer，美国马萨诸塞州沃尔瑟姆市）进行光学成像[6]。

三、结果

（一）小动物 LRCT：F344 大鼠中的 13762 乳腺癌

使用低至 0.5 mCi（放射性活度介于 0.5 mCi 和 3 mCi 之间）的 ^{90}Y-氯化物、^{18}F-FDG、^{111}In- 氯化物和碘（^{131}I）化钠进行放射性药物瘤内注

射后，观察到肿瘤生长受到抑制（图 8.1a、b）。接受 0.5 mCi 或 2 mCi
¹³¹I 碘化钠瘤内注射的三只大鼠的连续图像显示，¹³¹I 从注射部位逐渐进
入体循环（早期胃和膀胱显影）和身体其他部位，随后从身体其他部位
清除（图 8.2）。基于由图像推导出的停留时间 0.7 h 和第 6 章所述的剂
量测定模型，在表 8.1 中列出了注射部位的辐射剂量（0 cm）和深度剂
量（距注射边缘的距离）的估计值。

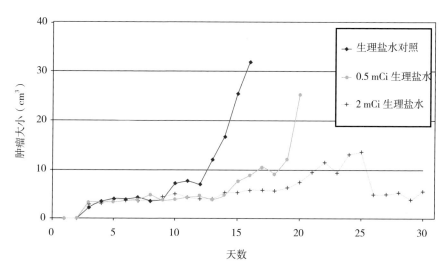

图 8.1 （a）使用 ¹³¹I-NaI 对大鼠 13762 肿瘤的肿瘤生长抑制。（b）使用 ¹⁸F-FDG、
¹¹¹In-Cl 和 ⁹⁰Y-Cl 对大鼠 13762 肿瘤的肿瘤生长抑制

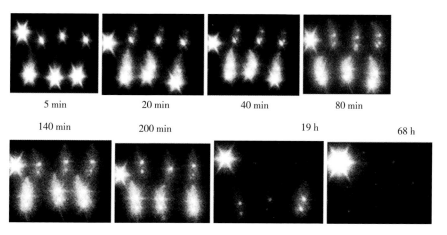

图 8.2 注射 0.5 mCi 和 2 mCi ¹³¹I-NaI 的大鼠的系列闪烁图像

表 8.1　瘤内注射 ^{131}I-NaI 的辐射剂量学估算

辐射吸收剂量cGy	^{131}I-NaI	0.5 mCi	2 mCi
物理半衰期（h）	193.1		
停留时间（h）	0.7		
	距离（cm）		
距0.4 cm³体积边缘的距离	注射物内部		
	0	335.8	1 343.2
	0.026	58.9	235.6
	0.075	8.9	35.6
	0.125	3.05	12.2
	0.175	2.2	8.8
	0.225	1.85	7.4
	0.3	1.45	5.8

如图 8.3 所示，也可以使用 CT 检测 ^{125}I 和碘化钠的瘤内注射，从而估计碘化钠的瘤内注射滞留率。肌内滞留的碘化钠的有效半衰期较短，为 0.25 h，而瘤内滞留的碘化钠的有效半衰期为 0.5 h。因此，停留时间应为 0.7 h（$0.5 \times 1.4 = 0.7$ h）。

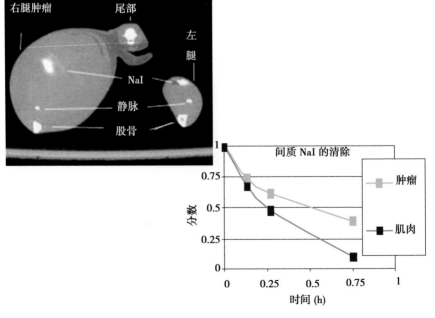

图 8.3　瘤内 / 肌内注射 1 mg NaI 后大鼠的连续 CT

观察到 ^{18}F-FDG 的肌内滞留为 0.7 h，与 ^{18}F-NaI 的 0.5 h 相比，二者的停留时间存在差异（图 8.4）。由于在后续湮灭辐射发生之前产生的电离 β 能量可与湮灭辐射产生的 γ 光子叠加，因此也可以使用包括 ^{68}Ga 和 ^{64}Cu（以及 ^{18}F）在内的正电子发射体以 0.5～2 mCi（体积为 0.2～0.5 mL）的注射剂量来实现瘤内注射放射性核素对肿瘤生长的抑制（图 8.5）[7]。

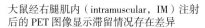
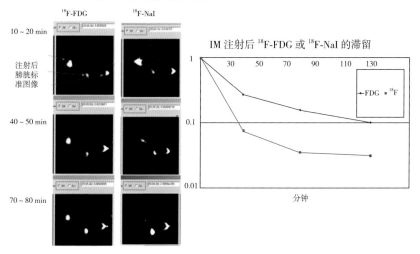

图 8.4　IM 注射后 ^{18}F-FDG 与 ^{18}F-NaI 的滞留差异

表 8.2 列出了使用市售放射性药物 ^{201}Tl- 氯化物、^{153}Sm-EDTMP、^{99m}Tc- 高锝酸盐和 ^{188}Re- 高锰酸盐注射后的瘤内停留时间和接种后第 20 天的肿瘤大小（S20）。对各种干预方案（包括改变 pH 值和添加氯化铁、非放射性碘化钠和肾上腺素）进行了试验，以得出基于图像的停留时间和基于结果的 S20。氯化铁或肾上腺素的加入延长了停留时间。然而，在 2.5 mCi 的剂量范围内，不足以产生使肿瘤抑制作用增加的效应。此类初步数据可能有助于设计干预方案。

类似方案可用于试验与其他干预方案的相互作用，这些干预方案例如 Photofrin Ⅱ、添加人血清白蛋白（HSA）或细胞因子［白细胞介素 12（Interleukin-12，IL-12）或粒细胞巨噬细胞集落刺激因子

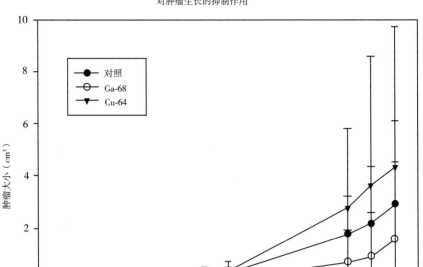

向大鼠 13762 肿瘤中注射 ^{68}Ga 或 ^{64}Cu-氯化物

对肿瘤生长的抑制作用

图 8.5 ^{68}Ga 和 ^{64}Cu- 氯化物对肿瘤生长的抑制作用

（Granulocyte macrophage colony stimulating factor，GM-CSF）〕或腹腔内注射 DTPA，以评价其与表 8.3 中的 LRCT 的潜在相互作用。无论是通过瘤内注射还是腹腔内注射，Photofrin Ⅱ 均无相加作用，而经证明添加 HSA、IL-12 或 GM-CSF 可有效增强 ^{90}Y 或 ^{67}Ga- 氯化物的肿瘤抑制作用。通过注射 DTPA 进行预处理确实逆转了 ^{90}Y- 氯化物的有效性，但不能改变 ^{90}Y- 氯化物在 HSA 存在下的有效性。

口服鲁氏碘液进行预处理发现碘（^{131}I）化钠的瘤内停留时间缩短（从 0.96 h 缩短至 0.35 h），但并非完全剂量依赖型，见表 8.4。联合注射碘（^{131}I）化钠和碘（^{127}I）化钠也显著缩短了瘤内停留时间，并显著降低了抑制肿瘤生长的有效性（S20 值较大）。与肾上腺素联合注射确实使碘（^{131}I）化钠的停留时间增加了一倍以上。然而，^{131}I 标记的 NP59（一种亲脂性胆固醇类似物）在肿瘤内的滞留时间延长（停留时间延长为 20 倍），有望在高达 5 mCi 的临床使用剂量范围内有效抑制肿瘤。

表 8.2　LRCT 和干预实验的停留时间和结局

分组	同位素	添加物	(mCi)	体积(mL)	停留时间		第20天肿瘤大小S20		停留时间P=	S20 P=
					平均停留时间	标准偏差(h)	平均值(mL)	标准偏差		
Tl A	^{201}Tl	酸性pH值<5	2.5	1	7.77	0.04			0.00	
Tl B	^{201}Tl	碱性pH值>8	2.5	1	6.04	0.10			0.01	
Tl 生理盐水	^{201}Tl	生理盐水	2.5	1	11.65	0.69	5.35	2.46	0.00	0.01
Tl Fe	^{201}Tl	Fe#1 mg	2.5	1	5.02	1.39	9.66	5.07	0.00	0.13
Sm 生理盐水	^{153}Sm-EDTMP	生理盐水	0.037	0.5	0.98	0.03				
Sm 肾上腺素	^{153}Sm-EDTMP	肾上腺素	0.037	0.5	2.23	0.05			0.01	
Tc 生理盐水	^{99m}Tc O4	生理盐水	0.28	0.5	0.31	0.01				
Tc	^{99m}Tc O4	肾上腺素(1:25 000)	0.28	0.5	1.07	0.01			0.04	
Tc 生理盐水	^{99m}Tc O4	生理盐水	0.395	1	0.32	0.01				
Tc	^{99m}Tc O4	肾上腺素(1:12 500)	0.395	1	1.28	0.02			0.96	
Tc	^{99m}Tc O4	肾上腺素(1:100 000)	0.395	1	1.79	0.03			0.01	

续表

分组	同位素	添加物	（mCi）	体积（mL）	停留时间（h）		第20天肿瘤大小S20		停留时间P =	S20 P =
					平均停留时间	标准偏差	平均值（mL）	标准偏差		
188Re	188ReO4	生理盐水	1.5				14.97	9.15		0.93
188Re + Fe	188ReO4	Fe 1 mg	1.5				14.13	2.90		0.92
188Re	188ReO4	生理盐水	0.1	0.2	0.35	0.02				
188Re Fe	188ReO4	Fe# 1 mg	0.1	0.2	0.81	0.02			0.18	
188Re生理盐水	188ReO4	生理盐水	0.144	0.5	0.39	0.01			0.31	
188Re肾上腺素	188ReO4	肾上腺素	0.144	0.5	1.60	0.02			0.00	
188Re生理盐水	188ReO4	生理盐水	0.18	1	0.45	0.02			0.05	
188Re肾上腺素	188ReO4	肾上腺素 1：50 000	0.18	1	1.51	0.02			0.00	
188Re NaI	188ReO4	NaI-100 mg/mL	0.18	1	0.44	0.01			0.13	
188Re NaI	188ReO4	NaI + 肾上腺素	0.18	1	1.32	0.02			0.02	
对照							14.39	3.22		

表 8.3　使用 ^{90}Y 和 ^{67}Ga 的 LRCT 的停留时间和结局

分组	同位素	亚组	量（mCi）	备注	第20天肿瘤大小S20 平均体积	标准偏差	P（T检验）vs 对照
		Photofrin Ⅱ体积		Photofrin Ⅱ途径			
对照		0	0		55.50	0.86	
^{67}Ga	^{67}Ga	0.8	1	IP	27.87	8.27	*0.03*
^{90}Y	^{90}Y	0.8	1	IP	17.58	2.27	*0.00*
^{67}Ga	^{67}Ga	0.8	1	IT	16.61	6.15	*0.01*
^{90}Y	^{90}Y	0.8	1	IT	24.95	13.88	*0.06*
^{67}Ga	^{67}Ga	0.4	1	IT	25.43	8.17	*0.02*
^{90}Y	^{90}Y	0.4	1	IT	28.45	10.33	*0.04*
^{90}Y	^{90}Y	0	1	对照	10.55	9.82	*0.01*
^{67}Ga	^{67}Ga	0	1	对照	26.31	11.71	*0.05*
Photofrin Ⅱ对照		0.8	0	IT	78.07	29.99	*0.48*
Photofrin Ⅱ对照		0.8	0	IP	33.27	11.45	*0.22*
对照					10.11	2.10	
双侧肿瘤对照					12.06	6.74	*0.67*
^{90}Y-HSA	^{90}Y		0.2	HSA	244	0.22	*0.02*
^{90}Y-HSA-IL	^{90}Y		0.2	IL12 + HSA	253	0.06	*0.02*
^{90}Y-HSA	^{90}Y		0.2	HSA	S38	5.35	*0.26*
^{90}Y-HSA-IL	^{90}Y		0.2	IL12	4.27	2.09	*0.03*
GmCSF ^{90}Y-ILHSA	^{90}Y		0.2	GmCSF + IL12	3.75	2.74	*0.04*
GmCSF ^{90}Y-HSA	^{90}Y		0.2	GmCSF + HAS	13.89	10.17	*0.59*
		DTPA天数					
^{90}Y-Cl	^{90}Y	0	0.1		34.53	8.26	*0.10*
^{90}Y-Cl	^{90}Y	0	0.6		27.00	33.81	*0.35*

续表

分组	同位素	亚组	量（mCi）	备注	第20天肿瘤大小S20		P（T检验）
					平均体积	标准偏差	vs 对照
^{90}Y-Cl	^{90}Y	7	0.1		17.63	8.62	*0.01*
^{90}Y-Cl	^{90}Y	7	0.6		19.87	17.74	*0.07*
^{90}Y-HSA	^{90}Y	1	0.1	HSA	3.88	0.79	*0.01*
^{90}Y-HSA	^{90}Y	1	0.6	HSA	9.32	10.22	*0.01*
^{90}Y-HSA	^{90}Y	7	0.1	HSA	52.20	17.94	*0.92*
^{90}Y-HSA	^{90}Y	7	0.6	HSA	9.22	8.14	*0.01*
对照		7	0		50.87	9.90	
^{90}Y-Cl	^{90}Y	7	0.3		2.04	0.79	*0.01*
^{90}Y-Cl	^{90}Y	1	0.3		25.3	0.10	*0.01*

比较了使用 ^{18}F-FDG 或 ^{18}F-NaI 联合脱氧葡萄糖（deoxyglucose，DG）瘤内注射的多种方案后，未发现非放射性脱氧葡萄糖在抑制肿瘤生长方面具有增强效果（表8.5）。发现 ^{18}F-FDG 和肾上腺素联用确实能抑制肿瘤生长。

已发现镓（^{67}Ga）铁大颗粒聚合物（GIMA）可在注射部位停留多天，并在长达17天时仍可通过 MRI 检测到，且其抑制肿瘤生长的能力呈剂量依赖性（表8.6）[8,9]。与 ^{67}Ga-氯化物（27.3 h）相比，^{67}Ga-枸橼酸盐的瘤内停留时间（17.8 h）更短。加入氯化铁后，^{67}Ga-枸橼酸盐的瘤内停留时间并没有延长，而加入氯化铁后，^{67}Ga-氯化物的停留时间显著延长至37.6 h。

当注射剂的 pH 值在5～9之间时，^{111}In-DTPA 可从肿瘤中快速清除，停留时间为0.4 h，而氯化铟的停留时间较长，为20 h。加入氯化铁后，瘤内停留时间延长至36～40 h，在1.5～2.2 mCi 的剂量范围内可有效抑制肿瘤（表8.7）。与 Gd-DTPA 联合注射可实现快速清除，^{111}In 的停留时间为1.3 h，同时仍具有显著的肿瘤抑制作用。腹腔内预注射 DTPA 后再注射经 ^{111}In 标记的生物素可导致停留时间适度缩短至11.9 h。氯化铁、氯化钆或人血清白蛋白（HSA）的加入显著延长了

表 8.4　使用 ^{131}I 的 LRCT 和干预实验的停留时间和结局

分组	同位素	添加物	（mCi）	体积（mL）	停留时间（h）平均停留时间	停留时间（h）标准偏差	停留时间 P =	第20天肿瘤大小S20 平均值（mL）	第20天肿瘤大小S20 标准偏差	S20 P =
^{131}I 口服鲁氏碘液	^{131}I	口服鲁氏碘液（1:10 0.3 mL）	0.1	1	0.74	0.03	0.17			
^{131}I 口服鲁氏碘液	^{131}I	口服鲁氏碘液（1:10 0.3 mL）	0.5	1	0.35	0.00	0.01	3.78	0.04	0.00
^{131}I 口服鲁氏碘液	^{131}I	口服鲁氏碘液（1:10 0.3 mL）	2	1	0.39	0.01	0.03	5.04	1.42	0.00
^{131}I-NaI	^{131}I	生理盐水	0.0612	1	0.96	0.02				
^{131}I-NP59	^{131}I	生理盐水	0.0612	1	20.34	0.32	0.02			
IDA	^{131}I	泛影酸	0.09	0.4	0.61	0.03	0.12			
^{131}I-AAI	^{131}I	生理盐水	0.05	0.5	0.34	0.01	0.02			
^{131}I + ^{127}I	^{131}I	NaI 40 mg	0.041	0.5	0.28	0.01	0.01			
SSKI 口服	^{131}I	NaI 40 mg SSKI 1:10, 0.3 mL 口服	0.041	0.5	0.35	0.02	0.01			
^{131}I + Conray（碘酞葡胺）	^{131}I	Conray（碘酞葡胺）	0.11	0.4	0.16	0.01	0.01			
^{131}I + Ethiodol（乙碘油）	^{131}I	Ethiodol（乙碘油）	0.11	0.4	0.56	0.04	0.18			
^{131}I + DG	^{131}I	DG	2	0.5				10.90	4.73	0.01
^{131}I 重复	^{131}I	生理盐水	0.1	0.5	0.37	0.01	0.02			

续表

分组	同位素	添加物	（mCi）	体积（mL）	停留时间（h）平均停留时间	停留时间（h）标准偏差	第20天肿瘤大小S20 平均值（mL）	第20天肿瘤大小S20 标准偏差	停留时间P=	S20 P=
131I + 127I 重复	131I	NaI 40 mg	0.1	0.5	0.28	0.00			0.02	
131I-HSA	131I	生理盐水	0.0387	1			3.36	0.42	0.02	0.00
131I + 127I	131I	NaI 100 mg/mL 1 mL（10 min 内）	3	1	0.42	0.01	20.35	3.03	0.02	0.01
131I 肾上腺素	131I	肾上腺素 1:25 000 SSKI口服	0.5	1	3.39	0.02			0.00	
131I 生理盐水	131I	生理盐水 SSKI 口服（1:10 0.3 mL）	0.21	1	0.76	0.02			0.19	
131I-NaI	131I	NaI 100 mg I-/mL SSKI 口服	0.21	1	0.67	0.01			0.10	
131I 肾上腺素	131I	肾上腺素 1:25 000 SSKI 口服	0.21	1	2.07	0.07			0.00	
131I-NaI 肾上腺素	131I	18 + 19	0.21	1	2.02	0.05			0.05	
131I 肾上腺素	131I	肾上腺素	3 mCi	1			29.79	6.23		0.60
131I-NaI	131I	NaI	3 mCi	1			32.16	2.34		0.97
131I-NaI 肾上腺素	131I	NaI肾上腺素	3 mCi	1			36.93	6.78		0.34
对照							32.07	2.74		1.00

表8.5　使用 ^{18}F 的 LRCT 和干预实验的停留时间和结局

分组	同位素	添加物	（mCi）	第20天肿瘤大小S20 平均值（mL）	标准偏差	S20 P =
FDG	^{18}F	生理盐水（0.2 mL）	0.2	46.82	15.46	0.74
FDG + DG	^{18}F	DG（0.2 mM，0.2 mL）	0.2	41.84	21.29	0.95
FDG + DG	^{18}F	DG（2 mM，0.2 mL）	0.2	33.07	10.38	0.32
FDG	^{18}F	生理盐水（0.2 mL）	1	19.13	0.83	0.01
FDG + DG	^{18}F	DG（0.2 mM，0.2 mL）	1	37.91	8.75	0.58
FDG + DG	^{18}F	DG（2 mM，0.2 mL）	1	29.54	1.10	0.10
^{18}F	^{18}F	生理盐水（0.2 mL）	0.2	33.99	12.81	0.42
^{18}F + DG	^{18}F	DG（0.2 mM，0.2 mL）	0.2	29.27	2.84	0.09
^{18}F + DG	^{18}F	DG（2 mM，0.2 mL）	0.2	27.57	2.52	0.06
^{18}F	^{18}F	生理盐水（0.2 mL）	1	25.76	7.46	0.07
^{18}F + DG	^{18}F	DG（0.2 mM，0.2 mL）	1	32.73	4.42	0.21
^{18}F + DG	^{18}F	DG（2 mM，0.2 mL）	1	20.83	4.32	0.09
^{18}F	^{18}F		3	33.71	9.80	0.34
^{18}F + DG	^{18}F	DG（5 mM）	3	46.48	17.30	0.78
FDG	^{18}F		2.7	37.38	10.91	0.58
FDG + DG	^{18}F	DG（5 mM）	2.7	40.00	2.69	0.70
FDG	^{18}F		1.35	44.59	8.02	0.84
FDG	^{18}F		1	40.08	2.57	0.71
FDG	^{18}F		2	24.45	2.26	0.03
FDG	^{18}F		3	17.00	15.38	0.07
FDG + DG	^{18}F		2	19.97	3.34	0.01
FDG	^{18}F		2	19.14	12.24	0.05
FDG	^{18}F		2	29.13	0.31	0.09
FDG + NaI	^{18}F	NaI	0.1	20.47	5.28	0.02
FDG + NaI + 肾上腺素	^{18}F	FDG + NaI + 肾上腺素	2	14.56	0.11	0.00
DG 2 mM（0.2 mL）				28.96	12.87	0.22
生理盐水（0.2 mL）				44.97	22.58	0.89
对照				27.51	2.63	0.07
对照				50.95	22.01	0.61

表 8.6 使用 ^{67}Ga 的 LRCT 和干预实验的停留时间和结局

分组	同位素	添加物	（mCi）	体积（mL）	停留时间（h）平均停留时间	停留时间（h）标准偏差	第20天肿瘤大小 平均值（mL）	第20天肿瘤大小 标准偏差	停留时间 P=	S20 P=
^{67}Ga	^{67}Ga-枸橼酸盐		0.50				18.45	7.19		0.03
^{67}Ga	^{67}Ga-枸橼酸盐		2.00				17.94	12.75		0.13
^{67}Ga A	^{67}Ga-枸橼酸盐	酸性pH值<5	0.60		3.04	0.05			0.19	
^{67}Ga B	^{67}Ga-枸橼酸盐	碱性pH值>8	0.60		4.28	0.36			0.01	
^{67}Ga-枸橼酸盐 Fe	^{67}Ga-枸橼酸盐	Fe	0.05	0.10	2.80	0.08			0.07	
^{67}Ga-枸橼酸盐	^{67}Ga-枸橼酸盐		0.05	0.10	1.97	0.04			1.00	
^{67}Ga-枸橼酸盐 IT	^{67}Ga-枸橼酸盐		0.07	0.10	17.82	1.26			0.04	
^{67}Ga-Cl Fe	^{67}Ga-Cl	Fe# 1 mg	1.70	0.50	37.63	1.07	29.18	7.72	0.00	0.34
^{67}Ga Fe	^{67}Ga	Fe# 1 mg	2.50	1.00	31.00	1.77	18.92	13.76	0.00	0.17
^{67}Ga	^{67}Ga	生理盐水	2.50	1.00	17.55	0.73	16.47	11.32	0.00	0.08
^{67}Ga	^{67}Ga	生理盐水	0.10	1.00	5.94	0.23			0.04	
^{67}Ga Gd	^{67}Ga	Gd# 1 mg	0.10	1.00	3.93	0.16			0.18	
^{67}Ga-Cl IM	^{67}Ga-Cl	生理盐水	3.00	1.00	5.49	0.96			0.04	

续表

分组	同位素	添加物	（mCi）	体积（mL）	停留时间（h）平均停留时间	停留时间（h）标准偏差	第 20 天肿瘤大小 平均值（mL）	第 20 天肿瘤大小 标准偏差	停留时间 P =	S20 P =
^{67}Ga-Cl IT	^{67}Ga-Cl	生理盐水	3.00	1.00	27.29	0.50			0.09	
^{67}Ga-Cl IM	^{67}Ga-Cl	生理盐水	0.25	0.50	2.28	0.01			0.24	
GIMA	^{67}Ga		0.10				20.69	8.42		0.07
GIMA	^{67}Ga		0.20				20.78	5.56		0.02
GIMA	^{67}Ga		0.50				17.74	2.59		0.00
GIMA	^{67}Ga		1.00				15.22	10.63		0.06
GIMA	^{67}Ga		2.00				2.50	0.75		0.00
GIMA	^{67}Ga						4.00	0.74		0.00
PBS							36.28	11.71		0.88
PBS							33.88	2.48		0.74
对照							50.95	22.01		0.34
对照							32.07	2.74		0.42

表 8.7　使用 ^{111}In 的 LRCT 和干预实验的停留时间和结局

分组	同位素	添加物	(mCi)	体积 (mL)	停留时间		第20天肿瘤大小		停留时间 P =	S20 P =
					平均停留时间	标准偏差 (h)	平均值 (mL)	标准偏差		
In	^{111}In		0.1	0.5	20.06	0.37			0.16	
In DTPA	^{111}In	DTPA	0.1	0.5	0.43	0.00			0.00	
In A	^{111}In	酸	0.6	0.5	19.81	0.87			0.01	
In B	^{111}In	碱	0.6	0.5	21.47	0.63			0.00	
In Cl	^{111}In	生理盐水	1	0.5	27.01	0.41	41.69	7.92	0.29	0.98
In Cl	^{111}In	生理盐水	4	0.5			23.56	10.02		0.09
InCl PBS	^{111}In	PBS	1	0.5	33.66	0.32				
In Fe	^{111}In	Fe#1 mg	2.2	1	39.97	0.82	3.30	0.69	0.03	0.00
In Fe	^{111}In	Fe#1 mg	2.2	1	37.52		2.95	0.59	0.04	0.00
In	^{111}In	生理盐水	2.2	1	29.38	1.03	7.42	7.32	0.30	0.00
In Fe	^{111}In	Fe#1 mg	1.5	1	36.82	8.82	4.33	1.32	0.30	0.00
In Gd	^{111}In	Gd#1 mg	1.5	1	27.44	0.49	3.95	0.74	0.00	0.00
In Gd DTPA	^{111}In	Gd DTPA 1 : 2000	1.5	1	1.26	0.11	3.86	0.31	0.00	0.00
In 生物素 ip DTPA	^{111}In	DTPA ip	0.05	1	11.89	0.85			0.00	
In ^{127}I IM	^{111}In	^{127}I（50 mg-I/mL）	0.167	0.5	3.62	0.50			0.00	

续表

分组	同位素	添加物	（mCi）	体积（mL）	停留时间（h）平均停留时间	停留时间（h）标准偏差	第20天肿瘤大小平均值（mL）	第20天肿瘤大小标准偏差	停留时间P=	S20 P=
In ¹²⁷I IT	¹¹¹In	¹²⁷I（50 mg-I/mL）	0.167	0.5	18.92	0.43			0.01	
¹²⁷I然后In	¹¹¹In	¹²⁷I（50 mg-I/mL）	0.167	0.5	9.43	0.80			0.09	
In 生理盐水	¹¹¹In	生理盐水	0.167	0.5	11.64	0.38			0.01	
EC In	¹¹¹In	EC	0.176	0.5	0.67	0.01			0.00	
EC-生物素 In	¹¹¹In	EC-生物素	0.176	0.5	0.86	0.01			0.00	
DOTA In	¹¹¹In	DOTA	0.176	0.5	0.62	0.01			0.00	
DOTA-生物素 In	¹¹¹In	DOTA-生物素	0.176	0.5	0.61	0.01			0.00	
In 生理盐水	¹¹¹In	生理盐水	1.75	1	26.90	0.26	14.59	4.28	0.02	0.01
In Fe	¹¹¹In	Fe# 1 mg	1.75	1	38.05	0.45	6.50	5.23	0.03	0.00
In Gd	¹¹¹In	Gd# 1 mg	1.75	1	24.24	1.21	5.19	1.96	0.04	0.00
In 血清	¹¹¹In	血清	0.2	0.5	29.45	0.74			0.17	
In Zavelin	¹¹¹In	生理盐水	0.2	0.5	19.90	1.01			0.00	
对照							32.07	2.74		0.25
对照							50.95	22.01		0.56

^{111}In- 氯化物的停留时间，从而具有比对照组更好的肿瘤抑制作用。对于 ^{111}In- 氯化物，注射试验剂量的 ^{111}In-Zevalin（淋巴瘤中的抗 CD20 的单克隆抗体）在乳腺肿瘤中也显示具有良好的滞留，停留时间为 19.9 h。这些结果表明，可通过选择放射性药物的生化性质，包括分子大小（例如 Zevalin 和 HSA）、共沉淀（^{111}In- 氯化物，或与氯化铁）或亲脂性（如表 8.4 所示的 ^{131}I-NP59），延长放射性核素的间质或瘤内滞留。这种滞留时间的延长可能增加肿瘤抑制的有效性。在当前的分子靶向时代，配体结合或抗体结合（例如用于淋巴瘤的 Zevalin）无疑是延长放射性核素滞留时间以获得更好疗效的另一种选择。这些通过配体结合的分子靶向方法是否能比通过亲脂性（NP59）、共沉淀（^{111}In- 氯化物与氯化铁）或大分子滞留等其他机制提供更好的有效性，需要在动物模型中根据经验进行验证。间质滞留时间测量值可能是一个更便利的预测因素，可以在数小时内完成，而不像绘制肿瘤生长曲线那样需要数天。

^{90}Y 是一种已用于治疗的功能强大的放射性核素。它是一种 β 发射体，不直接发射光子进行显像。尽管如此，通过闪烁显像法对韧致辐射进行分析（如第 7 章所述）能够推导出停留时间。瘤内注射剂量为 0.1 ~ 0.5 mCi（体积为 1 mL）的 ^{90}Y- 氯化物能够抑制肿瘤生长（表 8.8）。然而，在第 25 天和第 30 天之间，动物未能健康成长，致死率为 100%，尸检结果显示为骨髓和肝功能丧失。腹腔内注射钆 -DTPA后再注射 ^{90}Y- 氯化物也能抑制肿瘤生长，停留时间为 10.8 h。添加氯化铁或氯化钆没有进一步增强抑制肿瘤的能力，但是显著延长了停留时间。^{90}Y 标记的 Zevalin 在低活度下能够抑制肿瘤生长，并在肿瘤中滞留更长时间（停留时间为 15 h），表明其可能在治疗中具有有效性。

（二）小动物 LRCT：C57BL/6 小鼠中的 B16-OVA 肿瘤

根据已确立的方法，在小鼠黑色素瘤模型中也完成了用于抑制肿瘤的放射性核素瘤内注射。研究了一组小鼠（6 只）。在肿瘤接种后 15 天内测量肿瘤大小。瘤内注射高达 1.5 mCi 的 ^{18}F-FDG、^{64}Cu- 氯化物或 ^{68}Ga- 氯化物后，观察到肿瘤生长受到抑制，其中 ^{64}Cu 组和 ^{18}F 组的抑制作用更明显，^{68}Ga 组的抑制作用较不明显，见图 8.6[7]。这些实验进

表 8.8　使用 90Y 的 LRCT 和干预实验的停留时间和结局

分组	同位素	添加物	（mCi）	体积（mL）	停留时间（h） 平均停留时间	停留时间（h） 标准偏差	第20天肿瘤大小S20 平均值（mL）	第20天肿瘤大小S20 标准偏差	停留时间P =	S20 P =
90Y生理盐水	90Y	生理盐水	0.1	1			3.83	0.17		0.00
90Y生理盐水	90Y	生理盐水	0.2	1			3.26	0.26		0.00
90Y生理盐水	90Y	生理盐水	0.5	1			3.61	0.68		0.00
90Y-Fe	90Y	Fe（1 mg）	0.5	1			3.69	0.16		0.00
90Y-Gd	90Y	GD（1 mg）	0.5	1			3.94	0.71		0.00
90Y-DTPA	90Y	Gd DTPA 1：2000	0.5	1	10.76	1.14	3.68	0.75	0.01	0.00
90Y-DTPA	90Y	Gd DTPA 1：1000	0.2	1			3.87	0.88		0.00
90Y-Zevaline	90Y	生理盐水	0.45	1	14.48	0.86			0.00	
90Y-Zevaline	90Y	生理盐水	0.225	1	15.72	2.25			0.00	
Y90 Zevaline	90Y	DG	0.05	1			23.00	7.56		0.18
90Y-Zevaline	90Y		0.02	1			14.29	10.93		0.11
90Y-Zevaline	90Y		0.1	1			10.44	5.09		0.01
90Y-Zevaline	90Y		0.05	1			24.47	9.96		0.34
90Y-Zevaline	90Y		0.1	1			11.02	6.16		0.02
90Y-IM	90Y	生理盐水	0.4	0.5					0.49	
90Y-IT	90Y	生理盐水	0.4	0.5					0.51	
90Y生理盐水	90Y	生理盐水	0.475	1			5.20	1.48	0.24	0.00

续表

分组	同位素	添加物	（mCi）	体积（mL）	停留时间（h）平均停留时间	标准偏差	第20天肿瘤大小S20 平均值（mL）	标准偏差	停留时间P =	S20 P =
90Y-Fe	90Y	Fe# 1 mg	0.475	1	46.45	0.71	2.99	0.10	0.00	0.00
90Y-Gd	90Y	Gd# 1 mg	0.475	1	47.41	0.90	3.10	0.26	0.00	0.00
90Y-Ca#	90Y	Ca# 1 mg	0.3	1	26.67	0.67			0.00	0.00
90Y- Ca#	90Y	生理盐水	0.3	1	1.19	0.04			0.02	
90Y	90Y	Ca# 1 mg	0.3	1	43.14	0.28			0.00	
90Y-Fe# DTPA	90Y	Fe# 1 mg	0.3	1	44.60	0.14			0.00	
90Y生理盐水	90Y	生理盐水	0.3	1	1.14	0.04			0.02	
90Y	90Y	肾上腺素	1	1			3.66	0.31		0.00
90Y-NaI	90Y	NaI	1	1			3.88	0.49		0.00
90Y-NaI	90Y	NaI 肾上腺素	1	1			3.71	0.42		0.00
YIMA	90Y		0.1	1			1.64	0.24		0.00
YIMA	90Y		0.2	1			3.21	2.08		0.00
YIMA	90Y		0.5	1			1.47	0.37		0.00
YIMA	90Y		1	1			1.58	0.22		0.00
YIMA	90Y		0.2	1			6.97	0.18		0.00
冷 YIMA				1			26.06	3.24		0.07
对照				1			30.10	4.15		

一步证实了在大鼠模型中观察到的正电子发射体对肿瘤具有抑制作用的研究结果。如果在移植人黑色素瘤小鼠模型中成功观察到免疫识别和扩增，则还可以评估可能出现的脾 T 细胞活化和募集。然而，包括脾 T 细胞免疫染色在内的进一步分析未能证实活化 T 细胞的增加是对肿瘤治疗的免疫应答。需要进一步的实验来对这一涉及免疫功能受损的小鼠和人类肿瘤的模型进行表征。

^{18}F-FDG、^{64}Cu-氯化物、^{68}Ga-氯化物和 PBS（盐）（作为对照）对小鼠中黑色素瘤的抑制作用。

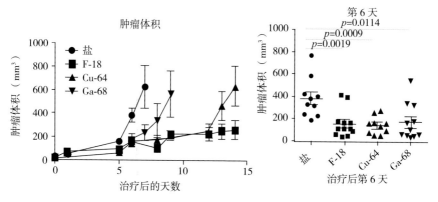

图 8.6 ^{18}F-FDG、^{64}Cu- 氯化物和 ^{68}Ga- 氯化物对黑色素瘤的抑制作用

（三）大动物 LRCT 模型：犬中的 cTVT

在药代动力学和辐射剂量学方面，比大鼠更大的动物更近似人体。已建立用于放射学研究的犬性传播性肿瘤模型，以允许在 LRCT 到期时用于干预实验。该模型需要使用环孢菌素 A 对免疫系统（特别是 T 细胞）进行初始抑制，持续 2 周，然后植入储存的来自先前动物宿主的肿瘤主体部分。还需要持续和无限期维持环孢菌素 A 给药，使肿瘤持续生长。如果中断环孢菌素 A 给药，动物将获得肿瘤免疫，则已植入的肿瘤和未来接种的肿瘤将不会生长。该肿瘤模型本身值得关注，因为动物暴露于肿瘤可获得肿瘤免疫。可对这种机制的癌症生物学进行进一步探索，以应用于人体对肿瘤的防御。

根据机构动物使用委员会批准的方案（摘录见附录Ⅱ），在使用环孢菌素 A 进行 2 周免疫抑制后，对 6 只动物进行研究并接种 cTVT。在影像引导下将肿瘤接种至左肺、右肺、左侧前列腺和右侧前列腺（图8.7a、b）。在一只动物中，中断环孢菌素 A 的供应数天，仍持续存在肿瘤消退。虽然使用环孢菌素 A 重新进行免疫抑制，但随后植入的肿瘤并未生长。

犬 LRCT cTVT 模型：a（肺水平）和 b（前列腺水平）
RX 后 4 号犬的 ^{18}F-FDG PET/CT。已识别所有 4 个 cTVT。

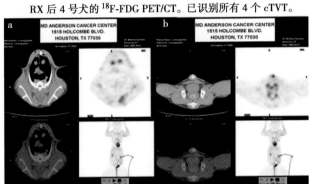

图 8.7 植入肺（a）和前列腺（b）的 cTVT 肿瘤的 PET-CT

在一只动物中，在 MRI 引导下将 0.5 mCi 的 ^{68}Ga-GIMA 注射到植入右侧前列腺的 cTVT 中。骨盆的 PET-CT 显示存在强烈的初始示踪剂滞留（SUV 为 3144）（图 8.8a）。在另一项实验中，在间质注射 0.1 mCi 的 ^{18}F-FDG 之后，胸部的连续 PET-CT 图像显示，在整个连续扫描期间，示踪剂持续滞留在注射部位，停留时间为 2 h（图 8.8b）。

对于另一只动物，在使用环孢菌素 A 进行免疫抑制后，将 cTVT 植入左肺和右肺，并通过 ^{18}F-FDG PET-CT 对植入情况进行确认（图 8.9a）。两个肿瘤均为局部肿瘤，左侧和右侧肿瘤中的 SUV 分别为 6.2 和 6.5（图 8.9a）[10]。利用 GIMA 中铁的顺磁性，在 MRI 指引下将对右肺肿瘤瘤内注射 ^{68}Ga-GIMA。将剂量为 0.27 mCi 的 ^{68}Ga-GIMA 注射到右肺 cTVT 中并立即进行 ^{68}Ga PET-CT 显像，图像显示在整个 2 h 研究期间内的 SUV≥1 600（图 8.9b）。右肺肿瘤中的铁滞留使体积测量达到 0.5 mL。结合第 6 章中的辐射剂量测定模型，可估计肿瘤和周围组织的辐射剂量。7 天随访的 ^{18}F-FDG PET-CT 图像（图 8.9c）显示，右侧肿瘤可见稳定的 SUV（6.6），而未给药的左侧肿瘤的 SUV（8.8）持

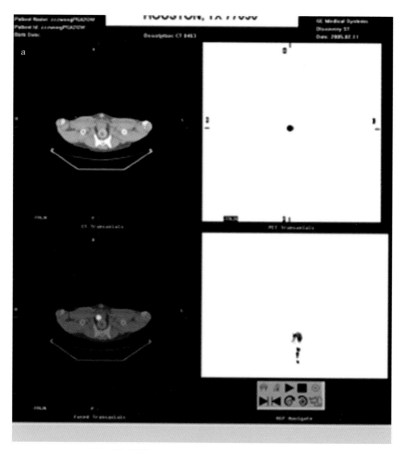

肺间质注射 ^{18}F-FDG 后 PET 显像的时间–活度曲线

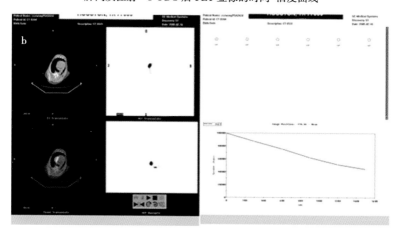

图 8.8 （a）右前列腺 cTVT 内注射的 ^{68}Ga-GIMA 的 PET-CT。（b）肺间质注射 ^{18}F-FDG 后的连续 PET

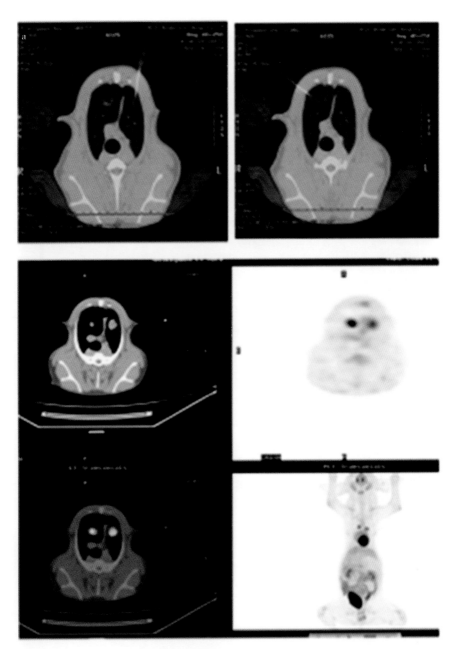

图 8.9 （a）CT 引导下在左肺和右肺植入 cTVT。（b）MRI 引导下注射 ^{68}Ga-GIMA 和 ^{68}Ga PET-CT。（c）使用 MRI 监测 GIMA 以及使用 ^{18}F-FDG PET 监测肿瘤

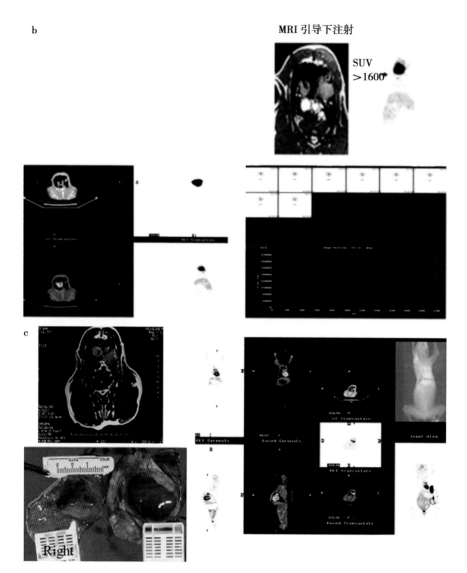

图 8.9 （续）

续升高，与第 6 章中描述的右肺肿瘤 235 cGy 的中度辐射吸收剂量的辐射剂量测定计算一致。在对该动物尸检时观察到右肺肿瘤部分坏死。

（四）使用光学成像［切连科夫光成像（Cherenkov Light Imaging，CLI）］监测动物 LRCT 模型中的放射性核素

水中高能 β 放射性核素的发射可能产生强度相对较低但可测量的可见光（切连科夫光），可通过长时间曝光和光子计数对其进行量化。亚毫居里水平的 ^{131}I、^{68}Ga、^{18}F、^{89}Zr 和 ^{64}Cu 等放射性核素即可用于显像[6]。

例如，如图 8.10 中所示，将 1 mCi 的 ^{68}Ga- 化合物 A 注入麻醉大鼠右肩，将 0.2 mCi 的 ^{68}Ga- 化合物 B 注入剃毛的左上背部皮肤，并使用 Luminal 仪器成像。通过使用含 0.4 mCi ^{68}Ga 标准品的参照注射器进行量化。采集了 5 ~ 180 min 的连续扫描图像，如图 8.10 所示，并将感兴趣区的光子计数制表。根据绘制的曲线计算 ^{68}Ga 标准品、右肩中的化合物 A 和左上背部的化合物 B 的有效半衰期，分别为 69 min、35 min 和 63 min。各自的停留时间分别为 98 min、50 min 和 91 min。测得注射器内的 ^{68}Ga 标准溶液的有效半衰期结果（69 min）与 ^{68}Ga 的物理半衰期（68 min）相接近，因此验证了切连科夫光成像可在 LRCT 中使用。因此，通过比较相同放射性核素的不同放射性药物的半衰期和停留时间，可以对其药代动力学和辐射剂量学曲线进行估计和对比。

该实验表明，与生物半衰期为 854 min（停留时间为 91 min）的化合物 B 相比，化合物 A 的清除速度明显更快，其生物半衰期为 72 min（停留时间为 50 min）。在这种情况下，化合物 B 在注射部位停留的时间会更长，因此能够提供更高的辐射吸收剂量。该方法可用于根据停留时间 / 有效半衰期筛选适用于 LRCT 的有潜力和有效的放射性药物。CLI 的潜在局限性包括：光在组织中的衰减会降低从注射部位深层到表面的光子的检测灵敏度，以及放射性核素的再循环会降低光子计数的特异度。

上述示例中 CLI 提供的药代动力学数据也有助于放射性药物的设计。用 ^{68}Ga 标记的化合物 A（物理半衰期为 68 min）的生物半衰期为 72 min，停留时间为 50 min，而用 ^{68}Ga 标记的化合物 B 的生物半衰期

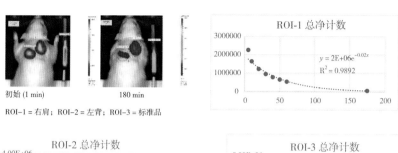

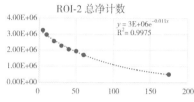

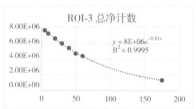

图 8.10　肩部和背部 ^{68}Ga 注射剂的切连科夫光成像

为 854 min，停留时间为 91 min。由于辐射剂量取决于停留时间和 S 值（两种化合物的常数），因此化合物 A 与化合物 B 的辐射剂量测定差异为 72/91 或 1 : 1.26。如果使用半衰期为 78 h 的 ^{67}Ga 标记化合物 A 和化合物 B，则它们各自的有效半衰期分别为 1.2 h 和 11.29 h。其停留时间分别为 1.7 h 和 16.26 h。化合物 A 与化合物 B 的辐射剂量测定差异为 1.7/16.26 或 1 : 9.6，表明如果使用 ^{67}Ga 而非 ^{68}Ga 标记化合物 A 和 B，则使用 ^{67}Ga 标记的化合物 B 将会是比使用 ^{67}Ga 标记的化合物 A 更有效的治疗药剂。如果还包括对 S 值进行的比较，则使用 ^{67}Ga 标记的化合物 B 无疑是 LRCT 的首选药剂。当考虑用其他放射性核素代替 ^{68}Ga 对化合物 A 或化合物 B 进行标记时，也可以对辐射剂量进行估计。只要可以有充分理由证明其具有相似生物学行为或生物半衰期，新放射性药物的有效半衰期（以及相应的停留时间）可作为其近似值计算（放射性药物生物半衰期和放射性核素物理半衰期的调和平均数）。进行更精确的停留时间估计需要使用基于 CLI、闪烁扫描法、PET 或 SPECT 的连续扫描图像中勾画的感兴趣区获得的时间 - 放射性活度曲线。

（五）LRCT 后在动物中诱导肿瘤免疫：放射性核素肿瘤原位疫苗的探索

如 cTVT 模型示例所示，免疫系统的激活可能是根除肿瘤和预防癌症复发的有效机制。实体瘤通过多种机制逃避免疫监视来实现其自身生长，这些机制包括设立屏障、分泌肿瘤生长因子、抑制 APC 免疫识别和循环免疫细胞扩增。由于化疗对免疫细胞产生的不良影响以及炎症和感染的刺激作用等多种因素，通过免疫监视（包括免疫识别）的重建来治疗癌症患者的这一方法可能较为复杂。烷化剂化疗、射频消融治疗、冷冻消融和无水乙醇注射等治疗方式可阻断巨噬细胞和抗原呈递细胞（antigen-presenting cells，APC）的免疫识别、细胞应答的扩增和募集以及严重反应的有序机制，以有效根除肿瘤。

局部辐射可以通过避免对免疫细胞产生全身性影响、抑制肿瘤复制和肿瘤代谢（有助于持续逃避免疫应答）从而产生有益作用。事实上，目前正在进行一些试验，以探索外射束放射治疗的远隔效应[11]。目前的外射束放射治疗实际上是以数周内每天几分钟的多次短疗程的方式进行，这可能使处于细胞周期不同阶段的肿瘤细胞摆脱抑制。放射性核素治疗可以使放射源持续存在于肿瘤中，从而持续抑制肿瘤的代谢。LRCT 在诱导肿瘤免疫方面的潜力在大鼠 13762 肿瘤模型的观察结果中有所体现。

接种 13762 肿瘤后的肿瘤发病率的回顾显示，在 93% 的接种前从未暴露于肿瘤细胞的大鼠中经诱导后出现肿瘤。在一次成功的 LRCT 后，随着肿瘤暴露于局部辐射的次数增多（如分别暴露 1、2、3、4 次），把肿瘤接种到大鼠身体其他部位诱发肿瘤的成功率在逐步降低（分别为 6/25、0/15、0/8、0/3）[12]。一个例子是图 8.11（显示右肩上接种 13762 乳腺肿瘤 3 周后的 ^{18}F-FDG PET）中的大鼠（P2-2）。对照大鼠（P1-1）和另外两只接受瘤内无水乙醇（P3-3）和 ^{67}Ga-GIMA（P4-1）给药的大鼠也进行了 ^{18}F-FDG PET 显像。P2-2 先前已接种两次肿瘤，且均通过 LRCT 实现成功治疗，其右肩未显示肿瘤存在或生长。4 周的连续 PET 图像显示，其他大鼠在 4 周中右前肢与左前肢的比值升高，相比之下，P2-2 中这一比值并未显著升高。这些 PET 图像还显示，P2-2 的其他身体部位在 3 周内未出现异常摄取，进一步支持了存在肿瘤的情况下，成功进行瘤内放射性核素治疗（或 LRCT）可产生持久的肿瘤免疫这一观点。因此，应进一步探索原位核肿瘤疫苗（nuclear tumor vaccine in situ，NuTuVIS）在人体中的应用。

治疗后 3 周大鼠 13762 肿瘤的 ^{18}F-FDG PET 图像。
在已经成功进行过 2 次 LRCT 的 P2-2 中未见肿瘤生长。

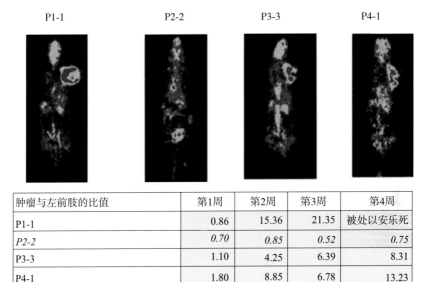

P1-1　　　　　　　P2-2　　　　　　　P3-3　　　　　　　P4-1

肿瘤与左前肢的比值	第1周	第2周	第3周	第4周
P1-1	0.86	15.36	21.35	被处以安乐死
P2-2	*0.70*	*0.85*	*0.52*	*0.75*
P3-3	1.10	4.25	6.39	8.31
P4-1	1.80	8.85	6.78	13.23

图 8.11　肿瘤接种后 3 周大鼠的 ^{18}F-FDG PET 图像（P2-2 为实验组，其余三组为对照组）

四、结论

在放射性药物用于人体之前，需要对用于 LRCT 的放射性药物进行试验，以确定其有效性和安全性特征，在这一过程中动物模型是必要且便利的手段。本章对小鼠、大鼠和犬这三种不同的 LRCT 动物模型进行了综述。在大鼠和小鼠模型中，使用相对较低的放射性活度（0.1 ~ 5 mCi），通过 LRCT 实现了对肿瘤的抑制。在使用犬的大型动物实验中也观察到对肿瘤的抑制作用，显示出对肺肿瘤代谢的充分抑制，证实选定放射性药物中示踪剂的滞留时间延长。还可使用切连科夫光成像（CLI）研究放射性核素的局部分布，以便于对潜在 LRCT 候选放射性药物进行筛选和比较。先前暴露于肿瘤然后通过 LRCT 成功进行治疗可产生肿瘤生长抑制作用，这一偶然发现为通过肿瘤内注射放射性核素以成功治疗肿瘤和诱导免疫继而开发原位核肿瘤疫苗（NuTuVIS）创造了机会。

五、讨论

动物模型已证明在小鼠、大鼠和犬肿瘤模型中可进行 LRCT。LRCT 是否适用于对人类癌症的治疗取决于放射性药物是否可用、可获得、有效或具有可接受的毒性特征。将放射性药物有效地递送至肿瘤靶点至关重要，可通过使用超声检查、CT、MI、PET 或 SPECT 进行图像引导来实现。对放射性药物进行监测对于确保放射性药物在空间和时间上充分覆盖靶点也很重要，这一点可以通过 PET、SPECT 或 CLI 来实现。本章中介绍的实验体现了上述可能性，至少在动物中体现了上述可能性。

选择适用于 LRCT 的放射性药物很重要，但可将所附表格中的停留时间和基于 S20 的初步有效性作为指导进行选择。可以通过第 6 章中的辐射剂量测定模型来指导放射性核素的选择，假设停留时间良好，可通过生物学特征根据理论进行估计或通过动物实验根据经验进行确认。

可利用多种分子特性使放射性核素具有更长的间质滞留时间，以实现更好的有效性。更大的分子大小、亲脂性、共沉淀和配体结合（包括特异性抗体）都是延长滞留时间从而提高有效性的可行途径。放射性核素的滞留时间可通过闪烁显像（包括平面图像、PET、SPECT 和 CLI）进行测量。

使用市售放射性药物的优势在于其全身毒性特征已公布且可获得。只要总 LRCT 剂量低于已公布的经批准用于全身给药的剂量上限，就不必过于担忧全身毒性的问题。通常，放射性药物的物理质量极小，不到 1 μg。因此，其局部化学毒性应该不明显。局部放射性毒性确实是一个值得关注的问题，但这将是其对靶肿瘤产生的预期结果。监测对于量化放射性药物滞留时间以估计空间覆盖范围和靶肿瘤的辐射吸收剂量而言至关重要。

可以试验和应用多种干预方案，包括添加其他化合物以及治疗前和治疗后药物，如 DTPA、卢戈氏碘液、肾上腺素或人血清白蛋白。这类旨在改变或增强 LRCT 放射性药物药代动力学的干预性方案将促进放射性药物的进一步应用，以提高 LRCT 放射性药物的有效性并降低其毒性。

致谢和披露　作者对下列各团队成员提供的专业帮助和深思熟虑表示感谢：Kamran Arhar（医学博士）、Gary Whitman（医学博士）、Jason Staford（博士）、Shuang Wang（医学博士）、Leonard Chow（医学博士）、Yuetang Wang（医学博士）、Vicenzo Wong（医学博士）、Osama Mawlawi（医学博士）、Adres Fonnegra（口腔医学博士）、Mei Song（医学博士）、Farrah Chickerneo（口腔医学博士）、Meiling Zhuang（医学博士）、Charles Kinsley（博士）、Peggy Tingley（兽医学博士）、Suzzane Craig（兽医学博士）、LaToya Ingram（理学硕士）、Patrick Hwu（医学博士）和 Sharon Davis。

进行本研究实验的部分资金来自 US NIH R21CA89891 和 R21CA97729 项目资助、US DOD 陆军乳腺癌研究 BC020808 项目资助、美国得克萨斯大学 MDACC 大学癌症基金会（#94712）项目资助，以及向作者（唯一发明人）和美国得克萨斯大学 M.D. 安德森癌症中心（UTMDACC）（受让人）支付的已颁发美国专利（8329141）的许可使用费。

利益冲突　作者声明没有利益冲突。

（王剑杰　赵斌　译审）

附录 I：大鼠 13762 肿瘤模型方案摘录 / 流程图

具体目标：通过放射性探测和剂量测定评估荷瘤动物模型中肿瘤对体内放射靶向治疗的反应。

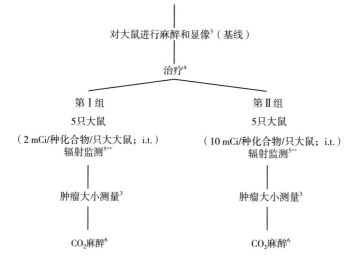

F-344 大鼠（10 只大鼠/化合物 [1]/细胞系 [2]）

使用 25 号针将 0.1 mL 肿瘤细胞系混悬液（10^5 个细胞/0.1 mL/只大鼠）经皮下接种至大鼠的右后腿、肩胛区或右肩或左肩或腋窝区。在本程序中，将使用异氟烷对大鼠进行 5 min 以内的化学抑制。

一旦肿瘤直径达到 0.8～1 cm，将开始进行研究。肿瘤体积通常在第 14～17 天之间达到上述范围。

对大鼠进行麻醉和显像 [3]（基线）

治疗 [4]

第 I 组	第 II 组
5 只大鼠	5 只大鼠
（2 mCi/种化合物/只大大鼠；i.t.）	（10 mCi/种化合物/只大鼠；i.t.）
辐射监测 [5**]	辐射监测 [5**]
肿瘤大小测量 [3]	肿瘤大小测量 [3]
CO_2 麻醉 [6]	CO_2 麻醉 [6]

本页文字上角标数字在下页有相应解释。

1. 化合物（14 种化合物，每种化合物 10 只大鼠，2 种细胞系；共 280 只大鼠）：

^{177}Lu- 氯化物、^{177}Lu-HSA（人血清白蛋白）、^{177}Lu-DTPA（二乙撑三胺五乙酸）、^{188}Re（高铼酸盐，对照）、^{67}Ga- 氯化物、^{67}Ga-HSA、^{68}Ga- 氯化物、^{68}Ga-HSA、^{90}Y- 氯化物、^{90}Y-DTPA、^{90}Y-HSA、^{111}In- 氯化物、^{111}In-HSA 和 ^{18}F-FDG（14 种化合物）。

2. 细胞系：13726（大鼠乳腺细胞系）和 IL-45（大鼠间皮瘤细胞系）

3. 所有组中的各两只大鼠将接受 FDG，用于在 SB.8005 室和 SB.8015 室进行小动物 PET 显像、在 G3.3579 室进行 PET-CT 显像，或者在 G3.3673 室进行 PET 显像。每天使用卡尺测量肿瘤体积 $[(1×h×w)/2，1$ 代表长度，h 代表高度，w 代表宽度]。肿瘤组织标本将用于免疫组织化学分析。在显像期间，将氯胺酮混合物（氯胺酮 / 甲苯噻嗪 / 乙酰丙嗪；分别为 75～100 mg/kg、2～6 mg/kg、1～2 mg/kg）注射（ip）至大鼠体内对其进行麻醉，持续 20～30 min。

4. 给药：将使用上述药剂进行瘤内给药（i.t.）。

5. 将在瘤内注射后立即使用外部辐射探测器进行辐射监测，直至核素完全衰变。

将对最多 10 只大鼠进行一项初步研究，以确定通过外部应用的剂量仪进行连续数据收集的可行性。将使用 Steri-strip 胶带在注射部位粘贴 InLight nanoDot 剂量仪（Landauer Inc）。这些剂量仪经批准可用于人体单点辐射测量。该器械的尺寸为 10 mm × 10 mm × 3 mm。给大鼠套上大鼠保护套，以尽量减少器械的移动，并避免其被动物移除。在初步试验中，我们将使用具有较短半衰期的放射性核素；剂量仪将在 8 h 内取下。该初步试验不需要使用额外的动物。

观察 3 个月后，将对所有抗 13762 肿瘤植入物的大鼠重新接种（皮下、肌内或静脉内注射）13762 或 IL45 细胞。每 3 个月重复一次该步骤，直至克服抗性且大鼠出现肿瘤，或直至大鼠满 2 周岁。

6. 如果肿瘤超过 2 cm 或大鼠超过 2 岁，将使用 CO_2 对大鼠实施安乐死。对于体重超过 200 g 的大鼠，将通过注射 100 mg/kg 的 Nembutal（戊巴比妥钠）实施安乐死，随后将其胸部切开。

附录 II：小鼠黑色素瘤肿瘤模型方案摘录 / 流程图

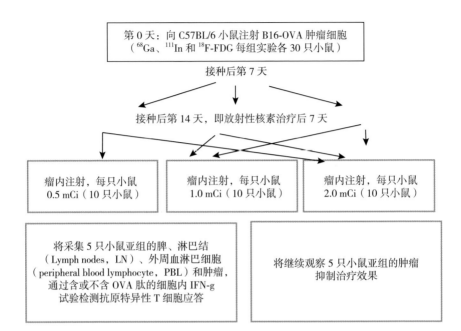

B16-OVA 皮下接种 使用 27G1/2 针在小鼠侧腹皮下注射 4×10^5 个 B16-OVA 细胞（在 0.1 mL PBS 中）。

组织采集 将在对小鼠实施安乐死前从其尾静脉出血处采集 50 μL 血液 / 只小鼠，并将在对小鼠实施安乐死后立即采集所有其他器官。

实施安乐死 在第 10 天使用 CO_2 将供体小鼠处以安乐死，并从其体内分离骨髓（BM）细胞；处死受体小鼠时，使用 CO_2 将受体小鼠处以安乐死；将增加第二种处死方法（颈椎脱位法）。对于肿瘤抑制成功的组，观察将延长至 8 个月或直至符合安乐死标准。对于肿瘤抑制成功的小鼠，可在初始接种后无肿瘤期满 3 个月后再次接种肿瘤。

目的、读数和比较 目的是诱导抗原特异性 CD8 T 细胞应答；读数将是在体外 OVA 刺激下，每个组织中总淋巴细胞门控中分泌 IFN-g 的 CD8 T 细胞的百分比。

附录Ⅲ：犬 cTVT 肿瘤模型方案流程图

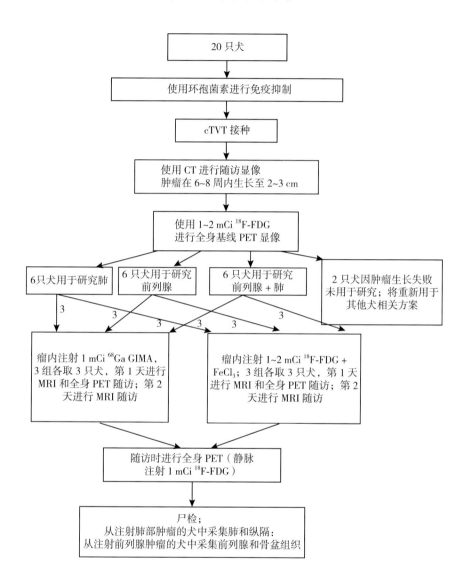

附录Ⅳ：大鼠肿瘤抑制实验的样本含量估计

方案 #03-03-03641 中每组 3 只大鼠的样本含量的统计学依据

样本含量使用以下统计软件计算：PS Power and Sample Size Calculation 2.1.31 版，由范德堡大学医学中心提供 http：//biostat.mc.vanderbilt.edu/ twiki/bin/view/Main/PowerSampleSize

假设如下：

1. 试验组和对照组有独立的平均值

2. α 为 0.05

3. 把握度为 0.95

4. 第 14 天的平均值为 8.4 cm^3 或第 17 天的平均值为 22.2 cm^3

5. 第 14 天的标准差为 2.4 cm^3 或第 17 天的标准差为 6.3 cm^3

6. 试验组和对照组的数量相同，或 $M = 1$

7.（4）和（5）基于一组 2003 年 6 月的实验结果，该实验结果来自仅接受磷酸盐缓冲盐水瘤内注射的对照组大鼠。该计算集推导出在第 14 天和第 17 天之间第 2 周结束时，显示出与对照大鼠具有统计学意义（t 检验）的不同肿瘤生长模式所需的大鼠数量。

计算过程如下：

2005 年 4 月 7 日 8：14:02 PM 启用 PS 日志记录

研究类型：t 检验

要求输出：样本含量设计：独立

$\alpha = 0.05$ 把握度 = 0.95 DIFF = 8.4 $\sigma = 2.4$ M = 1

样本含量 = 3

研究类型：t 检验

要求输出：样本含量

设计：独立

$\alpha = 0.05$ 把握度 = 0.95 DIFF = 22.2 $\sigma = 6.3$ M = 1

样本含量 = 3

参考文献

Dupont WD, Plummer WD. Power and sample size calculations: a review and computer program. Control Clin Trials. 1990; 11:116-28. or

Dupont WD, Plummer WD. Power and sample size calculations for studies involving linear regression. Control Clin Trials. 1998; 19:589-601.

这次估算基于 2003 年 6 月的对照试验。

参考文献

1. Schecter RL, Woo A, Duong M Batist G. In vivo and in vitro mechanisms of drug resistance in a rat mammary carcinoma model. Cancer Res. 1991;51 (5) :1434-2.

2. Biouin S, Basue MF Chappard D. Rat models of bone metastases. Clin Exp Metastasis. 2005;22 (8) :605-14.

3. Rodriguez AB, Peske JD, Englehard VH. Identification and characterization of tertiary lymphoid structures in murine melanoma. Methods Mol Biol. 2018;1845:241-57.

4. Ahrar K, Madoff DC, Gupta S, et al. Development of a large animal model for lung tumors. J Vasc Interv Radiol. 2002;13 (9 Part 1) :923-8.

5. Zayas YR, Molina MAF, Guerra RT, Padilla CR. Evaluation of a canine transmissible venereal tumour cell line with tumour immunity capacity but without tumorigenic property. J Vet Res. 2019;63 (2) :225-33.

6. Komarov S, Zhow D, Liu Y, Tai YC. Cherenkov luminescence imaging in transparent media and the imaging of thin or shallow sources. J Biomed Opt. 2015;20 (3) :06011.

7. Wong FC, Naff K, Liu C, Ferguson A, Hwu P. Intratumoral positron emission cancer therapy (IPECT) using F-18 FDG, Cu-64 Cl and Ga-68 Cl. J Nucl Med. 2013;54 (Supp 2) :313P.

8. Wong FC, Wang S. Locoregional ablation of rat breast cancer using Ga-67 iron macroag-gregates (GIMA) and Y-90 iron macroaggregates (YIMA) . Eur J Nucl Med Imaging. 2004;31 (2Suppl) :S297.

9. Wong FC, Wang S. Paramagnetic radiopharmaceuticals of Iron and gadolinium macroaggre-gates. Eur J Nucl Med Imaging. 2004;31 (2 suppl) :S387.

10. Wong FC, Kim EE. Molecular imaging: translation from rats to dogs and humans. Curr Med Imaging Rev. 8/2009;5 (3) :137-43.

11. Liu Y, Dong Y, Kong L, et al. Abscopal effect of radiotherapy combined with immune checkpoint inhibitors. J Hematol Oncol. 2018;11:104.

12. Wong FC. Successful intratumoral radionuclide cancer therapy (IRCT) prevents growth of subsequently re-inoculated 13762 mammary tumors in rats. J Nucl Med. 2012;53 (Supp 1) :54P

第 9 章
动物癌症治疗模型：已准备好推广至人类

V. Behrana Jensen，Suzanne L. Craig

一、引言

　　放射性核素在 20 世纪初被用于治疗与结核病相关的皮肤病变。几年后，镭被推荐用于治疗癌症。20 世纪中期，^{131}I 被用于治疗甲状腺癌。随后，在 20 世纪 80 年代，恶性黑色素瘤通过放射性核素标记的单克隆抗体进行治疗。20 世纪 90 年代，^{89}Sr 被用于治疗骨痛。放射免疫治疗（radioimmunotherapy，RIT）是将放射治疗与免疫治疗相结合的治疗方式。一个众所周知的例子是使用 RIT 联合 ^{90}Y 替伊莫单抗治疗非霍奇金淋巴瘤。2013 年，RIT 联合二氯化镭 -223 治疗被 FDA 批准用于某些前列腺癌患者。放射性药物治疗的最终目标是向肿瘤递送细胞毒性水平的辐射和药物，同时避开周围的正常组织[1]。

　　放射性核素已被用于癌症的诊断、分期和治疗。临床上，在使用放射性核素时，必须考虑其半衰期、形成的其他产物、组织滞留、安全性和毒性。在将各种放射性核素应用于人类临床研究之前，需要分别使用有癌症和无癌症动物模型来研究各种放射性核素单独使用和联合使用的效果。动物模型也有助于预测有效性。在试验过程中，部分药剂被用于动物，以诊断、调节和治疗自发肿瘤生长或异种移植肿瘤的生长。虽然

V. B. Jensen（✉）
美国得克萨斯州休斯顿得克萨斯大学 M.D. 安德森癌症中心兽医和外科学系
电子邮箱：VBJensen@mdanderson.org

S. L. Craig
美国南卡罗来纳州查尔斯顿南卡罗莱纳医科大学实验动物资源处
电子邮箱：CraigS@MUSC.edu

© Springer Nature Switzerland AG 2021

F. C. L. Wong (ed.), Locoregional Radionuclide Cancer Therapy, https://doi.org/10.1007/978-3-030-56267-0_9

猪、犬、仓鼠和兔均被用作动物模型，但啮齿动物是迄今为止最常见的临床前试验动物模型[1, 2]。使用动物模型进行的研究已证明氡暴露与肺癌之间存在关系。回顾用于发光工业的镭，已证明镭导致许多工人形成骨肉瘤和鼻窦癌[3, 4]。

有几种方法可用于治疗肿瘤，最常见的策略列于表 9.1。

在药剂或手术应用于人类之前，动物模型通常用作人类的替代物以研究药剂或手术的效果。使用动物和放射性核素进行的早期研究着眼于不同剂量、给药途径、其他物质对肿瘤形成的促进作用以及放射性核素引发癌症的可能性[5-16]。为降低辐射的生物效应，还进行了其他研究[17]。1945 年 8 月二战期间，两颗原子弹分别投向了日本的广岛和长崎。这两颗原子弹立即造成 120 000 人以上的死亡。后来，又有不少人死于辐射暴露。通常通过回顾原子弹爆炸和矿工暴露于氡等事件，以及直接向动物给予各种放射性核素进行比较，来研究辐射对人类的影响。

动物模型已被用于多种类型的研究，例如用于药物开发。生物分布研究是一类基础研究，通过不同的给药途径确定药物在组织中的沉积位置，以及通过直接测量确定清除率[2]。近距离放射疗法是一种将密封的放射源放置在需要治疗部位内部或附近的方法。它可提供长期抗肿瘤作用，而且对周围正常组织的损伤较小[18, 19]。还使用放射性核素探针监测药物的有效性。核探针可用于癌症的早期检测和治疗后监测。这类分子成像的示例有单光子发射计算机体层显像（SPECT）和正电子发射体层显像（PET）。这些成像方式具有高特异度和高灵敏度，并且可以量化。SPECT 和 PET 具有测量肿瘤代谢的能力。PET 确实比 SPECT 更有优势，因为 PET 具有更高的空间分辨率和灵敏度、更短的扫描时间和更高的图像质量[20]。放射性核素因其自身辐射产生的细胞毒性效应而可用作癌症治疗药物。治疗性 β 或 α 放射性药物因其射程较短而避免了对周围组织的损伤。正电子发射放射性核素可用于标记诊断性药物。γ 发射体具有的穿透组织的能力使其可以用作治疗细胞的标记。RIT 将单克隆抗体与放射性核素相结合，用于靶向和损伤肿瘤。RIT 常用于治疗甲状腺癌和前列腺癌骨转移[21]。表 9.2 列出了用于癌症治疗、诊断和分期的几种放射性核素。

表9.1 肿瘤治疗策略

靶向血管支持（血管生成）
使用坏死组织亲和性化合物靶向坏死组织
靶向肿瘤增殖细胞

表9.2 放射性核素的半衰期和发射体类型

放射性核素	发射体类型	半衰期
铀-238（^{238}U）	α	44.6 亿年
氡-222（^{222}Rn）	α	3.8 d
钋-218（^{218}Po）	α	3 min
钋-214（^{214}Po）	α	1.6×10^{-4} s
镭-226（^{226}Ra）	α	1600 年
镭-224（^{224}Ra）	α	3.66 d
铋-213（^{213}Bi）	α	45 min
钬-166（^{166}Ho）	β	26.8 h
钇-90（^{90}Y）	β/γ	64.1 h
磷-32（^{32}P）	β	14.5 d
锶-89（^{89}Sr）	β	50.5 d
碘-131（^{131}I）	β/γ	8.04 d
碘-125（^{125}I）	γ	60.14 d
碘-123（^{123}I）	γ	13.22 h
钐-153（^{153}Sm）	β	46.3 h
镥-177（^{177}Lu）	β/γ	6.73 d
锝-99m（^{99m}Tc）	γ	6.02 h
氟-18（^{18}F）	正电子	109.7 min
铜-64（^{64}Cu）	正电子/γ	12.7 h
铜-67（^{67}Cu）	β	61.83 h
镓-68（^{68}Ga）	正电子	68 min
铟-111（^{111}In）	电子俘获	67.32 h
铼-186（^{186}Re）	β/γ	90 h
铼-188（^{188}Re）	β	16.98 h

本章讨论了动物模型中放射性核素作为诊断或治疗的用途，以进一步推广至临床。

二、啮齿动物模型

（一）脑癌

尽管胶质瘤和胶质母细胞瘤是两种不同类型的脑肿瘤，但两种肿瘤的发病率和死亡率均较高。这是因为它们的复发率较高，且血脑屏障导致其对癌症治疗有耐药性，所以需要更新的、治愈性更强的治疗方法。

在小鼠模型中使用放射性核素治疗有很多方法，其中一个例子是使用氯毒素作为胶质瘤靶向显像和治疗的新方法。东亚钳蝎氯毒素（buthus martensii Karsch chlorotoxin，BMK CT）是一种经 [131]I 标记的氯毒素样肽（[131]I-BmK CT）。这种放射性标记的氯毒素表现出以剂量依赖性和时间依赖性方式抑制胶质瘤细胞生长。瘤内和静脉注射 ^{131}I-BmKCT 表现出了显著的肿瘤抑制效应，并延长了荷瘤小鼠的寿命[22]。

因为 [131]I 具有可用于 SPECT 成像的较长的半衰期、辐射能和 γ 发射，所以被认为是用于治疗诊断的放射性核素之一。为了研究 ^{131}I-BmKCT 的瘤内滞留，向 BALB/c 雌性裸小鼠的右侧腹部皮下注射 C6 胶质瘤细胞。当肿瘤体积达到 $0.5 \sim 1.0 \text{ cm}^3$ 时，在瘤内注射 ^{131}I-BmK CT 或 Na[131]I 后的不同时间点进行 SPECT 扫描。结果表明，[131]I-BmK CT 组的放射性标记肽在整个扫描期间都累积在肿瘤内，同时泌尿系统或其他组织中累积的放射性水平较低。相比之下，Na[131]I 在注射后 5 min 从肿瘤中快速排除，随后在各器官中累积[22]。

研究人员对小鼠瘤内注射 ^{131}I-BmK CT 与注射 Na[131]I 的抗肿瘤作用也进行了比较。接受 ^{131}I-BmK CT 给药的小鼠的生存率在第 69 天后为 25%，而接受 Na[131]I 给药的小鼠的生存率在第 34 天后为 25%。此外，苏木精 - 伊红（HE）染色显示，Na[131]I 组的肿瘤无坏死，而 ^{131}I-BmK CT 给药组的肿瘤出现坏死区域，且主要器官无明显器官损伤[22]。

在研究脑肿瘤新的治疗方法时发现，将 ^{131}I-BmK CT 直接注射至肿瘤本身，对靶区的辐射损伤最大，同时对周围组织的毒性最小。此外，单次注射对其他主要器官无严重毒性。[131]I-BmK CT 的优势在于它不仅能提供诊断数据，还能提供治疗结果[22]。

注射至病灶内的 [131]I 标记的透明质粘连蛋白是另一种可用于癌症治疗的物质。许多研究表明透明质酸（hyaluronan，HA）是脑细胞外基质中的主要糖胺聚糖，是发生胶质瘤浸润的关键因素[23]。透明质粘连蛋白（hyaluronectin，HN）的优势在于其对 HA 靶向分子具有特异性高亲和力。为研究 ^{131}I-HN 的作用，向无胸腺（SWISS-nu/nu）小鼠的颅底皮下注射了 CB109 胶质母细胞瘤细胞。第 5 天时可触及肿瘤；在肿瘤接种后第 10 天开始单次病灶内注射 ^{131}I-HN 溶液进行治疗。在治疗后 8 天，CB109 肿瘤的生长速度即已开始减慢。至第 30 天时，治疗组和对照组之间的肿瘤大小差异也很明显。54 只接受给药的小鼠中有 4 只存活至 3 个月，且未达到与其他接受给药的小鼠相同的肿瘤体积。假设 HN 对肿瘤生长有抑制作用，这可能是 HN 与 HA 结合从而抑制肿瘤细胞增殖的结果。鉴于 HN 对 HA 的高亲和力和 HA 在肿瘤浸润中的作用，[131]I-HN 成为值得深入研究的胶质瘤治疗药剂[24]。

纳米医学也是一个可能对放射肿瘤学产生影响的科学领域。纳米技术改善了癌症放疗中治疗药物的递送效率。纳米材料较大的表面积使其有高稳定性、生物相容性，及与特定细胞相互作用。纳米材料在血液中滞留时间较长，同时因肿瘤脉管系统，纳米材料对正常组织的渗透降低，所以纳米材料可以到达靶组织。一旦进入癌细胞，纳米尺寸的治疗药物即可在肿瘤中累积并滞留较长时间[25]。

在胶质母细胞瘤患者中，通常会发生 T 细胞抑制，因此在 T 细胞缺乏小鼠中使用 LNC[188]Re-SSS。这是一种带有 [188]Re 亲脂复合物的脂质纳米胶囊。将 Lab1 胶质母细胞瘤（glioblastoma，GB）细胞经颅内注射至雌性 NMRI 裸小鼠的右侧纹状体。在癌细胞接种后第 12 天和第 19 天，使用对流增强给药（convection-enhanced delivery，CED）系统向肿瘤中心注射 LNC[188]Re-SSS，并与空白 LNC 对照进行比较。未接受给药或接受空白 LNC 给药的小鼠在 27 天内死亡；然而，接受 LNC[188]Re-SSS 给药的小鼠中有 50% 存活长达 104 天。这一中位生存率是空白

LNC 给药或未给药小鼠中位生存率的 180%。此外，与接受空白 LNC 给药的小鼠相比，在首次 LNC[188]Re-SSS 给药后 6 天，该组小鼠的肿瘤生长体积约为前者的一半。事实上，经 MRI 或组织学分析证实，第 100 天时在存活小鼠中未检测到脑肿瘤。将 Lab1 GB 细胞再次接种至这些长期存活的小鼠的左侧纹状体中，其寿命没有增加。这些小鼠以及对照动物均在肿瘤细胞植入后 27 天内死亡[26]。

对接受 LNC[188]Re-SSS 给药的小鼠肿瘤外周进行的分析显示，各小鼠未注射的对侧半球结构相似，且脉管系统的结构良好。滞留分析显示，LNC 注射后 24 h，70% 的 LNC[188]Re-SSS 滞留在肿瘤内。肿瘤组织中凋亡细胞增加，固有免疫细胞浸润增加。LNC[188]Re-SSS 给药后，肿瘤周围组织的组织学正常，表明其对健康脑组织的不良作用极小。LNC[188]Re-SSS 在治疗Ⅰ期复发性 GB 患者方面前景广阔，因为其可在免疫抑制环境中发挥作用，在肿瘤组织中表现出良好的分布和滞留，且对健康脑组织无毒性[26]。

带有 [188]Re、具有免疫靶向 CXCR4 的功能抗体 12G5 的纳米载体也受到评估。癌细胞内 CXCR4 过度表达会导致肿瘤生长、浸润、血管生成、转移、复发和对治疗产生耐药性。对 CXCR4 的拮抗作用可破坏肿瘤与基质的相互作用，使癌细胞对细胞毒性药物敏感，并减少肿瘤生长和转移的负担。因此靶向 CXCR4 是一种有益的治疗方法[27]。

将编码 CXCR4 表达的慢病毒转染的 U87MG GB 细胞经脑内注射至雌性 Swiss Scid 小鼠的右侧纹状体。在肿瘤接种后第 12 天通过 CED 向动物给予 12G5-LNC[188]Re，这是一种不仅与 Re 相结合，还与功能阻断抗体 12G5 相结合的纳米载体，其直接作用于表面的 CXCR4。仅对小鼠纹状体进行了这一次肿瘤内直接注射。对照组小鼠接受 CXCR4 阴性肿瘤细胞的植入。此外，在检测给药组小鼠、对照组小鼠（包括生理盐水或空白 LNC 给药）的生存期时，结果显示，空白 LNC 和生理盐水给药小鼠的中位生存期为 36 天，而 12G5-LNC 给药小鼠的中位生存期为 39 天；然而，在接受 LNC[188]Re 注射的小鼠中观察到约 50 天的中位生存期。此外，在 LNC[188]Re 和 12G5-LNC[188]Re 的比较中，小鼠肿瘤已消退或完全消失，但最早分别在 65 天和 100 天时在 MRI 图像上可见新肿块。本研究显示所有 Re 给药组之间的结果总体无显著差异；然而，与未经辐射的小鼠相比，接受 12G5-LNC^{188}Re 给药的小鼠具有显著的生存获益[28]。

12G5-LNC^{188}Re 单次输注给药具有临床前可行性和应用价值，可使中位生存期延长，这表明靶向 CXCR4 在胶质母细胞瘤的治疗中具有应用价值。此外，观察到与其他纳米载体相比，12G5-LNC^{188}Re 的优点是其在 CXCR4 阳性肿瘤中的滞留率更高，进而能够更有效地照射肿瘤组织。脑内主动靶向肿瘤组织的纳米载体的运用可能对人类临床试验有益[28]。

PARP1 的过度表达存在于包括胶质母细胞瘤在内的多种癌症；因此，通过放疗靶向 PARP1 也是开发潜在治疗药剂的一种思路[29]。据报道，恶性胶质瘤的 p53 肿瘤抑制基因发生了改变[30]。将 U87-p53 细胞（表达 p53 基因的胶质瘤细胞系）皮下注射至雌性无胸腺 CrTac：NCr-Fo 裸小鼠的右肩并使细胞生长 2 周。治疗方案包括在肿瘤生长后第 0、3、6 天瘤内注射 PEG/PBS 溶剂、无放射性 ^{127}I-PARPi 或分次注射 ^{131}I-PARPi。结果显示，溶剂组与 ^{127}I-PARPi 组的肿瘤体积无统计学差异；然而，与溶剂组相比，^{131}I-PARPi 组的肿瘤体积减小。此外，接受分次注射 ^{131}I-PARPi 的小鼠的中位生存期为 29 天，相比之下，溶剂组的中位生存期为 22 天，^{127}I-PARPi 组的中位生存期为 20 天[29]。联用 ^{131}I 放射性核素与多腺苷二磷酸核糖聚合酶有望提高生存率。

（二）乳腺癌

小鼠 4T1 乳腺癌是一种高致瘤性和侵袭性细胞系，可从乳腺原发性肿瘤自发转移至多个远隔部位。这种自发性转移性疾病与人乳腺癌在许多特征上相似，因此适合作为人乳腺癌的动物模型[31]。

乳腺癌是全球女性中最常见的癌症，因此不断地在评估新的治疗方法[32]。已发现环巴胺（cyclopamine，CPA）可增强肿瘤对放疗的反应。液体脂质纳米粒封装 CPA 系统（CPA encapsulated in a liquid-lipid nanoparticle，CPA-LLP）可增强肿瘤细胞对 ^{177}Lu 核交联聚合物胶束结合物（lutetium-177 conjugated to core-cross-linked polymeric micelle，

CCPM-^{177}Lu）的反应[33]。

　　向 Nu/Nu 小鼠的右侧腹部皮下注射鼠 4T1 乳腺癌细胞。大约 7 天后当肿瘤大小为 0.1 cm^3 时，对小鼠进行瘤内注射。对照组小鼠 1 周内接受三次生理盐水注射，一组小鼠接受单次 CCPM-^{177}Lu 注射，另一组小鼠接受联合给药，即 1 周内三次 CPA-LLP 静脉注射，并在给予第一剂 CPA-LLP 后进行单次 CCPM-^{177}Lu 注射。研究结束时（第 120 天），与其他组相比，联合给药组小鼠的生存率最佳，9 只小鼠中有 5 只存活。生理盐水对照组的所有小鼠均在前 3 周内死亡。以上结果表明，联合治疗不仅能杀死癌细胞，还能延缓肿瘤生长。CCPM-^{177}Lu 单药治疗也能减缓肿瘤生长速度；但是联合治疗能使肿瘤生长速率减缓为前者的 1/2。这种局部放射治疗的优点是在提供有效治疗的同时避免了全身辐射。需要进一步研究联合用药在其他乳腺癌治疗中的有效性[33]。

　　上述联合治疗在克服传统癌症治疗的局限性方面具有优势。采用纳米系统辅助的放射治疗（RT）联合光热治疗（photothermal therapy，PTT）的双模式，可通过根除肿瘤启始细胞（tumor initiating cell，TIC）来抑制乳腺癌。电离辐射可对肿瘤细胞造成严重 DNA 损伤，这是 RT 应用的基础[34]。光热治疗通常使用红外光来治疗癌症等疾病。吸收近红外（near-infrared，NIR）区光线的纳米粒子可将光能选择性地递送至肿瘤以破坏癌细胞，从而为光热转换提供机会[35, 36]。

　　将 4T1 肿瘤细胞注射至雌性 BALB/c 小鼠的乳腺脂肪垫中。当肿瘤达到 50 ~ 150 mm^3 时，RT 组和 RT/PTT 组小鼠接受 ^{64}Cu 标记的硫化铜纳米粒子（copper-64-labeled copper sulfide nanoparticle，^{64}Cu-CuS）瘤内注射。PTT 组小鼠接受非放射性 CuS 纳米粒子（nanoparticle，NP）瘤内注射，对照组不接受给药。PTT 和 RT/PTT 给药组的小鼠也在 NP 注射后 24 h 接受 NIR 激光照射。至第 10 天时，未给药组中的 10 只小鼠均未能存活。接受 RT、PTT 或联合给药的小鼠的平均生存期更长；并且 RT/PTT 给药组与未给药组相比不仅具有 48.7 天的平均生存期，而且 10 只小鼠中有 2 只在第 60 天时体内已无肿瘤。此外，在对照组、接受 RT 单独给药的小鼠和接受 PTT 单独给药的小鼠中观察到肺转移癌，这是乳腺癌患者死亡的主要原因。然而，直至第 60 天对小鼠实施安乐死以供分析时，在接受 RT/PTT 联合给药的存活小鼠中均未见肺转移癌[37]。

联合使用 ^{64}Cu-CuS 纳米粒子与 NIR 激光治疗产生增强的抗肿瘤作用可能是 β 发射的纳米粒子在肿瘤中的滞留时间延长和（或）放疗与热之间的协同作用所致。研究数据支持将联合治疗方法用于抑制肿瘤转移的可行性[37]。

金纳米粒子因其良好的生物相容性、合适的大小范围以及可附着于靶向癌细胞所需的配体而逐渐流行[38]。曲妥珠单抗是一种靶向 HER2 阳性乳腺癌的单克隆抗体[39]。已对靶向 HER2 的 ^{177}Lu 标记的曲妥珠单抗修饰的金纳米粒子（gold nanoparticles，AuNP）组合（简称曲妥珠单抗 -AuNP-^{177}Lu）用作一种 HER2 阳性乳腺癌的局部放射治疗方法进行了研究。

向雌性 NOD/SCID 小鼠皮下植入 17β- 雌二醇缓释颗粒 1 天后，皮下注射 MDA-MB-361 人乳腺癌（breast cancer，BC）细胞。当肿瘤直径达到 5~8 mm 时，向小鼠瘤内注射曲妥珠单抗 -AuNP-^{177}Lu 或 AuNP-^{177}Lu，对照组给予生理盐水。与生理盐水对照组小鼠相比，曲妥珠单抗 -AuNP-^{177}Lu 在 16 天内显著抑制了肿瘤生长。而 AuNP-^{177}Lu 组小鼠肿瘤生长的抑制情况与生理盐水组相比无明显差异。此外，透射电子显微镜检查和暗场 / 宽场荧光显微镜检查证实，使用曲妥珠单抗靶向 HER2 能够促使曲妥珠单抗 -AuNP-^{177}LU 与乳腺癌细胞之间发生结合和内化。曲妥珠单抗 -AuNP 内化进入 BC 细胞可能由多价交联机制促进，该机制通过曲妥珠单抗 -AuNP 与 BC 细胞之间的结合增强了 HER2 的内化[40]。

由于肝和脾的隔离会导致金纳米粒子从血液中快速清除，降低肿瘤摄取量，因此静脉注射金纳米粒子具有一定的局限性[41]；然而，通过其他途径（特别是局部途径）将纳米医学与癌症治疗相结合具有其优势。^{111}In 连接二乙烯三胺五乙酸（DTPA）、聚乙二醇（PEG）连接曲妥昔单抗的金纳米粒子（简称曲妥珠单抗 -AuNP-^{111}In）是用于乳腺癌实验中抑制肿瘤生长的另一种治疗药物。

向雌性 CD1 无胸腺小鼠皮下植入 17β- 雌二醇缓释颗粒，然后在颗粒植入 2 天后皮下植入 MDA-MB-361 人 BC 异种移植物。然后，在瘤内注射曲妥珠单抗 -AuNP-[111]In 或生理盐水之前，允许肿瘤直径增长 5 ~ 8 倍。在肿瘤的多个部位进行给药注射，使 AuNP 的分布更均匀。由于数据（未提供）表明将未标记的曲妥珠单抗 -AuNP 瘤内注射至 CD1 无胸腺小鼠后并无肿瘤生长抑制作用，仅对这两组进行了研究。CD1 无胸腺小鼠瘤内注射给药在 70 天内抑制了肿瘤生长，而未接受给药的对照小鼠肿瘤在 70 天内达到原始大小的 8 倍。此外，生化结果显示，给药对肝、肾或造血系统也无毒性[42]。这些结果显示有望通过局部治疗来治疗 HER2 阳性 BC。

明胶微球是胶原蛋白的一种衍生物，因其生物相容性较高，是一种合适的药物递送工具[43]。在裸小鼠中研究了 [131]I 标记的明胶微球（Iodine-131-labeled gelatin microsphere，[131]I-GMS）对乳腺癌细胞 MCF-7 的有效性。将 MCF-7 人乳腺癌细胞注射至雌性裸小鼠的乳腺脂肪垫内。当肿瘤直径达到 1.0 ~ 1.5 cm 时，将悬浮在 25% 葡萄糖溶液中的 ^{131}I-GMS 或非放射性微球注射至肿瘤中心。给药后第 21 天，[131]I-GMS 组的肿瘤体积减小，而对照组的肿瘤体积显著增大，导致动物在第 21 天被处死[43]。

注射 ^{131}I-GMS 后 7 周，组织学检查显示肿瘤组织出现大面积坏死，残留的肿瘤细胞非常少。此外，放射性评估显示瘤内放射性活度高于其他组织，而且在注射后第 8 天肺内活度迅速下降。需要注意的是，如果使用明胶微球作为放射性核素的载体，则应根据放射性核素的半衰期调节明胶微球的降解周期，以防止微球过早降解导致放射性核素释放至体内其他区域。即使 ^{131}I-GMS 微球降解，但整个研究期间其放射性浓度相当低，因此 ^{131}I-GMS 是用于乳腺癌治疗的可行候选药物[43]。

随着人们探索出更多局部癌症放射治疗方法，需要将生物可降解药物给药系统作为可行的选择进行评估。然而，大分子和纳米粒子不能通过充分扩散而广泛分布在肿瘤中。这限制了间质浸润[44]。可溶性聚合物和药物从肿瘤间质中迅速清除[45]，药物扩散到靶组织外或全身重吸收将导致对正常组织的毒性，这增加了治疗困难[46-49]。为克服上述的一些问题，将热敏性弹性蛋白样多肽（elastin-like polypeptide，ELP）

与 ^{131}I 结合，该多肽可在室温和体温之间发生可溶至不可溶的状态转变。瘤内注射后，这种相变使其从液态变为黏性微粒。

在雌性裸小鼠（BALB/c-nu/nu）右小腿皮下接种鼠 4T1 肿瘤细胞。在给药开始前，允许肿瘤生长约 150 mm³。给药方案包括瘤内注射 $[^{131}I]$ ELP$_1$，注射后该物质将发生可溶至不可溶的状态转变，以及瘤内注射阴性对照 $[^{131}I]$ ELP$_2$，向肿瘤内注射或给予 NaCl 溶液后该物质仍保持可溶状态。与 NaCl 溶液和 $[^{131}I]$ ELP$_2$ 相比，ELP$_1$ 的肿瘤内滞留率是 ELP$_2$ 的 57 倍，并且在瘤内注射后第 3 ~ 11 天表现出肿瘤抑制作用。与两个对照组相比，其生存期也出现延长[50]。

ELP 可以被设计为在略低于体温的情况下发生可溶至黏性的状态转变。瘤内注射后，放射性核素 -ELP 结合物可在肿瘤中形成储库。热敏性 ELP 是用于瘤内药物递送的一种有前景的物质，因为与可溶性聚合物相比，前者可防止结合的放射性核素脱碘，且滞留时间更长；但仍需进行实验以改善该系统，从而实现肿瘤完全消退的目标[50]。

（三）黑色素瘤

恶性黑色素瘤是一种由黑色素细胞引起的致死性癌症，通常对化疗和放疗具有耐受性[51, 52]。由于黑色素瘤对放射耐受，外部放疗作为主要治疗有其局限性[53, 54]；然而，探索瘤内局部治疗是一种可能的治疗方法。

某些治疗使用高能辐射 α 粒子来杀死癌细胞。从生物学角度看，α 辐射对缺氧条件相对不敏感，而实体瘤中会发生缺氧，从而降低放射治疗的有效性[55]。已开发出一种使用 α 粒子的治疗，称为扩散式 α 发射体放射治疗（diffusing alpha-emitter radiotherapy，DaRT），其作为一种近距离治疗方法被用于治疗小鼠黑色素瘤。DaRT 方法使用了携带少量镭 -224（^{224}Ra）的可植入式放射源。随着 ^{224}Ra 的衰变，该放射源会向肿瘤内发射 ^{220}Rn、^{216}Po 和 ^{212}Pb。DaRT 可通过处于治疗距离的发射体使母体 ^{224}Ra 滞留在主要组织源中来杀死癌细胞[56]。

将 C32 人黑色素瘤肿瘤细胞皮下植入无胸腺裸小鼠背部下外侧。当肿瘤直径达到约 8 mm 时，向小鼠植入装载有 ^{224}Ra 的导丝或惰性导丝。这些导丝长度为 4～6 mm，置于肿瘤中。给药并未对肿瘤生长产生影响，然而，当肿瘤达到 1000 mm³ 时未经给药的小鼠死亡，而经 ²²⁴Ra 导丝给药的小鼠没有死亡[56]。这表明该结果可能与转移过程有关，这种局部治疗方法值得进行进一步研究。

靶向 α 治疗（TAT）具有选择性破坏血管生成前黑色素瘤细胞簇的潜力，从而抑制转移性黑色素瘤的出现。使用发射 α 粒子的放射性核素铋 -213（²¹³Bi）标记黑色素瘤单克隆抗体（9.2.27）以形成 α- 免疫偶联物（α-immunoconjugate，AIC），实验表明 AIC 对黑色素瘤细胞具有高度特异性和细胞毒性[57]。单克隆抗体 9.2.27 形成一种强效特异性免疫毒素，可抑制裸小鼠中已种植的人黑色素瘤的生长[58]。该抗体可在 ≥90% 的黑色素瘤细胞系中表达[59-61]。

在 BALB/c 裸小鼠侧腹皮下接种黑色素瘤异种移植物。对照组小鼠接受生理盐水注射。黑色素瘤细胞接种后第 2 天，当肿瘤体积达到 20～300 mm³ 时，小鼠接受 AIC 瘤内注射。在 150～200 μCi 的 AIC 剂量下，小鼠体重减轻 10%～25%。然而，在 AIC 治疗后 40～60 天，高剂量瘤内注射导致已出现的肿瘤完全且永久消退。第 14 天，在 50 μCi 剂量下，四只小鼠中仅两只出现肿瘤消退。25 μCi 瘤内注射导致小肿瘤发生部分消退，但无法使大肿瘤消退。存在剂量反应效应，更大的注射体积导致更短的平均消退时间。此外，在治疗开始时的 1～2 天内需要多个 AIC。而对照组小鼠的肿瘤继续生长[57]。

总体而言，局部 TAT 作为手术的补充治疗具有潜在应用价值。12.5～200 μCi 范围内的局部靶向 α 治疗对肿瘤发生及消退的作用较明显。

非密封高能 β 发射体作为一种用于控制肿瘤的局部治疗新技术正逐渐兴起，可替代外部放射治疗。β 射线对软组织的穿透范围较短，能够精确地递送较大放射性活度，而不会对肿瘤周边的正常组织产生影响[62]。钬 -166（¹⁶⁶Ho）是一种 β 发射体，半衰期较短，软组织穿透范围为 8.7 mm，是一种理想的放射治疗辐射源[63]。

将 B16 黑色素瘤肿瘤细胞皮下接种至雌性 C57BL/6 小鼠背部。当沿长轴测量肿瘤约为 1 cm，体积达到 492～631 mm³ 时，瘤内注射

^{166}Ho，以生理盐水作为对照。接受生理盐水注射后，对照小鼠在 16 天内全部死亡，平均肿瘤体积达到原始体积的 30 倍。然而，给药组的平均肿瘤体积缓慢减小。由于生理盐水体积和 ^{166}Ho 剂量的不同组合，中位生存期为 29～33 天不等，无统计学意义。向小鼠双侧腹部注射 H&E 染色剂，以便对生理盐水对照组与 ^{166}Ho 组的黑色素瘤进行染色和并排比较，结果显示经 ^{166}Ho 注射的肿瘤出现坏死和生长延迟[63]。

γ 照相机显像显示，^{166}Ho 滞留在肿瘤内，注射后长达 6 天内无大量渗漏；然而，宏观放射自显影显示注射的放射性示踪剂在肿瘤内的分布不均匀，这可导致肿瘤再生长或肿瘤边缘治疗失败。事实上，大多数接受给药的动物死于肿瘤再生长或边缘治疗失败，造成潜在的局限性。注射更大体积的含 ^{166}Ho 的溶剂或在肿瘤不同部位进行多次瘤内注射可改善这一技术限制。但应注意，注射体积越大，发生上覆皮肤损伤的可能性也越大[63]。

瘤内注射发射 β 射线的放射性核素 ^{166}Ho 有望成为局部控制恶性黑色素瘤的一种替代方法。该方法可用作常规外部放疗或化疗的附加治疗。应考虑研究通过该方法使用连续辐射进行进一步研究[63]。

在 B16 黑色素瘤中使用 ^{166}Ho 进行内部放疗可使肿瘤减小并降低肿瘤生长速率，但不能实现完全缓解，因此研究了树突细胞（dendritic cell，DC）治疗等其他治疗方法以确定其是否能改善治疗结果。树突细胞（DC）是皮肤等外周组织中的特异性抗原呈递细胞。皮肤 DC 迁移至引流淋巴结，与初始 T 细胞相互作用，以产生对肿瘤的免疫应答[64]。研究了基于 ^{166}Ho 和 DC 的联合免疫治疗作为局部放射治疗方法。假设肿瘤内 ^{166}Ho 会释放肿瘤抗原并使肿瘤减小，而注射的 DC 会吸收肿瘤抗原并迁移至局部淋巴结，产生 T 淋巴细胞免疫反应[65]。

向雌性 C57BL/6 小鼠皮下接种恶性 B16F10 黑色素瘤细胞。当肿瘤直径达到约 1 cm 时（黑色素瘤细胞注射后 10～14 天），直接向小鼠肿瘤内部①仅给予未成熟 DC（D6）；②仅给予 ^{166}Ho；③不进行任何给药；④给予 ^{166}Ho 然后第 7 天给予 D6（^{166}Ho+DC）。在 ^{166}Ho 注射后每隔 2～3 天注射 DC，共计三个周期。与未接受给药的对照组相比，在 ^{166}Ho 组动物中观察到 11 天后肿瘤生长减少，但在第 14 天后，抑制作用则不如先前那么明显。相反，先给予 ^{166}Ho 然后给予 DC 的小鼠在第 14 天后仍继续保持对肿瘤生长的抑制作用，故与其他接受给药的小鼠相比该组的肿瘤要小得多。未给药组的所有小鼠和仅 DC 给药组中的小鼠分别在第 31 天和第 40 天之前死亡。然而，^{166}Ho 给药组 16 只小鼠中有 3 只存活至第 60 天，^{166}Ho + DC 组 19 只小鼠中有 10 只存活至第 60 天。在第 60 天向存活小鼠的肿瘤对侧注射额外的 B16F10 黑色素瘤细胞，以评估是否可能产生肿瘤特异性免疫。尽管初始治疗后这些小鼠的存活时间较长，但 ^{166}Ho 给药组以及 ^{166}Ho + DC 给药组小鼠在额外注射黑色素瘤细胞后 11 天内均缓慢出现新肿瘤，不过 ^{166}Ho + DC 组小鼠的肿瘤大小约为前者的四分之一[65]。

试验发现 ^{166}Ho + DC 联合给药比 DC 单独给药产生的免疫反应更强，因此证明放疗确实能够对 DC 治疗起补充作用。本研究证实 ^{166}Ho 和未成熟的 DC 联用可用于治疗不可切除的黑色素瘤或可用作辅助治疗。

另一种类型的药物给药系统是一种模块化纳米转运蛋白（modular nanotransporter，MNT），其可穿透至靶细胞并使治疗药物分布到其亚细胞区室中，特别是分布到细胞核中。已知俄歇电子发射体在细胞核外无效，但在细胞核 DNA 附近具有高细胞毒性[66]。使 MNT 与俄歇电子［如铟 -111（^{111}In）］偶联用于靶向放疗的方法已被评估。

经 p-SCN-Bn-NOTA 修饰并经 ^{111}In 标记的 MNT 设计用于靶向 tDTox-HMP-NLS-MSH（MNT-MSH），该物质靶向黑皮质素 -1 受体（melanocortin-1 receptor，MC1R）且在癌细胞中过表达。在呈递受体靶点 MC1R 的癌细胞系 B16-F1 中评估了 ^{111}In 标记的 MNT 的细胞毒性[67]。

通过皮下注射将 B16-F1 黑色素瘤肿瘤细胞接种至雌性 C57BL/6 J 小鼠侧腹。当平均肿瘤体积达到 88 mm^3 时，瘤内注射 ^{111}In-NOTA-MNT-MSH、^{111}In-EDTA、未标记的 NOTA-MNT-MSH 或生理盐水。通过使用 SPECT-CT 成像，^{111}In-NOTA-MNT-MSH 显示了 ^{111}In 的瘤内滞留较多，而正常组织的放射性活度非常低，在肾脏和肝脏中几乎检测不到信号。使用了三种不同剂量的 ^{111}In-NOTA-MNT-MSH，第 15 天时，与接受生理盐水的对照组相比，最高剂量 10.4 MBq 导致 82% 的肿瘤产生生长抑制。而相同剂量的对照 ^{111}In 或未标记的 NOTA-MNT-MSH 未导致任何肿瘤生长抑制[67]。

靠向 MC1R 的 ^{111}In 标记的 MNT 为治疗提供了比活度。体外研究证明，^{111}In-NOTA-MNT-MSH 偶联物对过表达 MC1R 的癌细胞具有细胞毒性。该数据进一步表明，有必要对 MNT 作为一种局部放疗形式的使用进行评估。

（四）前列腺癌

前列腺癌是男性中仅次于肺癌的第二大常见癌症死因。这是一种生长非常缓慢的癌症，在癌细胞发生早期扩散很久之后该疾病才会呈现临床表现[68]。如前所述，靠向 α 疗法的应用对于近距离治疗领域十分重要，该疗法不仅可用于黑色素瘤，也可用于其他癌症的治疗。前列腺特异膜抗原（PSMA）是一种在前列腺癌细胞中表达的细胞表面糖蛋白。J591 是 PSMA 细胞外结构域的众多单克隆抗体之一。发射 α 粒子的放射性核素 ^{213}Bi 与 J591 单克隆抗体（monoclonal antibody，mAb）偶联形成的 AIC 可用于治疗裸小鼠的前列腺癌[69]。

转移性人肿瘤细胞系 LNCaP-LN3 是由 LNCaP 建立的雄激素敏感性人前列腺癌细胞系，LNCaP 具有人前列腺细胞的特征，如产生前列腺分泌蛋白、PSMA 和雄激素受体[70-73]。

向雄性无胸腺裸鼠 BALB/c-nu/nu 右侧腹皮下注射 LN3 细胞。应注意的是，LN3 细胞需要额外的基质细胞或因子才能生长，因此有必要将细胞与 Matrigel 基底胶共同注射[74, 75]。已进行多项实验。细胞接种后 2 天，细胞注射部位接受 50 μCi AIC（^{213}Bi 与 J591 mAb 偶联物）或非特异性 AIC 给药，不接受任何给药的一组作为对照组。在第 10 周时，AIC 组小鼠的肿瘤生长完全受到抑制，而在第 3 周时，无给药组七只小鼠中的六只以及非特异性 AIC 组中七只小鼠中的五只出现可测量的肿瘤。在第二项实验中，在 LN3 细胞注射后 1 周，当肿瘤达到 40～60 mm^3 时，分别给予 50 μCi 或 100 μCi 的 AIC 或 100 μCi 的非特异性 AIC 治疗。结果显示，100 μCi AIC 组在治疗后 2 周时肿瘤不可触及，50 μCi 组在治疗后 3 周时肿瘤不可触及，而在非特异性 AIC 组中观察到肿瘤生长。最后，在第三项实验中，当肿瘤达到 $70 \sim 80 \text{ mm}^3$ 时，开始病灶内注射给药，其剂量和给药方式与第二项实验相同。结果显示，100 μCi AIC 组在给药后 3 周时已触摸不到肿瘤，但 50 μCi AIC 组和非特异性 AIC 组动物的肿瘤体积有所增加。总体而言，在 AIC 给药组中未观察到体重减轻[69]。

总体而言，结果表明，单次局部注射 50 μCi 和 100 μCi AIC 可用于消退早期前列腺癌的小肿瘤，100 μCi 的较高剂量可用于消退稍大的肿瘤。通过使用放射性核素标记单克隆抗体来促进对肿瘤细胞的选择性照射是癌症治疗的一种途径。如前所示，与非特异性 AIC 相比，^{213}Bi 标记的发射 α 粒子的免疫偶联物具有高水平的抗原选择性细胞毒性[69]。

在室温下可溶、在体温下沉淀且从局部储存位置缓慢清除的温敏性聚合物也被评估为前列腺癌的治疗药物。在一组研究中，一种放射性核素 ^{131}I 标记的聚合物［聚（N- 异丙基丙烯酰胺）］被用于接受人前列腺癌 PC3 异种移植的小鼠[76]。

向 CD-1 雄性远交系裸小鼠右侧腹皮下给予 PC3 细胞。当肿瘤达到 0.15 cm^3 时，向小鼠瘤内注射 0.1 mL 经 ^{131}I 标记聚合物，该聚合物以 2% 质量百分比的二甲基亚砜（dimethyl sulfoxide，DMSO）溶液形式给药。向各组小鼠分别注射 2 MBq 的放射性标记聚合物、25 MBq 的放射性标记聚合物、未经标记的聚合物或生理盐水（对照）。第 46 天，人道处死所有小鼠。结果表明，接受两种剂量的放射性标记聚合物的小鼠的肿瘤体积均减小；然而，与对照组和未标记组相比，2 MBq 组的肿瘤生长较少，但仍持续生长。相比之下，25 MBq 组小鼠的肿瘤尺寸持续减小，直至实验结束[76]。

未观察到提示存在放射毒性或化学毒性的明显的体重减轻体征。此外，在组织学评估中，与未给药对照组相比，接受放射性碘给药的小鼠肿瘤周围的炎症得到显著抑制。组织学上，较高的放射性核素剂量可以使肿瘤细胞被完全破坏且无复发迹象。在较低剂量的放射性核素组、未标记的聚合物组和未给药对照组中观察到复发和存活的肿瘤细胞。这证明单次瘤内注射 ^{131}I 标记的温敏性聚合物可实现剂量依赖性肿瘤生长抑制[76]。

也可以使用不同的聚合物或多种聚合物和放射性核素联用作为治疗药剂。经 ^{90}Y 标记的温敏性聚合物聚噁唑啉（polyoxazoline，POZ）在高于特定转变温度时发生自聚集，该物质不仅用于研究对肿瘤生长的抑制作用，还用于研究对肿瘤生存率的影响[77]。

将人前列腺癌细胞 PC-3 皮下接种至雄性 BALB/c-nu/nu 小鼠右侧大腿。当肿瘤直径达到 0.7 ~ 1.0 cm 时，向小鼠瘤内给予 PBS、非放射性钇标记的 Isp-PrPOZ 或三种不同剂量（0.74 MBq、1.85 MBq 或 3.70 MBq）的 ^{90}Y-Isp-PrPOZ。与 PBS 组和非放射性钇标记的 Isp-PrPOZ 组相比，^{90}Y-Isp-PrPOZ 组显示呈剂量依赖性的肿瘤抑制作用。3.70 MBq 剂量组对癌细胞的破坏最严重，接受 3.70 MBq ^{90}Y-Isp-PrPOZ 注射的组的生存期也最长。给药后第 90 天，50% 的小鼠存活，无明显体重减轻或全身性不良反应[77]。

放射性活度的滞留取决于 POZ 的分子量；然而，20 kDa 的 POZ 制剂可能会增加肿瘤组织中的 POZ 储蓄量。总体而言，可注射的放射性药物 ^{90}Y-Isp-PrPOZ 有望用于近距离治疗[77]。

壳聚糖是 2- 脱氧 -2- 氨基 -D- 葡萄糖与 ^{166}Ho 螯合形成的高分子聚合物，是另一种用作放射性药物的复合物。这种 ^{166}Ho- 壳聚糖复合物（DW-166HC）是一种酸性溶液，直接注射到组织中时会转化为凝胶状态。通过手术将雄激素非依赖性 Noble 大鼠前列腺癌细胞（AIT）接种至 Noble 雄性大鼠的腹侧前列腺。7 天后当肿瘤直径达到 0.2 ~ 0.3 cm 时，再次进行手术对局部肿瘤进行治疗，包括①生理盐水，②^{165}Ho- 壳聚糖复合物溶液，③（18.5 MBq）^{166}Ho- 壳聚糖复合物溶液，④（37 MBq）^{166}Ho- 壳聚糖复合物溶液。在第 2 周和第 4 周处死大鼠。结果表明，在这两个时间点，第 3 组和第 4 组大鼠的前列腺重量显著低于第 1 组和第 2 组，但第 3 组和第 4 组之间无显著差异。在接受 ^{166}Ho- 壳聚糖复合物溶液给药的后两组中，组织病理学检查显示肿瘤细胞出现坏死。此外，对其他各种器官进行的检查均显示无病理学病变。因此可以推断，^{166}Ho 的注射体积比辐射剂量的影响更大，在 18.5 MBq 时达到最大的肿瘤抑制效应。可以重点考虑对前列腺癌使用局部放射性核素治疗，因为该治疗方法对边缘组织无不良影响。因此，^{166}Ho- 壳聚糖复合物能否作为一种治疗方案值得进行进一步探索[78]。

另外也使用了其他肽聚合物治疗前列腺癌。将温敏胶束作为一种可注射的近距离治疗药物在无胸腺小鼠中进行了试验，该胶束由弹性蛋白样多肽（ELP）与 [131]I 放射性核素偶联的 7 个酪氨酸亚基结合，形成原位水凝胶。ELP 的临界胶束温度比低于体温的胶束凝聚转变温度更低。当 [131]I 标记的可溶性 ELP 胶束在体内经历从可溶到不溶的低临界溶解温度（low critical solution temperature，LCST）相变时，就形成了肿瘤储库。当 [131]I 发射高能 β 粒子时，黏性凝聚物进一步稳定成为水凝胶[79]。

通过手术向雄性无胸腺裸小鼠 BALB/c-nu/nu 右背外侧前列腺叶注射 PC-3 M-Luc-C6 细胞（表达萤光素酶的萤火虫 luc）。在治疗期间，在饮用水中提供碘化钾，以抑制甲状腺对放射性碘的潜在吸收。细胞接种后 3 周肿瘤体积达到 90 ~ 120 mm³ 时开始给药。通过另一次存活手术获取试验小鼠的前列腺肿瘤。给药包括瘤内给予 ^{131}I-ELP 或未标记的 ELP 作为对照，团注体积为肿瘤大小的三分之一。与对照组相比，9 天内观察到接受给药的小鼠肿瘤消退，26 天内肿瘤缩小至其原始大小的 5% 以下。在 60 天后研究结束时，8 只接受 ^{131}I-ELP 给药的小鼠中有 4 只维持无肿瘤状态。也未观察到体重减轻[79]。

近距离治疗的缺点包括钛"粒子"可能迁移至体内其他器官[80-82]或植入的"粒子"在治疗后永久留在患者体内[83, 84]。在这项研究中，结果表明注射型 ELP 可替代目前的钛粒子近距离治疗技术。这是一种非永久性替代药物，可以实现可生物降解的治疗，并可减少粒子迁移的发生。该模型显示肿瘤消退率为 95%，其中 4 只小鼠在 60 天结束时仍处于完全缓解的状态。根据组织学分析，在某些情况下观察到该方法的唯一的局限性是肿瘤覆盖不完全[79]。

随着医学的进步，出现了越来越多治疗水平上的新发现。可以开发新药物，改善传统治疗方法的不足之处。例如，探索了 [32]P- 磷酸铬 - 聚（L- 丙交酯）[^{32}P-chromic phosphate-poly（L-lactide），[32]P-CP-PLLA] 粒子对前列腺癌伴局部淋巴转移的抗癌作用。在前列腺癌中，癌症早期的小型原发性肿瘤倾向于转移至近端和（或）远端淋巴结，且预后不良[85]。如果发生盆腔淋巴结转移，则根治性治疗无法改善预后，还可能导致不良反应[86]。为了评估可生物降解的缓释 ^{32}P- 磷酸铬 - 聚（L- 丙交酯）粒子的治疗效果，将 PC-3M 人前列腺癌细胞注射至雄性无胸腺裸小鼠 BALB/c-nu/nu 腹侧前列腺。评估了肿瘤和局部淋巴结的分布、病理形态学变化以及 ^{32}P-CP-PLLA 的毒性反应[85]。

将小鼠麻醉，进行手术使背侧前列腺暴露，以便将 PC-3M 细胞注射至其腹侧前列腺中。4 周后，当肿瘤肿块直径达到 1.0 cm 时，通过 B 型超声引导植入 3.7 MBq、7.4 MBq、14.8 MBq 和 0 MBq（无放射性对照组）四种不同放射性剂量的 ^{32}P-CP-PLLA 粒子。植入后 7 天和 14 天，通过单光子发射计算机体层显像（SPECT）对小鼠进行静态扫描，结果显示粒子主要聚集在裸小鼠的肿瘤和腹主动脉旁淋巴结中。其他器官或组织未明显显像，证明了粒子呈现局部滞留。此外，部分 ^{32}P-CP 可通过淋巴系统迁移至腹主动脉淋巴结[85]。

本研究结果发现肿瘤细胞的抑制率和坏死率与放射性活度相关。植入后 14 天，^{32}P-CP-PLLA 活度为 7.4 MBq 和 14.8 MBq 的两个组中出现肿瘤坏死和淋巴结转移瘤坏死，表明 ^{32}P-CP-PLLA 能够杀死局部癌细胞和附近淋巴结中的癌细胞。值得注意的是在第一阶段粒子植入后可见骨髓抑制；然而，在 28 天后，抑制可恢复至给药前水平[85]。尽管仍需进行其他研究，但 ^{32}P-CP-PLLA 有望成为前列腺癌伴淋巴结转移癌患者的治疗药物。

（五）胰腺癌

在美国，胰腺癌是第四大癌症相关致死疾病[87]。该领域的研究人员已尝试通过联合治疗（如放疗与化疗联合）、应用抗血管生成药物和（或）表皮生长因子受体抑制剂来改善胰腺癌患者的结局[88]。研究了使用 ^{32}P- 磷酸铬胶体（^{32}P-chromic phosphate colloid，^{32}P-CP）作为胰腺癌的潜在治疗方法。将胰腺癌细胞系 Pc-3 皮下植入 BALB/c-nu/nu 裸小鼠的右腋窝。10 天后当肿瘤生长至 0.8～1.0 cm 大小时，给药方案包括瘤内给予不同放射性剂量和 0 MBq 的 ^{32}P-CP。给药后最初 2～3 天出现轻微的食欲抑制，但随后消退。与 ^{32}P-CP 给药组相比，对照组小鼠中肿瘤出现生长。总体而言，在给药后 5 天内肿瘤生长减少，肿瘤表面有散在溃疡和出血，肿瘤体积缩小且变平[89]。

本研究发现，增加 ^{32}P-CP 剂量导致肝、脾和其他器官中的放射性浓度更高，对肝和骨髓造成非预期毒性，但肿瘤体积会减小。瘤内注射适当剂量的 ^{32}P-CP 是治疗成功的关键。使用多种诊断技术得到的数据表明，瘤内注射 ^{32}P-CP 可能导致血管局部闭塞，抑制血管生成，并抑制癌症经血管转移，从而导致肿瘤细胞死亡[89]。

一些疗法可用于多种癌症类型。如前所述，环巴胺（CPA）可增强肿瘤对放疗的反应，其被封装于液体脂质纳米粒系统（CPA-LLP）中以增强肿瘤细胞对 ^{177}Lu 核交联聚合物胶束结合物（CCPM-^{177}Lu）的反应，已将其用于治疗乳腺癌，但也在胰腺癌中对其进行了试验[33]。

向 Nu/Nu 小鼠的右侧腹部皮下注射 Miapaca-2 人胰腺癌细胞。大约在注射后 14 天，当肿瘤大小达到 0.1 cm^3 时，对小鼠进行瘤内注射。对照组小鼠在 1 周内接受三次生理盐水注射，一组接受 CCPM-^{177}Lu 单次注射，一组接受联合给药，包括 1 周内静脉注射三次 CPA-LLP，并在第一次给予 CPA-LLP 时接受 CCPM-^{177}Lu 单次注射。研究结束时（第120 天），如在乳腺癌章节中所述，与其他组相比，生存率最高的组为联合给药组。生理盐水对照组的所有小鼠均在前 3 周内死亡。联合治疗可杀死癌细胞并延缓肿瘤生长。CCPM-^{177}Lu 单药治疗减缓了肿瘤生长，然而，联合治疗对肿瘤生长速度的减缓作用更显著[33]。

在上文的无胸腺裸小鼠 BALB/c-nu/nu 中使用了温敏胶束用于前列腺癌的治疗，该胶束由弹性蛋白样多肽（ELP）与 ^{131}I 放射性核素偶联的 7 个酪氨酸亚基结合，在胰腺癌给药中也使用了相同物质。通过手术建立原位胰腺模型，将部分胰腺组织缝合，作为人 BxPc3-luc2 胰腺肿瘤细胞的注射部位，大约在第 28 天后，当肿瘤达到约 90～120 mm^3 可用于给药时，进行第二次存活手术。瘤内注射未标记的 ELP 或 ^{131}I-ELP，团注体积为肿瘤大小的三分之一。在 1 周后，胰腺 BxPc3-luc2 胰腺肿瘤的反应也表现为肿瘤消退，相比之下，对照组小鼠显示出明显的肿瘤生长。60 天后，^{131}I-ELP 给药组的 6 只小鼠中有 4 只的肿瘤小于 300 mm^3。虽然对于胰腺癌通常不采用近距离治疗的方法，但 ^{131}I-ELP 为辐射耐受性 BxPc3-luc2 胰腺肿瘤提供了一种潜在新疗法[79]。

（六）肝癌

肝细胞肝癌（hepatocellular carcinoma，HCC）是第六大常见癌症，也是癌症相关死亡的第三大常见原因。通过超声检查进行监测，可在早期阶段诊断出肿瘤，从而可能通过切除、肝移植或消融治疗实现治愈，5 年生存率可达 50% 以上[90]。由于正常肝脏对辐射的敏感性限制了可递送的剂量，导致外射束辐射无法发挥治疗作用[91]，因此，需要通过其他疗法来治疗这种癌症。

探讨了 ^{131}I 明胶微球（^{131}I-GMS）经瘤内注射后对 BALB/c 雄性裸小鼠中人肝细胞肝癌细胞（HepG2）的作用。采用放射性微球的选择性体内放射治疗（selective internal radiotherapy，SIRT）正在成为治疗 HCC 患者的一种既定方法[92]。将 HepG2 细胞注射至小鼠腋窝区域，当肿瘤直径达到 1 cm 时，开始给药。给药方案包括瘤内注射 0.1 mL 含 $37MBq^{131}I$ 微球（^{131}I-GMS）的 25% 葡萄糖溶液或注射无放射性微球作为对照。结果表明，与对照组相比，直至注射给药后 8 周时 ^{131}I-GMS 组的肿瘤显著变小，具有统计学意义；然而，肿瘤仍在持续生长，但生长速度比对照组更慢。注射后第 64 天，^{131}I-GMS 组小鼠的生存率为 73.3%，对照组则为 13.3%[92]。

在整个研究期间，肿瘤中的放射性活度很高，但肺中的放射性活度也很高，但随后降低。甲状腺中也具有较高的放射性活度；然而，尽管甲状腺中浓度相对较高，但血清中 FT4 水平保持稳定。对于治疗前口服非放射性碘化钠的患者，其甲状腺对放射性碘的摄取可能会减少。SPECT 图像显示，在整个观察期内，放射性核素均集中在肿瘤内。此外，病理检查显示微球集中在注射部位，微球周围有大面积坏死病灶。至第 32 天时，大部分微球已发生不同程度的降解，至第 64 天时，给药组小鼠体内已无可见微球[92]。明胶是一种生物可降解材料，具有良好的生物相容性和低毒性[93-95]，被认为是用于治疗肝细胞肝癌的一种可行方式。

肝细胞肝癌的治疗选择包括肝切除、肝移植以及局部和全身治疗，这些治疗必须针对每名患者进行个体化定制[96]。尽管结局较好，但治疗后的复发仍然是一个问题，据报告，接受切除术治疗后 5 年复发率高达 70%。复发性 HCC 的最佳治疗方法尚不清楚[97]。其他治疗方法如 ^{32}P BioSilicon（生物硅）等已用于研究其对裸小鼠中人肝细胞肿瘤的疗效。

将人肝细胞肝癌细胞系（HepG2）皮下注射至雄性裸小鼠（BALB/c）的右臀肌区域。第 15 天，当肿瘤直径达到约 1 cm 时，向肿瘤中心 4 mm 深度处给予不同活度水平（0.5 MBq、1.0 MBq 和 2.0 MBq）的 ^{32}P BioSilicon 以及对照制剂微晶纤维素和羧甲基纤维素钠。结果显示，与对照组相比，给药后 10 周时接受所有三种活度水平给药的小鼠肿瘤体积均减小。经组织病理学检查显示 2.0 MBq 组的标本中无存活肿瘤细胞，证实 60% 的小鼠达到完全缓解，但较低剂量组中也出现了缓解。对于未完全缓解的肿瘤，组织病理学检查显示细胞死亡的方式表现为坏死。这些数据表明，瘤内放疗可能是一种治疗患者体内不可切除的肝细胞肝癌的方式[98]。

大鼠也被用于肝癌治疗的研究。将 ^{188}Re 与半胱氨酸乙酯二聚体（ethyl cysteinate dimer，ECD）螯合溶于碘油溶液（^{188}Re-ECD/ 碘油）作为啮齿动物肝癌模型中的治疗药物，并使用雄性 Sprague-Dawley（SD）大鼠对其进行了研究。碘油是一种罂粟籽油，可用作放射性核素的载体。临床上可将其用作治疗肝癌的栓塞剂和放射性核素的载体[99, 100]。

通过手术将 N1-S1 大鼠肝癌细胞接种至 SD 大鼠肝包膜下的肝左叶或肝右叶。细胞接种后第 7 天，对大鼠进行第二次剖腹手术以确认是否存在肝肿瘤。此时，向肿瘤中心单次瘤内注射 ^{188}Re-ECD/ 碘油或生理盐水以开始给药。小动物 SPECT-CT 显像证实 ^{188}Re-ECD/ 碘油在注射 24 h 后仍局限于肿瘤部位。此外，在第 60 天，即研究结束时，与给药前的肿瘤体积相比，52% 接受给药的大鼠肿瘤体积减小了 10% 或更多，与对照组相比，生存率为 62%。在第 60 天，一些大鼠显示已无肿瘤，而先前的肿瘤部位形成了瘢痕。对于人类肝癌的治疗，^{188}Re-ECD/ 碘油可能是一种值得研究的药物[101]。

经 ^{188}Re 放射性标记的碘油也已与其他药物联合用于治疗肝细胞肝癌。将 ^{188}Re-N，N′-1，2- 乙二酰双 -L- 二乙基半胱氨酸 - 二盐酸酯 - 碘油（^{188}Re-EL）与水凝胶混合，生成放射性热凝胶乳液 ^{188}Re-ELH（与 ^{188}Re-ECD- 碘油 / 水凝胶相同）。通过手术将 N1-S1 细胞植入 SD 雄性大鼠肝包膜下的肝叶中。接种后 7 天，再次对大鼠进行手术以确认肝肿瘤生长。对具有 N1-S1 肿瘤细胞的大鼠进行 ^{188}Re-ELH 或 ^{188}Re-EL 瘤内给药或不给药，以评估 60 天的研究止点。^{188}Re-ELH 给药组的 9 只大鼠中有 4 只显示无残留肿瘤，有 1 只显示肿瘤体积增大；与 ^{188}Re-EL 组相比，无具有统计学意义的差异。两组均有 9/10 只大鼠存活至研究结束。显微镜检查显示 ^{188}Re-EL 组大鼠肝脏中无残留肿瘤细胞。分析对照组时，8 只大鼠中只有 1 只存活至研究结束（60 天），另有 1 只大鼠的肿瘤体积增大[102]。

实验结果表明，^{188}Re-EL 治疗肝癌的疗效更好；^{188}Re-EL 的治疗效果可通过水凝胶来增强。此外，^{188}Re-ELH 组的放射性约为 ^{188}Re-EL 组的一半。另外，在初始 ^{188}Re-ELH 给药时，在肺中观察到一些放射性，但迅速降低至本底水平[102]。总体而言，需要在动物和（或）临床试验中对该疗法进行额外验证。

（七）头颈癌

头颈癌主要是鳞状细胞癌，通过邻近结构的局部侵犯和局部淋巴结转移发生进展[103]，因此，正在探索介入性治疗方法对其进行治疗。弹性蛋白样多肽（ELP）是一类经过基因工程改造的肽聚合物，在较小的温度变化下即可发生相分离。这些 ELP 在室温下为可溶状态，但经体温加热后会变为黏性状态。在具有 FaDu 头颈部鳞状细胞癌人异种移植物的小鼠中，试验了经 ^{131}I 放射性标记的温敏性 ELP 和 C- 末端的酪氨酸残基（ELP-Tyr），其在瘤内注射时自组装为放射性核素粒子[104]。

向雌性无胸腺裸小鼠 BALB/c-nu/nu 右小腿皮下注射 FaDu 癌细胞。为防止游离放射性碘在甲状腺中蓄积，在给药前 1 周向所有动物的饮用水中加入 1% 碘化钾，直至放疗实验结束。在第 7 天和第 9 天之间，当肿瘤达到约 170 mm^3 时，开始使用不同分子量的 ELP 和未标记的对照 ELP 对小鼠进行给药。瘤内注射分为 [^{131}I] ELP$_{120}$-Tyr$_1$、[^{131}I] ELP$_{120}$-Tyr$_4$ 和 [^{131}I] ELP$_{120}$-Tyr$_7$。结果表明，ELP$_{120}$-Tyr$_1$ 可延长在肿瘤中的滞留时间，同时减少所需的 ELP 量。酪氨酸含量也会影响 ELP 的黏度。酪氨酸残基的数量越多，黏度越高。[^{131}I] ELP$_{120}$-Tyr$_7$ 作为最佳治疗药物，其抗肿瘤有效性及小鼠生存期与其在肿瘤中的滞留时间相关。至第 60 天，即研究结束时，12 只小鼠中有 10 只存活，而这 12 只小鼠中有 8 只显示肿瘤完全消退。相比之下，因 [^{131}I] ELP$_{120}$Tyr$_1$ 组、[^{131}I] ELP$_{120}$-Tyr$_4$ 组和对照组在较早时间点即已出现肿瘤负担过重或体重减轻的情况，所以需要处死这几组小鼠。这些无毒且可生物降解的聚合物粒子延长了瘤内滞留时间，从而延缓了肿瘤生长。[^{131}I] ELP$_{120}$-Tyr$_7$ 注射后进行的肿瘤放射自显影显示，^{131}I 活度集中在肿瘤中心的单次注射给药部位。此外，组织病理学检查中观察到的肿瘤坏死与 ^{131}I 的分布模式相关[104]。

本研究证明了一种可替代常规近距离治疗的方法的有效性，该药物可生物降解，是经基因工程改造的多肽与放射性核素的偶联物。储库的效力与 C- 末端酪氨酸数量、分子量和溶液浓度相关。增加酪氨酸数量、注射浓度和分子量可延长肿瘤内滞留时间。这种 [^{131}I] ELP$_{120}$-Tyr$_7$ 的粒子样储库可实现 67% 的治愈率。游离 ^{131}I 从 ELP 释放至循环中后会被迅速清除。为了更均匀地覆盖更大的肿瘤，可能需要进行多次注射[104]。

通过对流增强给药将载药脂质纳米粒（脂质体）已被用于头颈癌的治疗，与其在胶质母细胞瘤中的用法类似。将人舌癌细胞（SCC-4）皮下接种至无胸腺雄性裸大鼠（rnu/rnu）的肩胛骨上，并在接种后第 14 ～ 15 天肿瘤达到约 1.6 cm^3 时瘤内输注脂质体 ^{186}Re。对照组接受未标记的脂质体、包封的 ^{186}Re 高铼酸盐或未包封的中间体 ^{186}Re 复合物，后者是一种基于脂质体的制剂，由铼 -188 与螯合剂 N，N 双（2- 巯基乙基）-N′，N′- 二乙基乙二胺（^{186}Re-BMEDA）相连接而形成[105]。

与所有对照组相比，^{186}Re 脂质体给药组的平均肿瘤体积减小。在为期 6 周的研究结束时，33 只大鼠中有 3 只仍持续显示肿瘤消退；然而，与对照组大鼠相比，33 只大鼠中有 2 只的肿瘤更大，呈缓慢生长。三个对照组之间的肿瘤生长总体进展无显著差异。给药组和对照组的体重维持在相似水平，但 ^{186}Re 脂质体组似乎对给药的耐受性较好，未观察到全身不良反应。^{186}Re 脂质体组的组织病理学检查显示肿瘤细胞坏死。这些结果表明，瘤内输注 ^{186}Re（作为脂质体载体的一部分）有利于治疗头颈癌[105]。

（八）肺癌

与化疗相比，基于载体的放射性核素治疗的毒性更低，需要的治疗周期也更短。通过利用经放射性核素 ^{131}I 标记的 HSP90 抑制剂 17- 烯丙基氨基 -17 去甲氧基格尔德霉素（17-AAG）（ ^{131}I-17-AAG）的结合特性，可使小鼠中的非小细胞肺癌异种移植物比对照组小。热休克蛋白 90（heat shock protein 90，HSP90）可使肿瘤生长所需的蛋白质保持稳定。因此，通过抑制 HSP90，潜在肿瘤生长将被抑制[106]。

将 H460 人非小细胞肺癌（NSCULC）皮下植入 BALB/c 雌性裸小鼠的右侧腹。当肿瘤直径达到 8 ~ 10 mm 时，开始瘤内或静脉给药。在每次注射前 3 天，向小鼠提供 1% 高氯酸钾水溶液，以抑制甲状腺对放射性碘的潜在摄取。与未接受给药的小鼠相比，给药方案包括注射一次或两次不同放射性剂量的 ^{131}I-17-AAG。各给药组均显示出一定程度的肿瘤生长抑制，但瘤内注射组的抑制作用大于静脉注射组。当对瘤内给药组进行比较时，在为期 16 天的研究中，在 5.5 MBq ^{131}I-17-AAG 两次给药（其间间隔 8 天）组中观察到最佳抑制比。组织病理学检查显示单个肿瘤细胞有明显损伤，主要器官中未见给药诱发的异常结果[106]。

HSP90 的表达增加，高于其在正常组织中的表达水平，是大多数人类癌症的共同特征[107]。这些结果证实， ^{131}I-17-AAG 可能有助于抑制 H460 NSCLC 中的 HSP90，从而在肺癌治疗中发挥靶向特异性作用[108]。

三、大动物和啮齿动物中的诊断和治疗应用

在将放射性药剂安全用于治疗目的之前，应确定该药剂是否靶向需要治疗的区域和组织，并对周围组织的损害降至最低，以消除全身影响。20 世纪 80 年代进行的研究着眼于在大鼠和犬体内研究镭和钍同位素，以确定 20 世纪 40 年代接受钍注射的人类患者中的对比剂量、暴露途径和骨癌诱导率[109, 110]。

　　在将分子成像推广应用于人类医学之前，通常使用动物模型对分子成像进行试验。现有的几种分子成像方式各有利弊。所有成像方式共有的一个优势是能够对同一只动物进行重复成像、均匀成像和无创成像。这可以减少动物的使用，并改进当前的实践。在四种常用的成像技术中，只有 SPECT 或 PET 使用放射性核素。成本最低的方式是超声成像。2013 年，开发的药物中只有不到 1% 获得了 FDA 的批准。分子成像和生物标志物的使用有助于建立更早的人道终点。这有望加快从动物模型到临床应用的转化[21]。常见成像类型见表 9.3。

　　研究中使用犬来确定配体 DMPE［1,2- 双（二甲基膦）乙烷］与 ^{99m}Tc 或 ^{186}Re 联用在组织中的分布。目的是确定配体与 ^{99m}Tc 或 ^{186}Re 联用时哪一种是更好的心脏显像剂。本研究的标准药物是 Tc，Re 是一种类似物，希望其具有更高的病变特异性。根据研究结果，可以在不对正常组织产生不良影响的情况下递送治疗性辐射剂量。向一只犬给予 ^{99m}Tc（DMPE）$_2$，然后给予 ^{186}Re（DMPE）$_2$。每次静脉注射后 4 h 内采集血液清除率和闪烁显像测量值。两种药物组合的血液清除率相似。体内 ^{186}Re 的减少较少，因此它似乎是一种更好的心肌显像剂[111, 112]。

　　动物模型能够使研究在受控环境下进行。可用于肿瘤对放射性核素的摄取研究的动物模型应具备以下三个特性：

● 肿瘤生长迅速且可重现
● 肿瘤生长不会因太快而超过可接受的人道终点
● 肿瘤能够复制在自然肿瘤形成中常见的血管生成过程[113]

　　在设计用于诊断或治疗目的的新药物时，研究放射性核素在组织中的分布通常是第一步。金丝桃素（Hypericin，Hyp）对坏死组织具有亲和力，被称为坏死组织亲和性化合物。可以使用 ^{131}I 对其进行标记。向 3 只 8 岁雄性去势比格犬静脉注射 ^{131}I-Hyp，并进行了生物分布研究。提前给予犬碘化钾胶囊，以阻断游离放射性碘的摄取。大多数标记的金丝桃素存在于肝、肺和心脏中。这些犬表现出轻度胃肠道临床体征，在 48 h 内消退。Hyp 主要通过肝胆途径排泄。胃肠系统细胞分裂迅速，且对辐射暴露敏感，这些可能是 Hyp 给药的剂量限制因素。7 天内在所有器官中均实现清除[114]。

　　用于放射性核素治疗试验的一些常见非啮齿动物模型见表 9.4。犬传染性性病肿瘤（canine transmissible venereal tumor，CTVT）可植入许多部位（包括脑部），以用于各种治疗方法的研究。

表 9.3　常见成像类型

成像类型	信号类型	探头类型	优点	缺点
超声	声波	微泡	实时、成本低、平移能力较好	分子应用有限
MRI	无线电波	钆	空间分辨率和组织对比度较好、平移能力较好	分子灵敏度低、成本高、扫描时间可能较长
核（SPECT/PET）	γ射线	放射性核素	分子灵敏度较好、平移能力较好、多种探头可用	解剖学分辨率有限、可能需要专业设备、成本可能较高
光学	可见光或近红外光	荧光素、腔肠素、荧光团	分子灵敏度较高、多种探头可用	解剖学分辨率有限、平移能力有限、组织穿透力差

表 9.4　常见仓鼠和非啮齿动物癌症模型

模型	来源	宿主种属	肿瘤部位	参考文献
黑色素瘤	侧腹自发性	叙利亚仓鼠	皮下	Haynie[113]，Greene[115]
黑色素瘤	人胆汁	仓鼠	皮下	Haynie[113]
黑色素瘤	自发性	仓鼠	颊囊	Haynie[113]
VX2癌	自发性/病毒诱发	兔	髓内	Haynie[113]
布-皮二氏瘤	兔阴囊梅毒性病变瘢痕	荷兰兔	肝内	Haynie[113]
肉瘤	人小腿	叙利亚仓鼠	颊囊	Haynie[113]，Toolan[116]
腺病毒SA7	自发性，非洲绿猴	仓鼠	颅内、皮下	Haynie[113]，Levenbook[117]

续表

模型	来源	宿主种属	肿瘤部位	参考文献
绒毛膜癌	人体移植物	叙利亚仓鼠	颊囊	Haynie[113]，Quinones[118]
乳腺肿瘤	自发性	犬	乳腺	
结肠肿瘤 GW-39	人体移植物	叙利亚仓鼠	皮下、颊囊	Haynie[113]，Blumenthal[119]
犬传染性性病肿瘤	自发性	犬	多个可植入部位	Chuang[120]
DPC-1	犬前列腺癌细胞系	犬	前列腺	Anidjar[121]

（一）使用放射性标记抗体进行显像

着眼于肿瘤的放射免疫检测的早期研究使用了在大腿和颊囊植入 GW-39 人结肠癌肿瘤的叙利亚仓鼠。GW-39 产生癌胚抗原（CEA）。用 ^{131}I 或 ^{125}I 标记 CEA 抗体。所用抗原为癌胚抗原和结肠特异性抗原 p 抗体，并将这些抗原注射至仓鼠心脏内。在注射经放射性标记的抗体之前，向仓鼠的饮用水中给予鲁氏碘液，以减少甲状腺对游离放射性碘的摄取。在给予放射性标记抗体后 4～5 天对仓鼠进行光扫描，并使用 γ 计数器对血液和组织进行测量。光扫描图显示肿瘤中存在同位素标记的结肠特异性抗原 p 抗体的蓄积。给予两种抗体的混合物能实现比仅给予一种抗体时更有效的放射免疫检测[122, 123]。

Sharkey 等使用在两条后腿植入 GW-39 的仓鼠进行了类似研究，并向仓鼠腹膜内注射 ^{131}I 标记的抗 CEA 抗体和 ^{125}I 标记的抗山羊 IgG。该方法将血液中的放射性水平降低至原来的四分之一，从而减少了使用计算机辅助减影技术的需求[124]。该研究组还通过将 GW-39 肿瘤混悬液直接注射至肝脏，从而在仓鼠体内建立了人结肠癌转移癌模型。向仓鼠肝脏注射 GW-39 后一周内，仓鼠肺部出现病变。还向这些仓鼠注射了 ^{131}I 标记的抗 CEA 抗体和 ^{125}I 标记的 IgG 的混合物，并使用闪烁显像（无需减影技术）对肝脏和颊部肿瘤进行显影。在最初植入肝脏 7 天后，通过闪烁显像未检测到肺部肿瘤，但使用全身放射自显影和 ^{125}I 标记的抗 CEA 抗体可检测到肺部肿瘤。另一研究组使用相同的肝脏注射转移癌模型进行了类似的研究，且能够使用 ^{131}I 标记的抗 CEA 抗体对肺部肿瘤显影[125, 126]。

放射性核素显像已用于对仓鼠进行诊断。在叙利亚仓鼠的封闭繁殖群中疑似出现增生性甲状腺肿（甲状腺肿大）。该封闭群中甲状腺肿的患病率为 45%，典型患病率为 6%～7%。为了诊断这些仓鼠的甲状腺肿，对它们进行了 ^{123}I 腹膜内注射，并在 4 h 内使用闪烁照相机进行了全身 γ 计数。经显像检查，诊断出 18 只仓鼠中有 8 只患有甲状腺肿。甲状腺肿的最初病因归因于遗传因素。该群落中未见甲状腺功能亢进症和甲状腺功能减退症的临床体征。认为这些仓鼠的甲状腺功能正常[127]。

许多肿瘤的一个共同的显像靶点是为这些肿瘤供血的血管。内皮糖蛋白（CD105）是新生血管形成的标志物。使用单克隆抗体 MAEND3 靶向 CD105 以进行显像。在本研究中，向一只 6 岁的雌性比格犬和一只 8 岁的自发性导管乳腺癌混种犬静脉注射经 ^{125}I 标记的 MAEND3，并在 8 h 后使用 γ 照相机进行显像。在注射经 ^{125}I 标记的单克隆抗体前 8 天向两只犬给予碘片。使用 γ 照相机对自发性肿瘤进行成像和显影。注射后 10 天切除肿瘤。成像后 3 个月内，两只犬均未出现不良反应[128]。

^{64}Cu 已被用于标记单克隆抗体，以用于成像目的。最初，在右侧大腿植入 GW39 人结肠癌细胞系的叙利亚金仓鼠中进行了生物分布研究。与肾脏、血液和肝脏相比，发现 ^{64}Cu- 苄基 -TETA-1A3-F（ab'）$_2$ 在植入肿瘤中的滞留浓度更高。确定肾脏是主要排泄途径。此外，使用 PET 对一只雄性狒狒进行连续成像，以确定 ^{64}Cu- 苄基 -TETA-1A3-F（ab'）$_2$ 的生物分布，并对同一只狒狒注射 ^{64}Cu-F（ab'）$_2$，然后进行连续成像。认为在狒狒研究中获得的数值对人体内的药代动力学具有预测作用。狒狒体内的放射性似乎分布在血液、肝脏和肾脏（放射性活度更高）中。肾脏高摄取可能是一个问题，但可通过纯化来缓解。使用 PET 成像对 ^{64}Cu 标记的单克隆抗体进行显影的能力具有重要价值[129, 130]。

（二）甲状腺肿瘤的诊断

未分化的甲状腺肿瘤通常丧失更新碘的能力。但这些肿瘤仍然具有表达促甲状腺激素受体的能力。分化良好的甲状腺肿瘤保留了受促甲状腺激素刺激的能力，转移瘤通过钠碘同向转运体（NIS）摄取放射性碘，合成并释放甲状腺球蛋白。而分化型甲状腺肿瘤（10%~15%）可能丧失了表达 NIS 和摄取碘的能力。需要新的诊断工具用于未分化肿瘤的分期和随访评估。由于未分化型甲状腺肿瘤仍可产生促甲状腺激素受体（rhTSH），因此使用螯合剂琥珀酰亚胺 -6- 肼基烟酸酯（HYNIC）与锝 -99m（^{99m}Tc）结合，然后对 rhTSH 类似物（TR1401）进行标记，并将经标记的类似物注射至具有自发性未分化型甲状腺肿瘤的去势腊肠犬体内。注射放射性药物 ^{99m}Tc-HYNIC-TR1401 3 h 后，使用 SPECT-CT 对犬进行成像。显像结果显示，探头在甲状腺叶中肿瘤处检测到高摄取量。完成显像后，通过手术切除肿瘤[131]。

（三）前列腺癌的治疗

如前所述，在美国前列腺癌是男性因癌症死亡的第二大原因。目前正在探索基因疗法作为转移性前列腺癌的治疗方法。所用系统基于甲状腺利用钠碘同向转运体（NIS）（可转运和汇集碘）的自然进行的过程。在雄性比格犬中进行的研究显示，NIS 可在前列腺中局部表达且无毒性。将病毒（Ad5/CMV/NS）直接注射至比格犬的前列腺，然后静脉注射 ^{123}I（3 mCi）。然后向犬给予治疗剂量的 ^{131}I（116 mCi/m^2），并观察7 天。前列腺中存在局部 NIS 表达，且无载体相关毒性。除靶器官前列腺外，对其他所有器官的辐射均处于可接受的低水平。本研究是一项Ⅰ期试验的前身，该试验使用腺病毒载体将 NIS 基因转移至前列腺癌。该系统使癌症患者的肿瘤生长延迟，生存率增加[132, 133]。

已证明动物模型可用于将研究结果推广至人类医学。DPC-1 是来自杜宾犬前列腺癌的上皮细胞系。自发性犬前列腺癌的表现与人前列腺癌相似，容易发生良性肿瘤增生和转化为恶性肿瘤。犬自发性前列腺癌通常在癌症终末期时才被确诊，并且通常转移至髂淋巴结、肺和骨。仍然缺乏能够将该肿瘤与人类同等肿瘤相区分的前列腺特异性生化标志物。使肿瘤在裸小鼠和一只接受环孢菌素免疫抑制的犬体内生长。使用 [131]I 标记的人 PSMA 单克隆抗体对小鼠和犬进行免疫闪烁显像，使肿瘤易于显影[121]。

在某些情况下肿瘤不可切除，此时需要经静脉注射放疗剂量以靶向形成的肿瘤。在本研究中，亲和素的氧化衍生物（AvidinOX）被用作放射性生物素（[68]Ga-ST2210）的受体。向 4 个月大的雌性猪的舌或膀胱中给予 AvidinOX。24 h 后，使用 PET-CT 对猪进行扫描，并经静脉注射 ^{68}Ga-ST2210。[68]Ga-ST2210 给药后 1 h，通过 PET 观察到膀胱和舌的病变。向兔舌内注射 AvidinOX，并在 24 h 后经静脉注射 [68]Gd-ST2210。在两只犬中进行了类似的研究，将 AvidinOX 注射至比格犬前列腺中，并进行免疫组化检查。与预测一致，发现 AvidinOX 滞留在犬前列腺中。在人体中进行了类似研究，先给予 AvidinOX 然后给予 ^{177}Lu-ST2210。这些研究支持以下观点：将 AvidinOX 注射至可能存在手术无法切除的原发性或继发性肿瘤的组织和器官中后，可通过静脉注射放射性生物素来靶向肿瘤病变[134]。

（四）骨癌的姑息治疗

在选择用于转移性骨癌姑息治疗的药物时面临的一个主要挑战是，该药物既需要提供足够剂量的电离辐射，同时也要最大限度地减少骨髓抑制[135]。姑息治疗旨在缓解问题，而不必解决根本原因。对于转移性骨癌，治疗主要侧重于缓解疼痛。

在用于人类或动物之前必须进行试验，以确保安全性和有效性以及靶向适当的组织。选择 [186]Re-1-羟基亚乙基二磷酸盐（[186]Re-1-hydroxy-ethylidene-diphosphonate，[186]Re-HEDP）和 [153]Sm-乙二胺四亚甲基磷酸酯（[153]Sm-ethylene-diamine-tetramethylene-phosphonate，[153]Sm-EDTMP）作为转移性骨癌的潜在姑息治疗药物。尽管已在有关转移性骨癌姑息治疗的临床试验中对 [89]Sr 进行了试验，但因其半衰期超过 50 天，可能无法用于多次给药。[131]I 也已用于临床，其半衰期比 [89]Sr 更短。但仍然需要寻找半衰期更短的放射性核素治疗药物。已使用犬和兔研究了

^{153}Sm-EDTMP 的注射后分布情况。对 ^{186}Re-HEDP 进行改进后，使用该药物对转移性骨癌人类患者进行治疗时，该药物会滞留在骨病变处。进行了一项对 20 只自发性骨肉瘤犬静脉注射 ^{153}Sm-EDTMP 的临床研究。大多数接受给药的犬出现了疼痛减轻、生存期延长或肿瘤消退等积极反应[136]。

动物已从放射性核素治疗中获益。在挪威，使用 ^{153}Sm-EDTMP 对 15 只犬的自发性骨肉瘤进行放射性核素治疗。大多数肿瘤位于四肢。由于转移率较高，因此预后较差，平均生存期为 19 周，2 年生存率仅为 2%。对犬进行静脉给药。虽然未治愈任何一只犬，但 15 只犬中有 9 只出现疼痛缓解。原发性肿瘤本身的生长似乎也出现了延迟。最终，使用 ^{153}Sm-EDTMP 进行治疗可能延长犬的寿命并延缓肿瘤的转移[137]。

动物研究中有一个领域正在通过使用动物模型向转化医学迈进，这一领域就是骨转移的姑息治疗。有许多临床体征与原发性和转移性骨癌相关，其中一些体征对人和动物都有影响。这些临床体征包括骨骼疼痛、活动能力减退、抑郁、神经功能障碍及其他症状。放射性核素姑息治疗已成功改善动物和人类患者的生活质量。使用 ^{177}Lu-EDTMP 进行了一项研究。之所以选择 ^{177}Lu 进行研究，是因为它是一种合适的 β 发射体，其半衰期相对较短，并且可以进行大规模生产。对 Wistar 大鼠、NZW 兔和犬静脉注射该药剂后对其进行检测。通过使用连续闪烁显像，确定了 ^{177}Lu-EDTMP 在骨骼中蓄积，在其他器官和循环血液中几乎未见放射性[135]。

四、结论

如前所述，当探索可促进转化研究的可行方案时，动物模型对于科学研究十分必要。放疗是一种有效的癌症治疗方式。局部使用放射性核素作为治疗药物能够靶向特定的器官或组织，同时减少药物在其他器官中的分布，因此对周围组织的损伤更小，恢复更快，并且减轻了患者的疼痛。多种技术（包括外射束治疗、局部治疗、静脉注射）或这些方法的组合为多种临床适应证提供了更多治疗方案。如本章所述，有多种使用放射性核素的制剂可用，这些制剂具有不同用途，包括用于诊断或治疗，或将两种用途相结合，用于治疗诊断学领域。本章中讨论的多项研究展示了许多有前景的治疗选择，可用于治疗多种癌症。

（胡瑞 代若雪 黄乐琪 译审）

参考文献

1. Luna Pais H, Alho I, Vendrell I, Mansinho A, Costa L. Radionuclides in oncology clinical practice -review of the literature. Dalton Trans. 2017; 46 (42) : 14475-87.

2. de Jong M, Mather S, Maina T. Preclinical in vivo cancer, straightway to patients? Q J Nucl Med Mol Imaging. 2017; 61 (2) : 145-52.

3. Harrison JD, Muirhead CR. Quantitative comparisons of cancer induction in humans by internally deposited radionuclides and external radiation. Int J Radiat Biol. 2003; 79 (1) : 1-13.

4. Moore K. The radium girls : they paid with their lives, their final fight was for justice. London: Simon & Schuster; 2016. xiii, 465 pages.

5. Wilson DA, Diel JH, Hoel DG. Lung fibrosis and lung cancer incidence in beagle dogs that inhaled 238PuO2 or 239PuO2. Health Phys. 2009; 96 (4) : 493-503.

6. Wilson DA, Mohr LC, Frey GD, Lackland D, Hoel DG. Lung, liver and bone cancer mortality after plutonium exposure in beagle dogs and nuclear workers. Health Phys. 2010; 98 (1) : 42-52.

7. Raabe OG. Comparison of the carcinogenicity of radium and bone-seeking actinides. Health Phys. 1984; 46 (6) : 1241-58.

8. Raabe OG. Concerning the health effects of internally deposited radionuclides. Health Phys. 2010; 98 (3) : 515-36.

9. Hahn FF, Muggenburg BA, Menache MG, Guilmette RA, Boecker BB. Comparative stochastic effects of inhaled alpha-and beta-particle-emitting radionuclides in beagle dogs. Radiat Res. 1999; 152 (6 Suppl) : S19-22.

10. Lloyd RD, Miller SC, Taylor GN, Bruenger FW, Angus W, Jee WS. Comparison of internal emitter radiobiology in animals and humans. Health Phys. 1997; 72 (1) : 100-10.

11. Taylor GN, Lloyd RD, Mays CW, Shabestari L, Miller SC. Promotion of radiation-induced liver neoplasia by ethanol. Health Phys. 1992; 62 (2) : 178-82.

12. Lloyd RD, Taylor GN, Miller SC. Does body size contribute to sensitivity of bone tumor induction by radionuclide exposure? Health Phys. 2000; 79 (2) : 199-202.

13. Taylor GN, Lloyd RD, Mays CW, Miller SC, Jee WS, Mori S, et al. Relationship of natural incidence and radiosensitivity for bone cancer in dogs. Health Phys. 1997; 73 (4) : 679-83.

14. Lloyd RD, Bruenger FW, Angus W, Taylor GN, Miller SC. Mammary tumor

occurrence in beagles given 239Pu. Health Phys. 1995; 69 (3) : 385-90.

15. Lloyd RD, Fisher DR, Schlenker RA, Miller SC. Some problems in the skeletal dosimetry of bone-seeking radionuclides. Health Phys. 1999; 76 (4) : 402-12.

16. Lloyd RD, Taylor GN, Miller SC. Does soft tissue cancer affect the development of radionuclide-induced skeletal malignancy? Health Phys. 2003; 84 (1) : 111-4.

17. Muggenburg BA, Boecker BB, Hahn FF, McClellan RO. Lung lavage therapy to lessen the biological effects of inhaled 144Ce in dogs. Radiat Res. 1990; 124 (2) : 147-55.

18. Tanderup K, Menard C, Polgar C, Lindegaard JC, Kirisits C, Potter R. Advancements in brachytherapy. Adv Drug Deliv Rev. 2017; 109: 15-25.

19. Perera M, Krishnananthan N, Lindner U, Lawrentschuk N. An update on focal therapy for prostate cancer. Nat Rev Urol. 2016; 13 (11) : 641-53.

20. Fernandes RS, de Aguiar Ferreira C, Soares DCF, Maffione AM, Townsend DM, Rubello D, et al. The role of radionuclide probes for monitoring anti-tumor drugs efficacy: a brief review. Biomed Pharmacother. 2017; 95: 469-76.

21. Kalimuthu S, Jeong JH, Oh JM, Ahn BC. Drug discovery by molecular imaging and monitoring therapy response in lymphoma. Int J Mol Sci. 2017; 18 (8) : 1639.

22. Qiao W, Zhao L, Wu S, Liu C, Guo L, Xing Y, et al. SPECT imaging and radionuclide therapy of glioma using (131)I labeled Buthus martensii Karsch chlorotoxin. J Neuro-Oncol. 2017; 133 (2) : 287-95.

23. Park JB, Kwak HJ, Lee SH. Role of hyaluronan in glioma invasion. Cell Adhes Migr. 2008; 2 (3) : 202-7.

24. Girard N, Courel MN, Vera P, Delpech B. Therapeutic efficacy of intralesional 131I-labelled hyaluronectin in grafted human glioblastoma. Acta Oncol. 2000; 39 (1) : 81-7.

25. Mi Y, Shao Z, Vang J, Kaidar-Person O, Wang AZ. Application of nanotechnology to cancer radiotherapy. Cancer Nanotechnol. 2016; 7 (1) : 11.

26. Cikankowitz A, Clavreul A, Tetaud C, Lemaire L, Rousseau A, Lepareur N, et al. Characterization of the distribution, retention, and efficacy of internal radiation of (188) Re-lipid nanocapsules in an immunocompromised human glioblastoma model. J Neuro-Oncol. 2017; 131 (1) : 49-58.

27. Chatterjee S, Behnam Azad B, Nimmagadda S. The intricate role of CXCR4 in cancer. Adv Cancer Res. 2014; 124: 31-82.

28. Sehedic D, Chourpa I, Tetaud C, Griveau A, Loussouarn C, Avril S, et al. Locoregional confinement and major clinical benefit of (188)Re-loaded CXCR4-targeted nanocarriers in an orthotopic human to mouse model of glioblastoma. Theranostics. 2017; 7 (18) : 4517-36.

29. Jannetti SA, Carlucci G, Carney B, Kossatz S, Shenker L, Carter LM, et al. PARP-1-targeted radiotherapy in mouse models of glioblastoma. J Nucl Med. 2018; 59 (8) :

1225-33.

30. Badie B, Goh CS, Klaver J, Herweijer H, Boothman DA. Combined radiation and p53 gene therapy of malignant glioma cells. Cancer Gene Ther. 1999; 6 (2) : 155-62.

31. Pulaski BA, Ostrand-Rosenberg S. Mouse 4T1 breast tumor model. Curr Protoc Immunol. 2001; Chapter 20: Unit 20 2.

32. Cancer AIf. Worldwide cancer data, global cancer statistics for the most common cancers 2018. Available from: https: //www.wcrf.org/dietandcancer/cancer-trends/ worldwide-cancer-data.

33. You J, Zhao J, Wen X, Wu C, Huang Q, Guan F, et al. Chemoradiation therapy using cyclopamine-loaded liquid-lipid nanoparticles and lutetium-177-labeled core-crosslinked polymeric micelles. J Control Release. 2015; 202: 40-8.

34. Clarke M, Collins R, Darby S, Davies C, Elphinstone P, Evans V, et al. Effects of radiotherapy and of differences in the extent of surgery for early breast cancer on local recurrence and 15-year survival: an overview of the randomised trials. Lancet. 2005; 366 (9503) : 2087-106.

35. Melancon MP, Zhou M, Li C. Cancer theranostics with near-infrared light-activatable multimodal nanoparticles. Acc Chem Res. 2011; 44 (10) : 947-56.

36. Li J, Hu Y, Yang J, Wei P, Sun W, Shen M, et al. Hyaluronic acid-modified Fe3O4@ Au core/shell nanostars for multimodal imaging and photothermal therapy of tumors. Biomaterials. 2015; 38: 10-21.

37. Zhou M, Zhao J, Tian M, Song S, Zhang R, Gupta S, et al. Radio-photothermal therapy mediated by a single compartment nanoplatform depletes tumor initiating cells and reduces lung metastasis in the orthotopic 4T1 breast tumor model. Nanoscale. 2015; 7 (46) : 19438-47.

38. Haume K, Rosa S, Grellet S, Smialek MA, Butterworth KT, Solov'yov AV, et al. Gold nanoparticles for cancer radiotherapy: a review. Cancer Nanotechnol. 2016; 7 (1) : 8.

39. Molina MA, Codony-Servat J, Albanell J, Rojo F, Arribas J, Baselga J. Trastuzumab (herceptin) , a humanized anti-Her2 receptor monoclonal antibody, inhibits basal and activated Her2 ectodomain cleavage in breast cancer cells. Cancer Res. 2001; 61 (12) : 4744-9.

40. Cai Z, Yook S, Lu Y, Bergstrom D, Winnik MA, Pignol JP, et al. Local radiation treatment of HER2-positive breast cancer using Trastuzumab-modified gold nanoparticles labeled with (177) Lu. Pharm Res. 2017; 34 (3) : 579-90.

41. Alexis F, Pridgen E, Molnar LK, Farokhzad OC. Factors affecting the clearance and biodistribution of polymeric nanoparticles. Mol Pharm. 2008; 5 (4) : 505-15.

42. Cai Z, Chattopadhyay N, Yang K, Kwon YL, Yook S, Pignol JP, et al. (111) In-labeled trastuzumab-modified gold nanoparticles are cytotoxic in vitro to HER2-positive breast cancer cells and arrest tumor growth in vivo in athymic mice after intratumoral

injection. Nucl Med Biol. 2016; 43 (12) : 818-26.

43. Li CC, Chi JL, Ma Y, Li JH, Xia CQ, Li L, et al. Interventional therapy for human breast cancer in nude mice with 131I gelatin microspheres ((1) (3) (1) I-GMSs) following intratumoral injection. Radiat Oncol. 2014; 9: 144.

44. Yu P, Wang X, Fu YX. Enhanced local delivery with reduced systemic toxicity: delivery, delivery, and delivery. Gene Ther. 2006; 13 (15) : 1131-2.

45. Wenig BL, Werner JA, Castro DJ, Sridhar KS, Garewal HS, Kehrl W, et al. The role of intratumoral therapy with cisplatin/epinephrine injectable gel in the management of advanced squamous cell carcinoma of the head and neck. Arch Otolaryngol Head Neck Surg. 2002; 128 (8) : 880-5.

46. Tomita T. Interstitial chemotherapy for brain tumors: review. J Neuro-Oncol. 1991; 10 (1) : 57-74.

47. Wang Y, Hu JK, Krol A, Li YP, Li CY, Yuan F. Systemic dissemination of viral vectors during intratumoral injection. Mol Cancer Ther. 2003; 2 (11) : 1233-42.

48. Bier J, Benders P, Wenzel M, Bitter K. Kinetics of 57Co-bleomycin in mice after intravenous, subcutaneous and intratumoral injection. Cancer. 1979; 44 (4) : 1194-200.

49. Begg AC, Bartelink H, Stewart FA, Brown DM, Luck EE. Improvement of differential toxicity between tumor and normal tissues using intratumoral injection with or without a slow-drug-release matrix system. NCI Monogr. 1988; (6) : 133-6.

50. Liu W, MacKay JA, Dreher MR, Chen M, McDaniel JR, Simnick AJ, et al. Injectable intratumoral depot of thermally responsive polypeptide-radionuclide conjugates delays tumor progression in a mouse model. J Control Release. 2010; 144 (1) : 2-9.

51. Liu T, Soong SJ. Epidemiology of malignant melanoma. Surg Clin North Am. 1996; 76 (6) : 1205-22.

52. de Braud F, Khayat D, Kroon BB, Valdagni R, Bruzzi P, Cascinelli N. Malignant melanoma. Crit Rev Oncol Hematol. 2003; 47 (1) : 35-63.

53. Barranco SC, Romsdahl MM, Humphrey RM. The radiation response of human malignant melanoma cells grown in vitro. Cancer Res. 1971; 31 (6) : 830-3.

54. Doss LL, Memula N. The radioresponsiveness of melanoma. Int J Radiat Oncol Biol Phys. 1982; 8 (7) : 1131-4.

55. Hall EJ and Giaccia AJ: Radiobiology for the Radiologist, Lippimcott Williams and Wilkins 2006.

56. Cooks T, Tal M, Raab S, Efrati M, Reitkopf S, Lazarov E, et al. Intratumoral 224Ra-loaded wires spread alpha-emitters inside solid human tumors in athymic mice achieving tumor control. Anticancer Res. 2012; 32 (12) : 5315-21.

57. Allen BJ, Rizvi SM, Tian Z. Preclinical targeted alpha therapy for subcutaneous melanoma. Melanoma Res. 2001; 11 (2) : 175-82.

58. Morgan AC Jr, Wang KM, Woodhouse CS, SchroffK RW, Foon A, Oldham RK.

Preclinical and clinical evaluation of a monoclonal antibody to a human melanoma-associated antigen. Sci Direct. 1985; 32: 773-7.

59. Bumol TF, Reisfeld RA. Unique glycoprotein-proteoglycan complex defined by monoclonal antibody on human melanoma cells. Proc Natl Acad Sci U S A. 1982; 79 (4) : 1245-9.

60. Morgan AC Jr, Galloway DR, Reisfeld RA. Production and characterization of monoclonal antibody to a melanoma specific glycoprotein. Hybridoma. 1981; 1 (1) : 27-36.

61. Schroff RW, Woodhouse CS, Foon KA, Oldham RK, Farrell MM, Klein RA, et al. Intratumor localization of monoclonal antibody in patients with melanoma treated with antibody to a 250, 000-dalton melanoma-associated antigen. J Natl Cancer Inst. 1985; 74 (2) : 299-306.

62. McCready VR, Cornes P. The potential of intratumoural unsealed radioactive source therapy. Eur J Nucl Med. 2001; 28 (5) : 567-9.

63. Lee JD, Yang WI, Lee MG, Ryu YH, Park JH, Shin KH, et al. Effective local control of malignant melanoma by intratumoural injection of a beta-emitting radionuclide. Eur J Nucl Med Mol Imaging. 2002; 29 (2) : 221-30.

64. Haniffa M, Gunawan M, Jardine L. Human skin dendritic cells in health and disease. J Dermatol Sci. 2015; 77 (2) : 85-92.

65. Lee TH, Cho YH, Lee JD, Yang WI, Shin JL, Lee MG. Enhanced antitumor effect of dendritic cell based immunotherapy after intratumoral injection of radionuclide Ho-166 against B16 melanoma. Immunol Lett. 2006; 106 (1) : 19-26.

66. Slastnikova TA, Rosenkranz AA, Zalutsky MR, Sobolev AS. Modular nanotransporters for targeted intracellular delivery of drugs: folate receptors as potential targets. Curr Pharm Des. 2015; 21 (9) : 1227-38.

67. Slastnikova TA, Rosenkranz AA, Morozova NB, Vorontsova MS, Petriev VM, Lupanova TN, et al. Preparation, cytotoxicity, and in vivo antitumor efficacy of (111) in-labeled modular nanotransporters. Int J Nanomedicine. 2017; 12: 395-410.

68. Wasson JH, Cushman CC, Bruskewitz RC, Littenberg B, Mulley AG Jr, Wennberg JE. A structured literature review of treatment for localized prostate cancer. Prostate Disease Patient Outcome Research Team. Arch Fam Med. 1993; 2 (5) : 487-93.

69. Li Y, Tian Z, Rizvi SM, Bander NH, Allen BJ. In vitro and preclinical targeted alpha therapy of human prostate cancer with Bi-213 labeled J591 antibody against the prostate specific membrane antigen. Prostate Cancer Prostatic Dis. 2002; 5 (1) : 36-46.

70. Horoszewicz JS, Leong SS, Kawinski E, Karr JP, Rosenthal H, Chu TM, et al. LNCaP model of human prostatic carcinoma. Cancer Res. 1983; 43 (4) : 1809-18.

71. Montgomery BT, Young CY, Bilhartz DL, Andrews PE, Prescott JL, Thompson NF, et al. Hormonal regulation of prostate-specific antigen (PSA) glycoprotein in the human

prostatic adenocarcinoma cell line, LNCaP. Prostate. 1992; 21 (1) : 63-73.

72. Israeli RS, Powell CT, Corr JG, Fair WR, Heston WD. Expression of the prostate-specific membrane antigen. Cancer Res. 1994; 54 (7) : 1807-11.

73. Veldscholte J, Ris-Stalpers C, Kuiper GG, Jenster G, Berrevoets C, Claassen E, et al. A mutation in the ligand binding domain of the androgen receptor of human LNCaP cells affects steroid binding characteristics and response to anti-androgens. Biochem Biophys Res Commun. 1990; 173 (2) : 534-40.

74. Lim DJ, Liu XL, Sutkowski DM, Braun EJ, Lee C, Kozlowski JM. Growth of an androgen-sensitive human prostate cancer cell line, LNCaP, in nude mice. Prostate. 1993; 22 (2) : 109-18.

75. Kleinman HK. Role of basement membrane and laminin in metasteses and tumour growth. Proc Am Assoc Cancer Res. 1990; 31: 490-1.

76. Hruby M, Pouckova P, Zadinova M, Kucka J, Lebeda O. Thermoresponsive polymeric radionuclide delivery system--an injectable brachytherapy. Eur J Pharm Sci. 2011; 42 (5) : 484-8.

77. Sano K, Kanada Y, Kanazaki K, Ding N, Ono M, Saji H. Brachytherapy with intratumoral injections of Radiometal-labeled polymers that thermoresponsively self-aggregate in tumor tissues. J Nucl Med. 2017; 58 (9) : 1380-5.

78. Kwak C, Hong SK, Seong SK, Ryu JM, Park MS, Lee SE. Effective local control of prostate cancer by intratumoral injection of (166) Ho-chitosan complex (DW-166HC) in rats. Eur J Nucl Med Mol Imaging. 2005; 32 (12) : 1400-5.

79. Schaal JL, Li X, Mastria E, Bhattacharyya J, Zalutsky MR, Chilkoti A, et al. Injectable polypeptide micelles that form radiation crosslinked hydrogels in situ for intratumoral radiotherapy. J Control Release. 2016; 228: 58-66.

80. Merrick GS, Butler WM, Dorsey AT, Lief JH, Benson ML. Seed fixity in the prostate/periprostatic region following brachytherapy. Int J Radiat Oncol Biol Phys. 2000; 46 (1) : 215-20.

81. Hathout L, Donath D, Moumdjian C, Tetreault-Laflamme A, Larouche R, Beliveau-Nadeau D, et al. Analysis of seed loss and pulmonary seed migration in patients treated with virtual needle guidance and robotic seed delivery. Am J Clin Oncol. 2011; 34 (5) : 449-53.

82. Stutz M, Petrikas J, Raslowsky M, Lee P, Gurel M, Moran B. Seed loss through the urinary tract after prostate brachytherapy: examining the role of cystoscopy and urine straining post implant. Med Phys. 2003; 30 (10) : 2695-8.

83. Stock RG, Kao J, Stone NN. Penile erectile function after permanent radioactive seed implantation for treatment of prostate cancer. J Urol. 2001; 165 (2) : 436-9.

84. Potters L, Torre T, Fearn PA, Leibel SA, Kattan MW. Potency after permanent prostate brachytherapy for localized prostate cancer. Int J Radiat Oncol Biol Phys. 2001; 50 (5) : 1235-42.

85. He X, Jia R, Xu L, Liang K, Wang Z, Shao G, et al. (3) (2) P-chromic phosphate-Poly (L-Lactide) seeds of sustained release and their brachytherapy for prostate cancer with lymphatic metastasis. Cancer Biother Radiopharm. 2012; 27 (7) : 446-51.

86. Rongs LH, Mao QZ. Significance of laparoscopic pelvic lymph node sampling in the staging of prostate cancer. Chin J Urol. 2004; 25: 408.

87. Pancreatic cancer: statistics. 2018. https: //www.cancer.net/cancer-types/pancreatic-cancer/ statistics. Accessed 12/27/2018.

88. Pierantoni C, Pagliacci A, Scartozzi M, Berardi R, Bianconi M, Cascinu S. Pancreatic cancer: progress in cancer therapy. Crit Rev Oncol Hematol. 2008; 67 (1) : 27-38.

89. Gao W, Liu L, Liu ZY, Wang Y, Jiang B, Liu XN. Intratumoral injection of 32P-chromic phosphate in the treatment of implanted pancreatic carcinoma. Cancer Biother Radiopharm. 2010; 25 (2) : 215-24.

90. Forner A, Llovet JM, Bruix J. Hepatocellular carcinoma. Lancet. 2012; 379 (9822) : 1245-55.

91. Nowak AK, Chow PK, Findlay M. Systemic therapy for advanced hepatocellular carcinoma: a review. Eur J Cancer. 2004; 40 (10) : 1474-84.

92. Chi JL, Li CC, Xia CQ, Li L, Ma Y, Li JH, et al. Effect of (131) I gelatin microspheres on hepatocellular carcinoma in nude mice and its distribution after intratumoral injection. Radiat Res. 2014; 181 (4) : 416-24.

93. Djagny VB, Wang Z, Xu S. Gelatin: a valuable protein for food and pharmaceutical indus-tries: review. Crit Rev Food Sci Nutr. 2001; 41 (6) : 481-92.

94. Choi SSRJ. Physicochemical and sensory characteristics of fish gelatin. J Food Sci. 2000; 65: 194-9.

95. Esposito E, Cortesi R, Nastruzzi C. Gelatin microspheres: influence of preparation parameters and thermal treatment on chemico-physical and biopharmaceutical properties. Biomaterials. 1996; 17 (20) : 2009-20.

96. Tabrizian P, Roayaie S, Schwartz ME. Current management of hepatocellular carcinoma. World J Gastroenterol. 2014; 20 (30) : 10223-37.

97. Llovet JM, Fuster J, Bruix J. Intention-to-treat analysis of surgical treatment for early hepatocellular carcinoma: resection versus transplantation. Hepatology. 1999; 30 (6) : 1434-40.

98. Zhang K, Loong SL, Connor S, Yu SW, Tan SY, Ng RT, et al. Complete tumor response following intratumoral 32P BioSilicon on human hepatocellular and pancreatic carcinoma xenografts in nude mice. Clin Cancer Res. 2005; 11 (20) : 7532-7.

99. Park CH, Suh JH, Yoo HS, Lee JT, Kim DI. Evaluation of intrahepatic I-131 ethiodol on a patient with hepatocellular carcinoma. Therapeutic feasibility study. Clin Nucl Med. 1986; 11 (7) : 514-7.

100. Ohishi H, Uchida H, Yoshimura H, Ohue S, Ueda J, Katsuragi M, et al.

Hepatocellular carci-noma detected by iodized oil. Use of anticancer agents. Radiology. 1985; 154 (1) : 25-9.

101. Luo TY, Shih YH, Chen CY, Tang IC, Wu YL, Kung HC, et al. Evaluating the potential of (188) Re-ECD/lipiodol as a therapeutic radiopharmaceutical by intratumoral injection for hepatoma treatment. Cancer Biother Radiopharm. 2009; 24 (5) : 535-41.

102. Shih YH, Lin XZ, Yeh CH, Peng CL, Shieh MJ, Lin WJ, et al. Preparation and therapeutic evaluation of (188)Re-thermogelling emulsion in rat model of hepatocellular carcinoma. Int J Nanomedicine. 2014; 9: 4191-201.

103. Chandu A, Adams G, Smith AC. Factors affecting survival in patients with oral cancer: an Australian perspective. Int J Oral Maxillofac Surg. 2005; 34 (5) : 514-20.

104. Liu W, McDaniel J, Li X, Asai D, Quiroz FG, Schaal J, et al. Brachytherapy using injectable seeds that are self-assembled from genetically encoded polypeptides in situ. Cancer Res. 2012; 72 (22) : 5956-65.

105. French JT, Goins B, Saenz M, Li S, Garcia-Rojas X, Phillips WT, et al. Interventional therapy of head and neck cancer with lipid nanoparticle-carried rhenium 186 radionuclide. J Vasc Interv Radiol. 2010; 21 (8) : 1271-9.

106. Sun J, Liu L, Jiang X, Chen D, Huang Y. Therapeutic effects of radiolabeled 17-allylamino-17-demethoxygeldanamycin on human H460 nonsmall-cell lung carcinoma xenografts in mice. Cancer Biother Radiopharm. 2010; 25 (2) : 155-64.

107. Whitesell L, Lindquist SL. HSP90 and the chaperoning of cancer. Nat Rev Cancer. 2005; 5 (10) : 761-72.

108. Connett JM, Anderson CJ, Guo LW, Schwarz SW, Zinn KR, Rogers BE, et al. Radioimmunotherapy with a 64Cu-labeled monoclonal antibody: a comparison with 67Cu. Proc Natl Acad Sci U S A. 1996; 93 (13) : 6814-8.

109. DuMouchel W, Groer PG. A Bayesian methodology for scaling radiation studies from ani-mals to man. Health Phys. 1989; 57 (Suppl 1) : 411-8.

110. Rowland RE, Durbin PW. Survival, causes of death, and estimated tissue doses in a group of human beings injected with plutonium. United States, 1975.

111. Deutsch E, Libson K, Vanderheyden JL, Ketring AR, Maxon HR. The chemistry of rhenium and technetium as related to the use of isotopes of these elements in therapeutic and diagnostic nuclear medicine. Int J Rad Appl Instrum B. 1986; 13 (4) : 465-77.

112. Argyrou M, Valassi A, Andreou M, Lyra M. Dosimetry and therapeutic ratios for Rhenium-186 HEDP. ISRN Mol Imaging. 2013; 2013: 1-6.

113. Haynie TP, Konikowski T, Glenn HJ. Experimental models for evaluation of radioactive tumor-localizing agents. Semin Nucl Med. 1976; 6 (4) : 347-69.

114. Abma E, Peremans K, De Vos F, Bosmans T, Kitshoff AM, Daminet S, et al. Biodistribution and tolerance of intravenous iodine-131-labelled hypericin in healthy dogs. Vet Comp Oncol. 2018; 16: 318.

115. Greene HS. A spontaneous melanoma in the hamster with a propensity for amelanotic alteration and sarcomatous transformation during transplantation. Cancer Res. 1958; 18 (4) : 422-5.

116. Toolan HW. Transplantable human neoplasms maintained in cortisone-treated laboratory animals: H.S. No. 1; H.Ep. No. 1; H.Ep. No. 2; H.Ep. No. 3; and H.Emb. Rh. No. 1. Cancer Res. 1954; 14 (9) : 660-6.

117. Levenbook IS, Chigirinsky AE, Tsetlin EM, Dodonova NN, Altstein AD. Morphology of tumors induced in hamsters by simian adenoviruses. Int J Cancer. 1968; 3 (6) : 712-9.

118. Quinones J, Mizejewski G, Beierwaltes WH. Choriocarcinoma scanning using radiolabeled anti-body to chorionic gonadotrophin. J Nucl Med. 1971; 12 (2) : 69-75.

119. Blumenthal RD, Sharkey RM, Kashi R, Natale AM, Goldenberg DM. Influence of animal host and tumor implantation site on radio-antibody uptake in the GW-39 human colonic cancer xenograft. Int J Cancer. 1989; 44 (6) : 1041-7.

120. Chuang TF, Lee SC, Liao KW, Hsiao YW, Lo CH, Chiang BL, et al. Electroporation-mediated IL-12 gene therapy in a transplantable canine cancer model. Int J Cancer. 2009; 125 (3) : 698-707.

121. Anidjar M, Villette JM, Devauchelle P, Delisle F, Cotard JP, Billotey C, et al. In vivo model mimicking natural history of dog prostate cancer using DPC-1, a new canine prostate carcinoma cell line. Prostate. 2001; 46 (1) : 2-10.

122. Gaffar SA, Pant KD, Shochat D, Bennett SJ, Goldenberg DM. Experimental studies of tumor radioimmunodetection using antibody mixtures against carcinoembryonic antigen (CEA) and colon-specific antigen-p (CSAp) . Int J Cancer. 1981; 27 (1) : 101-5.

123. Wahl RL, Philpott G, Parker CW. Monoclonal antibody radioimmunodetection of human-derived colon cancer. Investig Radiol. 1983; 18 (1) : 58-62.

124. Sharkey RM, Primus FJ, Goldenberg DM. Second antibody clearance of radiolabeled antibody in cancer radioimmunodetection. Proc Natl Acad Sci U S A. 1984; 81 (9) : 2843-6.

125. Sharkey RM, Filion D, Fand I, Primus FJ, Goldenberg DM. A human colon cancer metastasis model for radioimmunodetection. Cancer Res. 1986; 46 (7) : 3677-83.

126. Fand I, Sharkey RM, Goldenberg DM. Use of whole-body autoradiography in cancer targeting with radiolabeled antibodies. Cancer Res. 1990; 50 (3 Suppl) : 885s-91s.

127. Livingston RS, Franklin CL, Lattimer JC, Dixon RS, Riley LK, Hook RR Jr, et al. Evaluation of hyperplastic goiter in a colony of Syrian hamsters (Mesocricetus auratus) . Lab Anim Sci. 1997; 47 (4) : 346-50.

128. Fonsatti E, Jekunen AP, Kairemo KJ, Coral S, Snellman M, Nicotra MR, et al. Endoglin is a suitable target for efficient imaging of solid tumors: in vivo evidence in a canine mammary carcinoma model. Clin Cancer Res. 2000; 6 (5) : 2037-43.

129. Anderson CJ, Schwarz SW, Connett JM, Cutler PD, Guo LW, Germain CJ, et al. Preparation, biodistribution and dosimetry of copper-64-labeled anti-colorectal carcinoma monoclonal antibody fragments 1A3-F (ab') 2. J Nucl Med. 1995; 36 (5) : 850-8.

130. Anderson CJ, Connett JM, Schwarz SW, Rocque PA, Guo LW, Philpott GW, et al. Copper-64-labeled antibodies for PET imaging. J Nucl Med. 1992; 33 (9) : 1685-91.

131. Galli F, Manni I, Piaggio G, Balogh L, Weintraub BD, Szkudlinski MW, et al. (99m) Tc-labeled-rhTSH analogue (TR1401) for imaging poorly differentiated metastatic thyroid cancer. Thyroid. 2014; 24 (8) : 1297-308.

132. Ahmed KA, Davis BJ, Wilson TM, Wiseman GA, Federspiel MJ, Morris JC. Progress in gene therapy for prostate cancer. Front Oncol. 2012; 2: 172.

133. Dwyer RM, Schatz SM, Bergert ER, Myers RM, Harvey ME, Classic KL, et al. A pre-clinical large animal model of adenovirus-mediated expression of the sodium-iodide symporter for radioiodide imaging and therapy of locally recurrent prostate cancer. Mol Ther. 2005; 12 (5) : 835-41.

134. Albertoni C, Leoni B, Rosi A, D'Alessio V, Carollo V, Spagnoli LG, et al. Radionuclide therapy of Unresectable tumors with AvidinOX and (90) Y-biotinDOTA: tongue cancer paradigm. Cancer Biother Radiopharm. 2015; 30 (7) : 291-8.

135. Chakraborty S, Das T, Banerjee S, Balogh L, Chaudhari PR, Sarma HD, et al. 177Lu-EDTMP: a viable bone pain palliative in skeletal metastasis. Cancer Biother Radiopharm. 2008; 23 (2) : 202-13.

136. Ketring AR. 153Sm-EDTMP and 186Re-HEDP as bone therapeutic radiopharmaceuticals. Int J Rad Appl Instrum B. 1987; 14 (3) : 223-32.

137. Aas M, Moe L, Gamlem H, Skretting A, Ottesen N, Bruland OS. Internal radionuclide therapy of primary osteosarcoma in dogs, using 153Sm-ethylene-diamino-tetramethylene-phosphonate (EDTMP) . Clin Cancer Res. 1999; 5 (10 Suppl) : 3148s-52s.

第 10 章
放射性药物法规概述

Dao Le

一、引言

　　根据美国核医学委员会的定义，"核医学是运用放射性药物示踪原理评估人体的分子、代谢、生理和病理状况，以进行诊断、治疗和研究的医学专业"[1]。此外，放射性药物被定义为同时含有药物成分和放射性元素的、用于诊断和治疗疾病的物质。在美国，放射性药物被认为是受复杂监管要素约束的一类特殊药物。根据核医学与分子影像学会（Society of Nuclear Medicine and Molecular Imaging，SNMMI）的规定，自核医学进入医学领域以来一直面临着严格的监管审查[2]。

　　放射性药物作为一类含有放射性核素标记的药物，主要受两个联邦中央机构的管控：美国核管理委员会（Nuclear Regulatory Commission，NRC）和美国食品药品监督管理局（FDA）。FDA 的主要职责是监管放射性药物在医疗实践中的安全性和有效性，而 NRC 的任务是"在确保人民和环境安全的同时，使放射性药物受益于民"[3]。除了这两个联邦机构之外，也有其他监管机构负责对放射性药物的生产、制备、处理、运输和使用进行监管，如美国国家环境保护局（Environmental Protection Agency，EPA）、美国职业安全与健康管理局（Occupational

D. Le（✉）
美国得克萨斯州休斯顿得克萨斯大学 M.D. 安德森癌症中心
电子邮箱：DBLE@mdanderson.org

© Springer Nature Switzerland AG 2021
F. C. L. Wong (ed.), Locoregional Radionuclide Cancer Therapy, https://doi.org/10.1007/978-3-030-56267-0_10

Safety and Health Administration, OSHA）和美国运输部（Department of Transportation, DOT）。

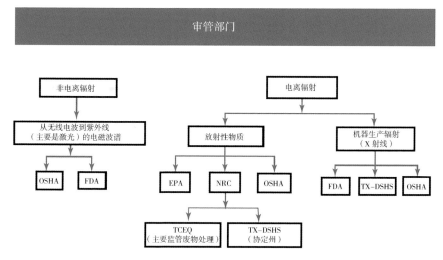

图 10.1　得克萨斯州放射性物质（radioactive material, RAM）使用审管部门

美国国家环境保护局（EPA）
美国食品药品监督管理局（FDA）
美国核管理委员会（NRC）
美国职业安全与健康管理局（OSHA）
得克萨斯州安全与健康管理局（Texas Department of Safety and Health Administration, TX-DSHS）
得克萨斯州环境质量委员会（Texas Department on Environmental Quality, TCEQ）

　　这些联邦机构制定的法规可在州层面实施。例如，州药房委员会管理药房业务；州卫生服务部可监督与公众辐射暴露相关的事项；州环境质量委员会管理放射性废物处理项目。图 10.1 描述了得克萨斯州的放射性物质使用审管部门的典型模式。此外，对于大多数大型医院，还存在一个额外的内部或地方监管层，以确保医院遵守适当的联邦和州法规。例如，使用放射性物质的医院通常有一个辐射安全（radiation safety, RS）小组来监督该医院的辐射计划、设施和程序。通常情况下，RS 小组与机构的辐射安全委员会（Radiation Safety Committee, RSC）合作，按照联邦 / 州法规监督该机构中放射性许可证批准使用放射性物质（RAM）的全部使用情况。因此，在获得当地 RSC 批准成为授权用户

之前，任何人不得订购、拥有、接收或管理 RAM。

本章的目的是使读者基本了解对医院核医学科制备、处理和使用放射性药物进行管理的法规。以帮助医疗保健提供者更好地应对放射性物质使用不断增加的监管要求。这些监督机构的要求很高，因此为了继续进行必要的核医学程序，必须完全遵守其规定。本章概述了关于在临床核医学实践中使用 FDA 批准的放射性药物和研究性放射性药物的法规。需要注意的是，本章不对与放射性药物相关的全部法规进行详细讨论，且本章内容无法代替对具体法规的深入理解。建议医疗保健提供者始终获取与您的特定工作内容有关的联邦、州和地方法规的最新信息。

二、放射性药物审管部门的历史背景

（一）美国核管理委员会

由于放射性药物具有电离辐射，因此对于获批对这些药剂进行运输、获取、处理和使用的人员存在相关法律限制。在联邦层面，NRC 由国会建立，旨在保护患者、公众和工作人员免受不必要的辐射照射。NRC 的使命如下：

NRC 对国家民用放射性物质的使用进行批准和管控，旨在为充分保护公众健康和安全提供适当保证，促进共同防御与安全，同时保护环境[3]。

美国政府的核管制历史可追溯至 1946 年，当时国会通过了《原子能法案》，成立了一个由五名成员组成的原子能委员会（Atomic Energy Commission，AEC）。联邦政府的首要任务是保持对原子技术的严格控制。与此同时，为了鼓励人们使用该技术，政府正在努力使民众相信原子时代能够带来利益，而不仅只是带来核战争的威胁。AEC 的目的是促进和管理原子能的研究和开发。因此，采购医用放射性核素需要向人类应用特别小组委员会提交申请。根据 NRC 历史学家的说法，"1946 年的法律实际上导致了政府对技术的垄断"[4]。1946 年的法案被 1954 年的《原子能法案》所取代，在该法案中，国会授予 AEC 促进民用核能的使用和监管民用核能的权力。但由于促进和监管这两种职能之间存在内在冲突，因此通过了 1974 年的《能源组织改组法》，该法对 AEC 的职能进行了拆分，以避免核能的促进和监管义务之间发生冲突。1954 年法案促成了 NRC 的成立，这是一个专门负责反应堆安全的独立机构[5]。

如今，NRC 仍非常关注反应堆的许可和安全，但该机构也负责监督放射性物质的各种用途的许可，其中也包括放射性核素的医疗用途的许可。NRC 向医疗、工业和学术中心发放批准其拥有和使用核物质副产物、辐射源和特殊核物质的特定许可证。放射性物质（RAM）许可证发放后，可在许可证更新期内或通过提交修正案更换许可证。许多设施处于不断提交修正案的状态，以便同步更新所列授权用户和正在使用的放射性核素[6]。

此外，NRC 还对高放射性废物和低放射性废物进行监管。高放射性废物是核反应堆内发生反应的副产物，而低放射性废物通常包括产生低能量且半衰期较长的放射性核素，如 ^{14}C。一般而言，大多数医院的放射性废物不属于低放射性废物类别，因为核医学医疗中心主要使用短寿命核素（即半衰期<120 天的核素），这些核素可在储存时发生衰变，然后作为常规生物危害废物（如血液制品）或常规填埋废物（如手套和纸制品）通过正常废物处理流程进行处理。如果机构可能有低放射性废物（如学术型和研究型医院），可在放射性物质许可证允许的范围内，将其在现场储存，直至衰变至可接受的放射性水平，或将其运输至 NRC 批准的低放射性废物处理场所[7]。

如前所述，由于放射性药物具有放射性，因此由 NRC 对这些药物的安全使用进行监督。然而，NRC 也可以将其监管放射性物质使用的权力移交至单独的州。在这种情况下，NRC 需要与该州签订"协定"，使该州有权批准和检查其境内的大多数放射性物质。与 NRC 签订这一协定的州称为协定州。需要注意的是，NRC 要求协定州采用的规定与 NRC 发布的每条规定同样严格或更加严格。因此，各协定州关于辐射的规定通常是一致的。图 10.2（获取自 NRC 网站）显示了 38 个协定州、11 个非协定州和 1 个正在试图与 NRC 达成协议的州[8]。

NRC 和协定州通过美国联邦法规（Code of Federal Regulations，CFR）（特别是 10 CFR）对核医学领域进行监管。CFR 汇编了美国联邦政府在联邦公报中发布的一般和永久性规章制度[9]。CFR 由 50 个主题组成，涵盖联邦监管下的不同领域。其中五项法规涉及对放射性物质的监管。表 10.1 列出了适用于放射性物质的联邦法规。

（二）美国食品药品监督管理局

历史上，放射性物质的使用完全受 AEC/NRC 管控。直到 1975 年，美国食品药品监督管理局（FDA）才接管了放射性药物的批准和许可的权力。

众所周知，FDA 对放射性药物使用的化学毒性和有效性进行了监管。FDA 的使命总结如下：

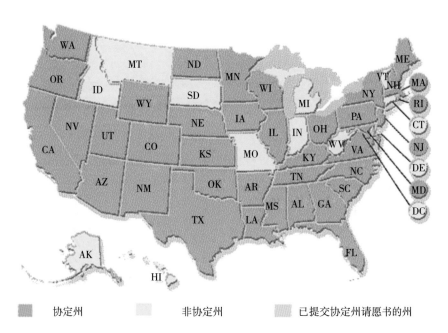

图 10.2 协定州和非协定州。已与 NRC 签订协定的州称为"协定州"。截至 2019 年，已有 38 个协定州和 1 个已向 NRC 提交请愿书的州。该地图摘自 NRC 2019 年网站

表 10.1　适用于放射性物质（RAM）的美国联邦法规

辐射法规

适用的美国联邦法规（CFR）

CFR	主题	类型	联邦机构
10	能源	RAM	美国核管理委员会（NRC）
21	食品和药物	X射线 *RAM	美国食品药品监督管理局（FDA） *用于药物和器械试验
29	劳工	RAM X射线	美国职业安全与健康管理局（OSHA）
40	环境保护	RAM	美国国家环境保护局（EPA）
49	运输	RAM	美国运输部（DOT）

美国食品药品监督管理局负责通过确保人用和兽用药品、生物制品和医疗器械的安全性和有效性，以及通过确保国家食品供应、化妆品和放射性产品的安全来保护公众健康[10]。

在美国化学局的支持下，美国政府对药物的监管管辖权始于 1906 年的《纯净食品和药品法》，该法案禁止掺假和假冒食品和药品的州际贸易。直到 1930 年 7 月，该监管实体才被命名为美国食品药品监督管理局。《纯净食品和药品法》的通过存在重大缺陷，因为它没有赋予 FDA 对假冒药品的虚假声明的控制权。此外，该法案并未要求药品生产商提供安全性证明。因此，有许多使用假药进行治疗的案例，这些案例中的患者大多在痛苦中死去。在其中一个案例中，超过 100 人因服用了使用二甘醇（一种有毒的防冻剂类似物）生产的磺胺酏剂而死亡，其中多名死者为儿童。由于 1937 年这场可怕的灾难，美国总统富兰克林·D·罗斯福于 1938 年 6 月 25 日签署了《联邦食品、药品和化妆品法案》（Food，Drug，and Cosmetic Act，FDCA）。FDCA 要求药物必须具有安全性证明，禁止虚假的药物声明，并授权对药品生产设施进行核查[11]。显然，FDCA 奠定了基础，并将继续作为药品监管的基础。从 20 世纪 40 年代到 60 年代，FDA 不断加强对药物的管理权，从而保护公众消费者的健康。另一个具有里程碑意义的药物监管决策是通过了 FDCA 的 Kefauver-Harris 修正案。由于药物沙利度胺（别名反应停，一种镇静剂，当时正在进行 FDA 批准程序）的不良反应，该修正案被通过。由于发现孕妇服用该镇静剂会导致婴儿畸形，因此该药物未能通过批准。Kefauver-Harris 修正案要求在批准药品进行分销之前需要提供有效性和安全性证明。此外，Kefauver-Harris 修正案加强了 FDA 对调查的控制和对处方药广告的监管权力，并确立了药品生产管理规范。该修正案也为临床试验过程奠定了基础[12]。以下是新药临床研究审批（investigational new drug，IND）和新药申请（new drug application，NDA）流程的概念和基础架构。这段历史为理解当今 FDA 的监管权力提供了一个框架。了解这些法规对于确保在核医学的临床和研究领域中使用放射性药物时遵守各项法规而言至关重要。

三、其他相关监管机构

对于有关放射性物质监管的五项相关联邦法规，有五个监管机构在联邦层面对放射性药物拥有直接监管权。除了已经讨论过的两个机构 NRC 和 FDA 之外，还包括美国职业安全与健康管理局（OSHA）、美国国家环境保护局（EPA）和美国运输部（DOT）。

OSHA 是美国劳工部的下属机构，负责确保为工作人员创造安全和健康的工作条件[13]。OSHA 通过监测和限制工作人员的辐射暴露来执行关注工作人员安全的标准。为遵守既定规定，辐射工作人员必须佩戴辐射剂量仪，以监测辐射暴露量。辐射剂量仪是根据工作人员对放射性物质的使用情况而发放的。例如，对于可能达到以下适用限度的 10% 的人员，需要接受针对辐射暴露人员的监测：辐射工作人员的年深部剂量当量（deep-dose equivalent，DDE）限值为每年 5000 mrem（50 mSv），公众成员的年 DDE 限值为每年 100 mrem（1 mSv）。对于在上一个日历年期间接受的暴露量测量值为 100 mrem（1 mSv）或以上的任何辐射工作人员，必须向其提供辐射暴露年度报告[14]。

另外，EPA 是一个独立机构，受联邦政府委托保护人类健康和环境[15]。EPA 制定了有关辐射的条例，用于约束一般环境中以及边界以外的放射性物质辐射水平，辐射水平由经 RAM 许可证批准拥有或使用放射性物质的人员进行控制，如核医学诊所或核药房。外部边界的示例包括释放到空气或水源中的放射性物质。需要指出的是，EPA 并未对从患者体内进入环境的放射性物质进行监管。因此，患者在接受放射性药物后通过排尿或排便向公共下水道系统释放的辐射量不计入释放进入环境中的辐射释放量。相反，在学术研究型医院环境中，除了患者释放外，放射性物质还可能沿排水管释放。通常，医院辐射安全小组或辐射安全负责人（radiation safety officer，RSO）通过执行年度计算，确保释放到水中的放射性物质的量在法规限度以内。证明合规性的最简单方法是对假设的最坏情况进行计算：假设医院将 RAM 许可证批准的所有放射性物质全部倾倒至下水道中，然后用这个总数除以用水的加仑数。该结果需要低于规定限度。该数字通常记录在年度报告中，并提交给NRC 或州辐射核查员。需要注意的是，各州可能会单独制定更严格的排放标准。EPA 的运作方式是，通常由国会起草环境法，然后 EPA 通过制定法规来实施该环境法。通常，EPA 被视为制定国家标准的机构，各州希望通过颁布自己的指导方针和规定来达到这些标准[15]。

　　NRC 或州辐射核查员也可查询面向放射性药物托运商和运输商的培训文件。NRC 和 DOT 共同负责监管放射性物质的运输。含有放射性物质的包裹的运输和装运被视为危险品（hazmat）装运，受美国运输部（USDOT/DOT）管控。DOT 颁布的第 49 篇：49 CFR 第 107 部分——危险品计划程序和 49 CFR 第 171-180、390-397 部分——美国运输部危险品条例中有关运输的大部分条例。同样，有关危险品运输的 NRC 法规见 10 CFR 第 30.34（c）部分和第 30.41 部分——美国核管理委员会（NRC）和 10 CFR 第 71 部分——美国核管理委员会——放射性物质的包装和运输。NRC 高度关注高辐射量，并在 10 CFR 第 71.5 部分中建议许可证持有者在 NRC 法规不适用时遵守 DOT 法规[16]。医院的核医学部门通常最关心的是培训文件的记录和维护。

　　对于负责准备待装运的危险品包裹、操作车辆运输危险品、对运输危险品的安全负责的所有员工，美国运输部在 49 CFR 第 172.700 部分中规定了需要对这些员工进行危险品安全处理的一般培训。在核医学部门，放射性药物由外部核药房供应商提供，核医学技术人员（nuclear medicine technologist，NMT）负责将未使或使用后仍残留的放射性剂量返还至药房供应商。因此，根据 49 CFR 第 172.404 部分，RAM 许可证持有者必须为所有参与了含 RAM 包裹的包装、标记、贴标、测量、装载、运输和储存过程的员工提供培训证书。此培训必须在入职后 90 天内完成，之后每 3 年进行一次[17]。DOT 培训必须涉及以下主题：

- 对放射性物质的一般认识和知识
- 针对员工将要执行的任务（如包装或贴标）进行的特定职能培训
- 放射性物质的安全注意事项
- 安全意识培训

DOT 要求员工接受有关以上四个主题的测试，成功完成培训后通常会发放证书。许多医院有内部 DOT 培训计划或者选择向外部供应商订购现场或网络 DOT 培训。

四、州监管控制

联邦监管机构通常与不同的州政府机构签订谅解备忘录，并赋予州政府通过执行管理放射性物质使用的法律来确保合规性的权利。

对于临床核医学（nuclear medicine，NM）实践，主要在州和地方层面进行日常监管审查。在核医学诊所中，对该机构进行核查的核查员通常来自当地州健康辐射控制小组（如果该州是协定州）或州药房委员会（如果医院有核药房）。此外，州医学委员会将处理有关医生使用放射性药物的问题，但由州医学委员会对机构进行核查的情况并不常见。

尽管不受联邦或州监管机构的约束，但认证机构有调查员来评估医院的合规性，以制定反映联邦和州法规的标准。一般而言，监管机构核查和认证评估之间的区别在于，监管机构关注的是法规中的确切内容，而认证核查员关注的是机构的总体运营标准。此类组织包括联合委员会，这是一个独立的非盈利性组织，负责对医疗机构进行认可和认证[18]。

对于州核查，可执行既定的法律法规，如果违反相关规定，需要采取民事和刑事强制措施。处理结果往往是执行罚款，但在极端情况下，机构使用 RAM 的权利可能会被撤销。然而，对于美国联合委员会（The Joint Commission，TJC）这样的认证机构而言，认证机构发布的标准不具有法律效力，但却是质量的象征。认证通常是自愿的，但往往与机构或项目的资金报销挂钩。认证机构的另一个例子是美国放射学会（American College of Radiology，ACR），该机构的认证是对受检机构在医学成像方面的高水平操作能力的认可[19]。

（一）NRC/ 州健康辐射控制：RAM 核查

如前所述，目前已有 38 个州与 NRC 达成协定。各协定州通常各自制定了与 CFR 第 10 篇中的 NRC 法规等效的法规。得克萨斯州是一个协定州，图 10.3 比较了 CFR 第 10 篇 NRC 法规与得克萨斯州行政法规第 25 篇。对于得克萨斯州，用于管控 RAM 使用的规章制度由得克萨斯州卫生服务部（Texas Department of State Health Services，TXDSHS）的辐射控制计划执行。TXDSHS 辐射控制计划的使命是"保护和促进得克萨斯州人民的身体健康和环境安全。该计划的目标是通过采取许可、登记、核查、强制执行和管理应急响应措施来防止公众受到不必要的辐射照射"[20]。在得克萨斯州拥有各种 RAM 许可证的医院至少每两年会进行一次 RAM 核查。该州提供的首要合规性建议是详细阅读 RAM 许可证，了解许可证在同位素、放射性活度（毫居里或居里水平）、器械品牌 / 型号及其用途方面的授权。图 10.4 是 TXDSHS 辐射

辐射相关法规 - 放射性物质

➤ **CFR 第 10 篇中的 NRC 法规**
  ➤ 第 19 部分 - 向工人发出的通知、指示和报告：核查和调查
  ➤ 第 20 部分 - 辐射防护标准
  ➤ 第 30 部分 - 副产物的一般规定
  ➤ 第 33 部分 - 副产物的大范围特定国内许可证
  ➤ 第 35 部分 - 医疗用途
➤ **得克萨斯州行政法规第 25 篇中的同等法规**
  ➤ §289.203- 向工作人员发出的通知、指示和报告；核查
  ➤ §289.202- 辐射防护标准
  ➤ §289.201- 副产物的一般许可
  ➤ §289.252- 放射性物质的许可
  ➤ §289.256- 医疗用途

图 10.3　CFR 第 10 篇 NRC 法规与得克萨斯州行政法规第 25 篇的比较

控制计划发布的合规性建议列表。可在其网站上找到该列表，以帮助 RAM 许可证持有者进行 RAM 核查[21]。

合规性建议

如何避免产生与放射性物质许可证相关的合规性问题

1. 阅读您的许可证

2. 了解您的许可证授权您使用的放射性物质。许可证规定了同位素、放射性活度（居里）、器械品牌和型号及其用途。

3. 核实您的许可证是否正确，以及您在申请、修改请求或更新中提交的内容是否与您收到的一致。或者您理解您的请求未被批准的原因。

4. 必须以书面形式申请关于州卫生服务部（DSHS）法规的特定不符或豁免内容，并提供令人信服的证据说明应予以批准的原因。

5. 除非获得特别豁免，否则您有义务遵守许可证上所列的 DSHS 法规条款。

6. 阅读并熟悉您的操作、安全和应急程序。

7. 将核查您是否遵守随申请提交的操作、安全和应急程序，以及是否遵守 DSHS 规定和许可证最后一项条件中所列的其他规定。

8. 应将更改放射性物质许可证的请求发送至特定许可计划（即工业许可、医疗许可、一般许可确认书）

9. 当许可证上的某些内容（即公司名称、地址、新的储存地点、储存地点到期等）发生变化时，您必须申请修改许可证。

10. 未经相关机构**事先**批准，您不得指定新的个人担任辐射安全负责人或更改储存地点。

11. 您的许可证并不会在到期日自动失效。但对您使用放射性物质的授权确实已经到期。

12. 未能支付许可费也并**不会**使许可证失效。您必须以书面形式要求终止您的许可证，否则许可费仍将继续累积，您仍有义务付清。如果仍未能付清许可费，则可能会由得克萨斯州司法部长办公室收取该费用。

13. 支付许可费也并不代表更新了您的许可证。

14. 有关放射性物质许可证或合规性事宜，请随时联系放射控制计划。我们将竭诚为您提供帮助。

15. 阅读您的许可证

最后更新日期：2016 年 1 月 28 日

得克萨斯州卫生服务部辐射控制计划 - 成功通过现场 RAM 核查的合规性建议。https：//dshs.texas.gov/radiaton/ram/compliance-tips.aspx。

图 10.4　得克萨斯州卫生服务部辐射控制计划 - 合规性建议。得克萨斯州卫生服务部辐射控制计划 - 成功通过现场 RAM 核查的合规性建议。https：//dshs.texas.gov/radiaton/ram/compliance-tips.aspx

（二）州药房委员会：药房核查

　　并非所有监管机构都制定了核查计划。对于有内部核药房或热实验室（隶属于医院药剂科）的医院，预计会进行 BOP（Board of Pharmacy，药房委员会）核查。根据所在的州，核查可按一年一次或两年一次的计划进行。但是，如果核医学部门使用一个集中的商业核药房来获取其所有放射性药品，则通常不对医院进行 BOP 核查。只有少数医院或影像中心拥有自己的核药房，用于制备和分配供现场使用的放射性药物。一般来说，只有学术型医院才有现场核药房。

　　核药房根据 BOP 规定的药学实践指导，负责制备和分配放射性药物处方。放射性药物不直接分发给患者，而是分发给获得处理和给予放射性药物许可的医疗保健专业人员。有几种放射性药物可作为即用型药物，因此可对其进行适当标记并运送至核医学医疗中心。然而，大多数放射性药物必须按需制备。放射性药物的制备过程通常为使用放射性溶液（通常为锝 ^{99m}Tc-高锝酸钠）复溶冷冻药物试剂盒（小瓶中的冻干物）。在这种情况下，冷冻药物试剂盒和锝 ^{99m}Tc 发生器均作为 FDA 已批准药品上市销售。锝 ^{99m}Tc-高锝酸盐与其他类似的放射性核素产品一起用于单光子发射计算机体层（SPECT）显像，因此被称为 SPECT 放射性药物。常见单光子发射计算机体层显像放射性核素见表 10.2。总的来说，这些产品的制备会根据生产商的包装说明书进行，因此属于 BOP 的管辖范围。另外，正电子发射体层显像（PET）放射性药物通常需要使用回旋加速器或特殊 PET 发生器（如镓 ^{68}Ga）进行制备。PET 药物的放射性核素成分通常是从回旋加速器（一种粒子加速器）获得的发射正电子的短寿命同位素[22]。表 10.3 列出了常用的正电子发射体层显像放射性核素。对于需要使用回旋加速器进行制备的 PET 放射性药物，FDA 声称粒子的生产不属于医学实践或药学实践，而是属于机器生产行为。此外，机器生产法规属于 FDA 的管辖范围[23]。提供 SPECT 和 PET 药物并参与研究用放射性药物的配制和分配的核药房在当地州 BOP 和 FDA 的授权下进行这些工作。

表 10.2　常用 SPECT 放射性核素

单光子发射同位素	
核素	半衰期
^{67}Ga	78.3 h
^{111}In	67.9 h
^{123}I	13 h
^{131}I	8.05 d
^{99m}Tc	6.07 h
^{201}Tl	73 h

表 10.3　常用 PET 放射性核素

正电子发射同位素	
核素	半衰期
^{15}O	2 min
^{13}N	10 min
^{11}C	20 min
^{18}F	110 min
$*^{82}Rb$	72 s
$*^{68}Ga$	68 min

* 发生器产生的 PET 同位素

　　州药房委员会负责制定药房实践法规。在核查中，核查员可要求对各种文件进行检查以确保其遵守规定，如许可证和注册证、药房人员的适当培训文件和处方文件。此外，州 BOP 希望药房制定的政策和程序符合应用于其独特实践背景的指导原则。美国药典（US Pharmacopeia，USP）委员会是一个非盈利性组织，负责制定药物质量标准，从而影响医学和药学实践。USP 通则 <797> 药物配制 - 无菌制剂（USP <797>）是介绍复合无菌制剂（compounded sterile preparation，CSP）的制备指导原则的通则，其中也包括放射性药物的制备[24]。这些标准于 2004年 1 月开始实施，但当时并未具体提及放射性药物。直到 2008 年第一次修订 USP <797> 时，放射性药物才被列为 CSP。由于核药学实践包括无菌放射性药物的制备，因此期望将这些标准纳入日常实践中。然而，需要注意的是，USP 委员会是一个非政府非营利组织，所以只有当具有相关权限的监管机构（如州 BOP 或 FDA）要求遵守其发布的标准时，这些标准才具有法律强制性。根据 USP，几乎所有州都有关于药物配制的法律。2016 年 8 月，美国全国药学委员会联合会（National Association of Boards of Pharmacy，NABP）正式通过了州药房示范法案和示范规则，为州 BOP 制定州法规（其中包括 USP <797>）提供了指导[25]。此外，在 2016 年进行的 NABP 药房法调查中，至少有 87% 的药房委员会要求完全遵守 USP <797> 或已将 USP <797> 的某些方面纳入其州法规中[26]。除了州 BOP 之外，FDA 还将 USP 标准的条款纳入 FDCA，要求将 USP 标准用于无菌产品的配制。例如，根据 FDCA 第 503A 条，药剂师和医生如果遵守关于使用符合 USP 或国家处方集（National Formulary，NF）各论标准的原料药和成分进行药物配制的 USP 指导原则，则其有资格获得新药申请（NDA）要求的豁免[23]。USP <797> 包含了许多配制方面的质量标准，如人员培训、配制区域的清洁和消毒、放行检测的准备和有效期的确定[27]。在核药房，BOP 核查员可要求工作人员演示更衣和穿衣程序，或要求提供能够证明人员已接受无菌技术培训的文件。此外，这些标准不仅适用于在核药房执业的药剂师，还适用于操作 CSP 的任何人员，包括核药房技术人员、核医学医生和技术人员。美国核医学与分子影像学会（SNMMI）发布了一份内容非常详实的文件，阐述了有关 USP <797> 的一般问题，包括 USP <797> 在临床核医学实践中的影响示例。例如，在向患者使用剂量中加入生理盐水时，必须遵守 USP <797>[28]。如果在操作后 1 h 内给予放射性药物剂量，则适用立即使用条款，不需要满足 USP <797> 中列出的有关低、中或高风险水平 CSP 的条件。但是，如果不在 1 h 的窗口期内给药，则必须在 USP <797> 中概述的关于低风险水平 CSP 的条件下对给药剂量进行操作（即添加生理盐水），例如在 ISO 7 级环境中的 ISO 5 级生物安全柜中进行相关操作[27]。关于 USP <797> 指南如何影响 NM 临床操作，另一个典型示例是将自体红细胞标记用于 GI 出血的定位。从核药房订购锝 ^{99m}Tc- 高锝酸盐，用于使用 Ultratag ™ RBC 试剂盒进行 RBC 标记。该标记操作通常在核医学部门热实验室的开放式工作台上进行，至少需要在小瓶隔膜上穿刺三次[29]。根据 USP <797>

立即使用条款（允许豁免低风险水平 CSP 条件的要求），任何一个容器（即小瓶）只能有两个开口[27]。因此，该标记程序不符合 USP <797> 立即使用条款。

如前所述，作为 CSP 的放射性药物在原 USP <797> 无菌配制指南中未提及，后续被纳入第一次修订版本中。然而，由于一些与放射性药物配制相关的特殊事项，此版本中仍然存在许多问题。2015 年，USP 公布了 <797> 的拟定修订版，将章节略作扩展以纳入有关"用作 CSP 的放射性药物"的内容，并公布在药学论坛上以征求公众意见。然而，拟定修订版仍缺乏充足的详细信息，无法充分阐明这类独特药物的重要差异。因此，截至 2016 年，USP 委员会收到了超过 8000 条评论。核医学界和核药学界的共识是，第 17 节"用作 CSP 的放射性药物"不足以作为指导文件。因此，2017 年 5 月，USP 工作人员同意制定新章节：通则 <825>。该章节的内容和目的是为复合无菌放射性药物提供明确有效的指导[30]。简而言之，该章节是对 <797> 部分中配制放射性药物相关内容的扩展，以适应放射性药物制备的特定需求。通则 <825> 于 2019 年 6 月 1 日发布，预计正式发布日期为 2019 年 12 月 1 日；但 USP 委员会收到了对通则 <825> 的申诉。经过详细审查，USP 委员会驳回了该申诉，并确定新的正式发布日期为 2020 年 12 月 1 日[31]。

（三）认证机构：联合委员会核查

USP 与各州立法机构、州药房委员会和不同的认证组织（如 TJC）密切合作，以确保为患者提供的药物的配制质量。虽然认证机构的认证标准不具有法律效力，但医院努力确保遵守认证标准，以体现其践行了提供最优质的患者护理这一承诺。此外，医院必须遵守联邦医疗保险参与条件（Conditions of Participation，CoP）中规定的联邦要求（见 42 CFR 第 482 部分），才能从美国医疗保险和医疗补助服务中心（Centers for Medicare and Medicaid Services，CMS）获得报销[32]。CMS 承认某些认证机构的认证标准符合或超过 CMS 的预期，因此将认可这些认证机构作出的认证。对于医院而言，达到 CMS 认可的认证机构的认证状态，确保了该机构也符合 CMS 的标准。请记住，为了确认某个组织的认证流程，CMS 可以进入该组织执行确认调查，这些确认调查通常可以在认证考察后不久进行[33]。

在医院核医学背景下，常遇到的一个认证组织是联合委员会。可在 TJC 网站上找到影像诊断合规性检查表[34]。此外，TJC 将药物定义为由 FDA 指定为药物的任何产品，从而确保了放射性药物在处方、分配、储存、安全性、给药和不良事件监测方面具有与其他药物相同的监管水平。对于核医学诊所和医院核药房而言，NRC 和 BOP 核查的主要区别在于，监管机构仅关注其法规合规性，而认证核查则覆盖了可能影响医疗质量的各个方面。TJC 稽查员提出的问题可能包括辐射安全性（与 NRC 类似）问题，还可能包括放射性药物的制备（与 BOP 类似）。

五、FDA 和 BOP 监管范围的重叠

FDA 的任务是确保药物和医疗器械的安全性和有效性，正是因为其广泛的监管覆盖面，FDA 跨入了医学实践或药学实践的领域。

对于提供 SPECT 药物和 PET 药物并参与试验研究用放射性药物的配制和分配的医院核药房，这类实践活动的监管机构不只有 BOP 和 NRC/ 协定州。

核医学界一直面临着为 PET 药物制定合适监管框架的困难。在 1997 年通过 FDA 食品安全现代化法案之前，PET 药物的制备是在医学和药学实践中进行的，并由相应的委员会进行监管。根据针对 FDCA 的 Durham-Humphrey 修正案的规定，制备放射性药物的机构**无需**向 FDA 申请注册为药品生产机构即可进行制备。此外，1984 年 FDA 正式通过了"核药学指导原则：确定何时应注册为药品生产企业的标准"，该标准明确规定了药学和医学实践中所有放射性药物的制备[35]。然而，这一切都随着 1997 年 FDA 食品安全现代化法案的正式通过而发生改变，该法案确立了针对所有 PET 药物的现行药品生产管理规范（current good manufacturing practice，cGMP）。FDA 花了很多年时间为 PET 药物制定新的生产指导原则。到 2009 年，FDA 最终确定了这些指导原则，并发布了所有 PET 生产设施截至 2012 年 12 月之前必须完全符合新法规的指令[36]。此后，生产并向核医学诊所分配 PET 放射性药

物（如氟 ^{18}F-FDG）的医院核药房将接受 FDA 的稽查和核查。FDA 核查员的职责是确认 PET 设施符合既定的 cGMP 法规，并确保该设施履行对机构做出的所有承诺。通常，FDA 每年都会对 PET 生产商进行核查。但是，FDA 通常不会对试验用药研究中所用 PET 药物的生产设施进行常规核查[37]。

1975 年，FDA 发布了一项最终规定，将所有放射性药物（已获批放射性药物和试验用放射性药物）归于 FDA 审管部门的监管范围内。FDA 对放射性药物的监管方式将与对传统药物的监管方式相同。据该机构称，开展涉及研究性新型放射性药物或生物制品的研究有以下三种途径：

1. 新药临床研究审批（IND）申报通过

2. 豁免 IND 要求（即涉及安慰剂的方案）

3. 获得 FDA 批准的放射性药物研究委员会（Radioactive Drug Research Committee，RDRC）的授权[38]

对于新药而言，当药物在临床前研究（动物数据）中被证明安全有效并且已准备好在人类患者中进行试验时，FDA 的监管程序即开始生效。此时，研究人员将决定目前涉及人类患者的研究是否需要向 FDA 提交 IND 申请。IND 除具有其他功能外，还提供 FDA 的一项豁免，即允许跨州运输药物。FDA 要求只有提交了 NDA 并获得批准的药物才能进行跨州运输。由于研究药物尚未达到 NDA 批准状态，因此进行分销的唯一途径是获得 IND 批准。IND 申请必须包含以下三个主要部分：

1. 证明安全性的动物药理学和毒理学研究

2. 确保新药可用于研究的生产信息

3. 包含研究详细信息的临床方案[39]

IND 申请有以下三种类型：

- **研究者 IND**（也称为医生申办的 IND）是指进行研究的医生提交的申请。对于这种 IND，医生负责研究的所有方面，包括药物的制备、分配和给药。

- 当医生确定在进行紧急医疗状况下需要使用实验药剂以使患者受益时，可使用**紧急使用 IND**。由于时间紧急，医生来不及通过一整套传统的提交和批准流程。此外，此类 IND 也可用于患者不符合现有研究要求或不存在获批研究方案的情况。

- 当实验药剂经证明安全有效，且在 FDA 审查期间，如果患有直接危及生命的疾病或严重疾病的患者可使用该试验药剂进行治疗且没有其他替代药物时，可以提交**治疗** IND（也称为扩大使用方案）。

提交 IND 后，研究者必须等待 30 个日历日才能开始临床研究[39]。在 FDA 审查申请期间，FDA 可能会联系申办者以获得更多信息或进一步解释。重要的是，对于大多数机构而言，在将 IND 实际提交给 FDA 之前，存在一个针对研究方案的内部或当地监管途径。这种方式为医院额外增加了一层监督，以确保完全符合各个联邦和州监管机构的要求。例如，所有临床研究必须获得医院机构审查委员会（Institutional Review Board，IRB）的批准，以确保对研究患者的保护。本章后文将对内部 / 当地监管途径进行讨论。

研究开始后，FDA 有权对进行临床研究的机构进行公开和非公开核查。核查的主要目的是确定临床研究人员是否按照批准的 IND 申请内容进行研究。在 FDA 的 IND 稽查中，FDA 核查员可检查与研究相关的研究文件和标准操作规程（standard operating procedures，SOPs），并与 IND 中列出的参与研究的个人进行面谈[40]。

六、当地 / 内部审管部门

（一）放射性药物研究委员会

开展涉及放射性药物的人体研究的另一条途径是获得当地放射性药物研究委员会（RDRC）的批准。该委员会允许研究者在承担提交 IND 申请所需的高额费用和大量精力之前，在人类受试对象中使用放射性示踪剂进行研究，以确定其可行性。

这一安排类似于 NRC 和协定州之间的协议。在这一点上，当且仅当 RDRC 承诺遵守 FDA 法规时，FDA 才允许 RDRC 批准放射性药物研究。

FDA 法规（21 CFR 第 361.1 节）允许在人类受试对象中研究性使

用某些放射性药物（这些药物目前尚未进行 FDA 批准的 IND 或 NDA 申请），前提是满足 21 CFR 第 361.1 节中列出的特定条件：

- 此类研究被认为是为推动科学知识发展而进行的基础科学研究。此类研究具有以下特征：
  - 旨在获取关于放射性药物的**代谢**（包括动力学、分布、剂量学和定位）或关于**人体生理学**、**病理生理学**或**生物化学**方面的基本信息
  - **并非**旨在用于即时治疗、诊断性目的或类似目的（例如，研究对研究受试对象产生的预防性获益）
  - **并非**旨在确定放射性药物在人体中的安全性和有效性
- 需满足以下要求，研究即可获得经 FDA 批准的 RDRC 的批准：
  - 拥有合格的研究人员
  - 具备拥有和处理放射性物质的获得适当许可的医疗设施
  - 合理选择研究受试对象并获得其同意
  - 给予的放射性药物有适当质量保证
  - 研究方案设计合理
  - 研究人员向 RDRC 报告不良事件
  - 经适当的机构审查委员会（IRB）批准
- 已知待给予的放射性药物的药理学剂量不会对人体产生任何临床上可检出的药理学作用。
- 所进行研究的质量及其试图获得的信息的重要性能够证明待给予的辐射剂量是合理的，并且在规定的限度内[41]。

RDRC 基于上述授权和规定的法规成立，旨在对此类研究进行初始和持续审查，以确保其符合 FDA 指导原则的规定。应谨慎制定对职责、研究批准、对批准方案的持续监督，委员会会议文件和委员会成员进行概述的 RDRC 操作程序，以确保符合 21 CFR 第 361.1 节的规定。RDRC 成员需要具备放射性药物方面的专业知识。因此，FDA 法规允许 RDRC 至少由五名成员组成，包括来自以下各专业领域的代表：

- 核医学医师
- 放射性药物制备 / 配制 / 质量控制（如核药剂师或放射化学家）

● 辐射安全性 / 辐射剂量测定[42]

此外，如果委员会认为对已提交的研究的科学价值或技术方面进行充分审查需要具备其他领域的专业知识，则委员会对已提交方案的审查可能涉及咨询其他医学学科的顾问。例如，涉及儿童受试对象的方案需要具备儿科医学专业知识和经验的审查员参与审查。

FDA 法规要求 RDRC 与医院的机构审查委员会（IRB）进行合作。IRB 的职能是保护人类研究受试对象的权利和福利。通常，所有核心 RDRC 成员和可能需要咨询的顾问的姓名和资格证书应在委员会成立之前提交给 IRB 进行批准。

此外，RDRC 批准的所有方案也必须经 IRB 批准。基于提出的 RDRC 的结构，可在 IRB 的持续监督的权限范围内，在放射性药物的研究方面取得更大进展[42]。一旦研究获得批准，RDRC 将要求该研究的主要研究者提交报告。RDRC 还将对研究进行稽查，以确保遵守所有规定。

尽管 FDA 已授予 RDRC 对这些研究类型的权限，但该机构仍通过向 FDA 依法提交所有已批准的 RDRC 研究的计划报告，对这些研究进行持续监督。FDA 也将对所有 RDRC 进行核查。监管事务办公室（Office of Regulatory Affairs，ORA）的现场调查员负责进行此类核查，并生成核查报告[43]。如果检查报告显示机构的 RDRC 未能遵守 FDA 的规定，则 FDA 可以撤销对 RDRC 的批准。一些违规示例包括未能确保放射性药物的质量、在未达到会议法定人数时即审查和批准研究，未能确保研究者及时报告不良事件和（或）未经 IRB 批准的情况下允许研究继续进行。在大多数情况下，FDA 将要求所有 RDRC 研究暂停临床试验，并要求该机构以书面形式告知 FDA，为纠正和防止此类违规事件再次发生而采取的措施。为确保 RDRC 采取纠正措施，FDA 将进行后续的核查。

（二）试验研究委员会

在 45 CFR 第 46 部分中阐述了对人体研究患者的保护。此处包含关于要求和设立机构审查委员会（IRB）的规定，该委员会是一个行政机构，旨在保护被招募来参加其所属机构主持进行的研究活动的人类受试对象的权利和福利[44]。

IRB 负责审查和监督所有涉及人类受试者的研究。IRB 的职能是保护人类受试对象的福利、权利和隐私。IRB 有权批准、不批准和监督其管辖范围（由联邦法规和机构政策规定）内的所有研究活动。此外，对于许多医院而言，临床研究委员会（Clinical Research Committee，CRC）是另一个与 IRB 合作的委员会。CRC 负责监督研究方案中科学研究的所有方面，如用于验证科学问题的方法、生物统计分析的相关性以及拟定程序的相关性。

许多医院都具有按 IRB 的要求设立的完善的系统结构，以保持较高的伦理标准，并确保严格遵守所有的监管政策。如果出现医院的研究项目被取消的情况，原因通常是存在监管缺陷。当在医院进行研究时，FDA 要求申办者 - 研究者（即医院）遵守与行业（即大型制药公司）相同的标准。进行研究涉及到的责任、义务和资金都是巨大的；因此，医院拥有稳定运作的临床研究系统结构至关重要。

对于涉及放射性药物的试验研究，由于存在与放射性相关的风险，因此还有一层监管环节。本章主要关注与放射性药物监管相关的问题，因此，重点将放在学术性医院背景下的放射性药物研究。每家学术性医院围绕人类研究制定的规章制度各不相同，但最终目标是相同的：保持较高的伦理标准并完全遵守所有监管机构的要求。图 10.5 是一个内部研究系统结构的示意图，是进行以下讨论的基础。

在该研究过程中，大多数步骤适用于所有研究方案。但是，有两个审查委员会专门负责涉及放射性药物的研究：核医学同行评审委员会（Nuclear Medicine Peer Review Committee，NMPRC）和辐射安全委员会（Radiation Safety Committee，RSC）。在核医学同行评审委员会中，NMPRC 的目的是允许核医学领域的专家对与核医学相关的所有方面进行审查。NMPRC 的成员通常包括 NM 医师、保健物理学家和核药剂师。与 RDRC 类似，NMPRC 在必要时允许其他主题专家加入。委员会成员针对包括但不限于研究的必要性和可行性、资格标准、显像参数、安全性和安全性监测计划以及研究用放射性药物的采购等事项对临床方案进

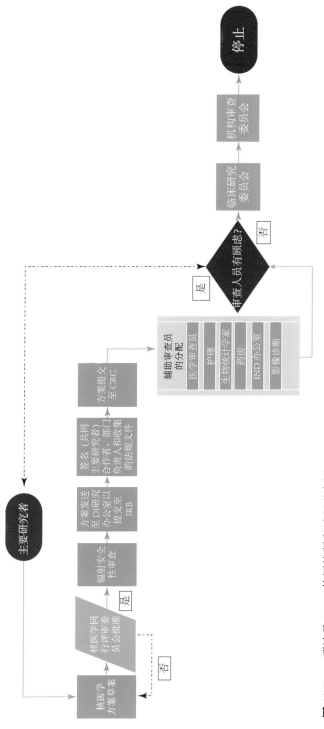

图 10.5 一项涉及 RAM 使用的研究过程示意图

行评估。一旦临床研究获得 NMPRC 的批准，将进入下一个审查委员会（即辐射安全委员会）的审查环节。图 10.6 是 NMPRC 的标准运作示例。

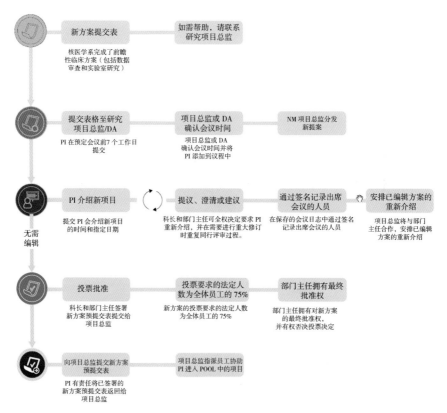

图 10.6 核医学同行评审委员会运作流程

如前所述，RSC 将对临床研究中涉及的放射性核素相关的所有方面进行审查和批准。RSC 向研究人员授予研究用放射性核素的授权用户（authorized user，AU）状态，该授权允许研究者将放射性核素（同位素）用于临床研究。此外，医院可以订购和接收同位素的前提是该放射性核素（同位素）必须包含在医院的 RAM 许可证中。如果该同位素不包括在 RAM 许可证中，辐射安全（radiation safety，RS）小组将向 NRC/ 协定州提交一份修正案，以添加该放射性核素（同位素）。典型的修正案将包括该放射性核素的使用概述、使用者资格、最大用量、储存、制备详细信息和废物处理。修正案获得批准后，医院必须制定相关流程和程序，这些流程和程序应严格遵守医院向 NRC/ 协定州做出的有关该放射性核素（同位素）的承诺。

七、放射性药物法规的前景

对于那些参与临床 NM 实践的人来说，应对各种法规可能是一项艰巨的任务。如何使实践活动遵守法规而不是让法规来支配实践活动，这是研究者经常面临的一个挑战。对于医院的 NM 临床实践，内部委员会的规章制度对使用者来说是确保符合规定的保障或检查点。理想情况下，所有违规行为在发展为州和联邦违规行为之前都可以在当地监管层面被识别。

放射性药物的发展前景是广阔的。许多人认为，核医学重新受到了越来越多的关注。在过去的 9 年（截止至 2023 年）里，经 FDA 批准的新型放射性药物的数量是空前的。这种兴奋超出了放射性药物可以用于个体影像诊断或单一治疗用药剂的范围，而是针对能够先以低剂量进行成像再以高剂量进行治疗的治疗诊断学放射性核素，例如用于神经内分泌肿瘤（NET）的药剂：镓 ^{68}Ga-dotatate 和镥 ^{177}Lu-dotatate。随着放射性药物使用量的巨大增长，监管机构将更多地参与到对核医学的监管中来。然而，由于法规的复杂性，监管机构发布了许多指导原则，可用于协助实施需要符合各种不同法规的计划。作为核医学专业人员，我们有责任为患者提供最安全、最有效的护理。为了履行这项义务，必须不断努力提高我们对规章制度的认识，并找到将法规与我们的日常实践完美融合的方法。

（张丽　童冠圣　译审）

参考文献

1. The American Board of Nuclear Medicine. History. https: //www.abnm.org/index.php/ samplepage-2/history/. Accessed Dec 2018.

2. Society of Nuclear Medicine and Molecular Imaging. A framework for the regulations of nuclear medicine. July, 29 1998. http: //snmmi.files.cms-plus.com/docs/framework. pdf. Accessed Dec 2018.

3. United States Nuclear Regulatory Commission. About NRC. https: //www.nrc.gov/

about-nrc. html. Accessed Nov 2018.

4. Walker JS, Wellock TR. A short history of nuclear regulation, 1946-2009. https: //www. nrc. gov/docs/ML1029/ML102980443.pdf. Accessed Nov 2018.

5. United States Nuclear Regulatory Commission. History. https: //www.nrc.gov/about-nrc/history.html. Accessed Nov 2018.

6. United States Nuclear Regulatory Commission. Licensing. https: //www.nrc.gov/about-nrc/ regulatory/licensing.html. Accessed Nov 2018.

7. United States Nuclear Regulatory Commission. Radioactive waste. https: //www.nrc. gov/ waste.html. Accessed Nov 2018.

8. United States Nuclear Regulatory Commission. Office of Nuclear Material Safety and Safeguards. https: //scp.nrc.gov/. Accessed Feb 2019.

9. National Archives. About the code of federal regulations. https: //www.archives.gov/ federalregister/cfr/about.html. Accessed Nov 2018.

10. United States Food & Drug Administration. What we do. https: //www.fda.gov/ aboutfda/whatwedo/. Accessed Nov 2018.

11. United States Food & Drug Administration. FDA's origin. https: //www.fda.gov/ AboutFDA/ History/Forgshistory/evolvingpowers/ucm124403.htm. Accessed Nov 2018.

12. Green JA, Podolsky SH. Reform regulation, and pharmaceuticals-the Kefauver-Harris amendments at 50. N Engl J Med. 2012; 367 (16) : 1481-3.

13. United States Department of Labor. About OSHA. https: //www.osha.gov/about.html. Accessed Jan 2019.

14. 25 Texas Administrative Code § 289.256. Medical and veterinary use of radioactive material. Texas regulations for control of radiation. September 24, 2018.

15. United Stated Environmental Protection Agency. Our mission and what we do. https: // www. epa.gov/aboutepa/our-mission-and-what-we-do. January 2019.

16. United State Nuclear Regulatory Commission. Transportation of radioactive material. https: // www.nrc.gov/reading-rm/basic-ref/students/for-educators/11.pdf. Accessed Jan 2019.

17. Electronic Code of Federal Regulations e-CFR. Title 49-Transportation. https: //ecfr. io/Title-49/.

18. The Joint Commission. About the Joint Commission. https: //www.jointcommission. org/ about_us/about_the_joint_commission_main.aspx. Accessed Jan 2019.

19. American College of Radiology. The gold standard in accreditation. https: //www.acr. org/ Clinical-Resources/Accreditation. Accessed Jan 2019.

20. Texas Department of State Health Services. Radioactive Materials Licensing and Radiation Control Program. Radioactive Materials Program Authorization and Scope. https: //www.dshs. texas.gov/radiation/ram/. Accessed Nov 2018.

21. Texas Department of State Health Services. Radiation Control Program. How to avoid

compliance problems relating to radioactive materials licenses. https: //www.dshs. texas.gov/radiation/ ram/compliance-tips.aspx. Accessed Nov 2018.

22. Moerlein SM. Radiopharmaceutical chemistry: PET agents. In: Kowalsky RJ, Fallen SW, editors. Radiopharmaceuticals in nuclear pharmacy and nuclear medicine. Washington, DC: American Pharmacist Association; 2011. p. 229-54.

23. United States Food and Drug Administration. Guidance: PET drugs-current good manufacturing practice (CGMP) . https: //www.fda.gov/downloads/drugs/ guidancecomplianceregulatoryinformation/guidances/ucm266640.pdf. Accessed Nov 2018.

24. United States Pharmacopeia. General chapter <797> pharmaceutical compounding-sterile preparations. http: //www.usp.org/compounding/general-chapter-797. Accessed Nov 2018.

25. National Association of Boards of Pharmacy. Model Pharmacy Act/Rules. https: // nabp. pharmacy/publications-reports/resource-documents/model-pharmacy-act-rules/. Accessed Feb 2019.

26. United States Pharmacopeia. Recognition of USP compounding standards. http: // www.usp. org/compounding/legal-considerations. Accessed Jan 2019.

27. <797> Pharmaceutical compounding—sterile preparations. In: The United States Pharmacopeia 40th ed and National Formulary, 35th ed. Rockville: United States Pharmacopeial Convention, Inc; 2017.

28. Society of Nuclear Medicine and Molecular Imaging. General questions about USP <797>. http: //www.snmmi.org/issuesadvocacy/content.aspx?ItemNumber=4901. Accessed Feb 2019.

29. Ultratag RBC. {Package insert}. St. Louis: Mallinckrodt Inc; 2015.

30. United States Pharmacopeia. <825> Compounding—radiopharmaceuticals. https: // www. uspnf.com/notices/825-compounding-radiopharmaceuticals. Accessed Dec 2019.

31. United States Pharmacopeia. Developing USP general chapter <825>. http: //www. usp.org/ chemical-medicines/general-chapter-825. Accessed Feb 2019.

32. Centers for Medicare & Medicaid Services. Conditions for Coverage (CfCs) & Conditions of Participations (CoPs) . https: //www.cms.gov/Regulations-and-Guidance/Legislation/ CFCsAndCoPs/index.html?redirect=/CFCsAndCoPs/16_ASC. asp. Accessed Dec 2018.

33. Centers for Medicare & Medicaid Services. CMS to strengthen oversight of Medicare's Accreditation Organizations. https: //www.cms.gov/newsroom/press-releases/cms-strengthen-oversight-medicares-accreditation-organizations. Accessed Feb 2019.

34. The Joint Commission. Compliance checklist: diagnostic imaging. https: //www. jointcommission.org/assets/1/18/imaging_checklist-June-2016.pdf.

35. United States Food and Drug Administration. Nuclear pharmacy: criteria for

determining when to register as a drug establishment. Rockville: Division of Drug Labeling Compliance, Center for Drugs and Biologics, Food and Drug Administration; 1984.

36. United States Food and Drug Administration. Guidance PET drugs—current good manufacturing practice (CGMP) . https: //www.fda.gov/downloads/drugs/guidancecomplianceregulatoryinformation/guidances/ucm266640.pdf. Accessed Dec 2018.

37. United States Food and Drug Administration. Positron emission tomography (PET) : questions and answers about CGMP regulations for PET drugs. https: //www.fda.gov/drugs/developmentapprovalprocess/manufacturing/ucm193476.htm. Accessed Dec 2018.

38. United States Food and Drug Administration. Guidance for industry and researchers: the Radioactive Drug Research Committee: human research without an investigational new drug application. August 2010. https: //www.fda.gov/downloads/Drugs/Guidances/UCM163892. pdf. Accessed Jan 2019.

39. United States Food and Drug Administration. Investigational New Drug (IND) application. https: //www.fda.gov/drugs/developmentapprovalprocess/howdrugsaredevelopedandapproved/approvalapplications/investigationalnewdrugindapplication/default.htm. Accessed Jan 2019.

40. United States Food and Drug Administration. Information Sheet Guidance for IRBs, Clinical Investigators, and Sponsors FDA Inspections of Clinical Investigators. https: //www.fda.gov/ downloads/regulatoryinformation/guidances/ucm126553.pdf. Accessed Jan 2019.

41. United States Federal Food and Drug Administration. CFR-Code of Federal Regulations Title 21. https: //www.accessdata.fda.gov/scripts/cdrh/cfdocs/cfcfr/CFRSearch.cfm?FR=361.1. Accessed Dec 2018.

42. United States Federal Food and Drug Administration. Radioactive Drug Research Committee (RDRC) Program. https: //www.fda.gov/drugs/scienceresearch/ucm574871.htm. Accessed Dec 2018.

43. United States Federal Food and Drug Administration. Compliance Program. https: //www.fda. gov/downloads/ICECI/ComplianceManuals/ComplianceProgramManual/UCM244484.pdf. Accessed Jan 2019.

44. United States Department of Health & Human Services. 45 CFR 46. https: //www.hhs.gov/ohrp/regulations-and-policy/guidance/faq/45-cfr-46/index.html. Accessed Feb 2019.

第11章
使用密封和非密封放射性核素对癌症进行局部放射性核素治疗（LRCT）

Franklin C. L. Wong

一、使用放射性核素治疗人类癌症

放射性核素的治疗、监管、配给、给药、剂量测定和疗效相关性的最新进展已在前面章节中进行了阐述。例如，在甲状腺切除术后残留甲状腺癌的治疗中，通过口服 ^{123}I 碘化钠诊断性扫描，若全身扫描结果显示 24 h 残余甲状腺组织 ^{123}I 摄取率<2%，则给予患者 100 mCi 常规 ^{131}I 口服剂量。而对于接受甲状腺次全切除术或残留甲状腺 ^{123}I 摄取率大于 2% 的患者，大剂量（> 100 mCi）口服治疗的患者比 30 ~ 50 mCi 治疗的患者效果更好[1]。在使用放射性核素标记抗 CD20 单克隆抗体治疗淋巴瘤时应注意，静脉注射最多 32 mCi ^{90}Y 标记的泽娃灵（Zevalin）[2] 或约 100 mCi ^{131}I 标记的托西莫单抗（Bexxar）[3]，肿瘤靶组织中的放射性药物浓度都较低。通常情况下，淋巴瘤摄取的放射性标记单克隆抗体<0.01%/g，即 ^{90}Y<0.0032 mCi/g 或 ^{131}I<0.01 mCi/g。根据放射性药物全身给药治疗全身性癌症方面已确立有效的方法，即便肿瘤内的放射性剂量相对较低（如 1 ~ 5 mCi），如果该剂量能够持续足够长的时间，那么放射性衰变产生的累积吸收剂量（RAD）也可以达到抑制和根除肿瘤的目标。如在剂量测定章节（第 6 章和第 7 章）所述，RAD 是停留时间与辐射吸收速率分数（S 值）的乘积，其中 S 值是总

F. C. L. Wong（✉）
美国得克萨斯州休斯顿得克萨斯大学 M. D. 安德森癌症中心核医学系
电子邮箱：fwong@mdanderson.org

© Springer Nature Switzerland AG 2021

F. C. L. Wong (ed.), Locoregional Radionuclide Cancer Therapy, https://doi.org/10.1007/978−3−030−56267−0_11

辐射量和给药组织体积的函数。辐射剂量估计的一个主要障碍是，由于仪器的限制，无法确定摄取体积。然而，一项正在进行的研究在这一方面取得了进展，该研究通过使用不同体积和不同对比度的校准源并设定多个阈值的方法去卷积化计算给药组织的体积。

正如甲状腺癌的 ^{131}I 碘化钠治疗和淋巴瘤的 ^{90}Y-Zevalin 和 ^{131}I-Bexxar 治疗显示的结果，$1 \sim 5$ mCi/g ^{131}I 或 ^{90}Y 的局部滞留剂量可作为治疗肿瘤的给药标准。因此，通过介入放射学技术将放射性药物递送至靶肿瘤组织，并采取措施确保放射性滞留在肿瘤中，可以实现从放射性核素全身癌症治疗到局部治疗的转变（如第 8 章所述）。辐射剂量模型（第 6 章）能够实现放射性核素和放射性药物的优化选择。准确的影像定量和影像引导下的辐射剂量测定（第 7 章）能够监测和完善放射性核素治疗。了解国家、州和医疗机构层面的监管要求，遵守放射药物的管理规范（第 10 章）将确保癌症局部放射性核素治疗从实验室到临床的平稳过渡。本章将探讨局部使用放射性核素治疗人类癌症中遇到的实际问题。

治疗用放射性药物的监管批准通常通过以下两种途径：美国食品药品监督管理局的研究性器械豁免（investigational device exemption, IDE）途径和新药临床研究审批（IND）途径。通过 IDE 途径药物能够更快地进入市场，但这仅限于将其应用于特定的临床适应证（例如，^{90}Y 玻璃微球适用于治疗不能手术切除的肝细胞肝癌）。未经批准，这些"器械"不能用于其他类型疾病或肿瘤的治疗。这些"器械"需要精细制造（由此也产生较高的生产成本），以确保放射性核素不会释放到周围组织或体循环中，从而确保其安全性和有效性。研究人员做出了巨大努力来确保 IDE 器械保持不变，例如，保持近距离治疗 ^{125}I 粒子的线状排列[4]、将 ^{125}I-Iotrex 溶液[5] 封装在 GliaSite 内放疗系统的腔内球囊导管内[6]，以及通过对聚合物微球内的前体元素进行中子活化处理，生产 ^{90}Y 玻璃微球[7]、^{90}Y 树脂微球[8] 和 ^{32}P 微粒（OncoSil）[9]。

与 IDE 途径相比，新药临床研究审批（IND）途径下放射性药物的审批，对生产工艺描述的要求更全面，并要求提交更多关于安全性和有效性的证据，因此需要进行更广泛的试验和更多的研究报告，这导致产品最终上市需要花费更长时间。另外，在获得监管批准后，只要能够证明治疗的基本原理类似，经 IND 流程批准的放射性药物便可用于治疗不同的癌症。生产商根据商业策略选择通过 IDE 或 IND 途径申请放射性治疗药物，不一定取决于药物溶液或粒子的分子性质或物理形式。相反，研究所用放射性药物是密封的（封装）还是非密封的（不封装），决定了选择 IDE 途径还是选择 IND 途径进入申报流程。由于 IDE 的监管要求不那么苛刻，更多的放射性药物（包括 ^{166}Ho 粒子、GliaSite、^{125}I Iotrex 等）倾向于选择 IDE 途径，而不是选择需要经过 I 期、II 期或 III 期癌症治疗研究的 IND 途径。

　　放射性药物在人类癌症治疗中的应用日益广泛。理论建模（如第 6 章所述）和临床前研究（如第 8 章所述）为 LRCT 应用于临床领域提供了重要平台。然而，将临床前研究扩展至人类癌症的治疗，必需在临床试验中进行验证。规划 LRCT 应用，还需要考虑保障和可行性问题，这将在以下 LRCT 方法中论述。

（一）使用密封装置／放射性药物的 LRCT

　　在人类癌症的局部治疗中，使用密封放射性药物的一个经典示例是在近距离治疗中使用 ^{125}I 粒子，该方法涉及将多个线状（或针状）排列粒子植入前列腺肿瘤中[4]。制造这些线状排列的粒子要求 ^{125}I 不会扩散到粒子之外的靶肿瘤组织中。^{125}I 粒子可发射多个能量较低的电子和光子，在组织中的穿透距离仅为几毫米。其半衰期为 59.5 天。^{125}I 粒子在肿瘤床内或肿瘤床外的扩散或物理位移会导致其有效性降低和毒性增加，但可通过将其与金属紧密结合或在表面包被聚合物来防止这一点。使用线样／针样装置是为了确保放射性粒子停留在靶组织中，不会因组织间液的流动或肿瘤／组织的收缩而移动。几个月的治疗期结束时可能需要将 ^{125}I 粒子取出，也可能不需要取出。

　　另一个示例是脑肿瘤切除术后腔内植入 GliaSite 球囊导管［填充有 300 ~ 700 mCi 的 ^{125}I- 碘羟基苯磺酸盐（Iotrex）溶液[10]]（图 11.1）。在规定治疗时间（4 ~ 5 天）内将 60 ~ 100 Gy 递送至距球囊表面 1 cm 范围内的肿瘤床后，球囊将放气以回收 ^{125}I-Iotrex 溶液以便进行处置，

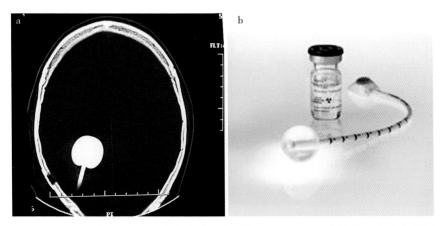

图 11.1　一名患者通过手术移除脑转移瘤后植入 GliaSite 球囊导管。注射造影剂后，通过脑部 CT 确认球囊完整（a）。该患者接受 540 mCi[125]I-Iotrex（b）腔内照射96 h，然后将球囊放气并通过手术取出球囊导管

并通过手术移除球囊。Iotrex 溶液是一种专有复合物，一旦泄漏到体内时，通过肾可将其从体内快速清除[5]。同样，在乳腺癌术后，术区腔内植入装有 [192]Ir 放射源的双腔球囊导管，并在规定的时间（小时）持续照射，将规定的辐射吸收剂量输送到肿瘤床[11]。GliaSite 和双腔球囊导管均需要通过手术植入，以及在规定的照射时间后移除放射源（器械），因此增加了技术和后勤方面的复杂性。

使用钇 -90 标记的微粒 [90]Y- 玻璃微球[7]和 [90]Y- 树脂微球[8]动脉内给药治疗不可切除的肝细胞肿瘤和结直肠转移瘤，这种方法是通过放射性标记的微球，选择性栓塞肿瘤毛细血管和小动脉，放射性微球完成衰变后使肿瘤消融。这些最新的微粒（装置）不需要回收，由此引发的并发症更少，成本也更低。

（二）非密封放射性药物的治疗应用

（1）具有肿瘤亲和力的胃肠外非密封可溶性放射性药物　1947 年首次报道了使用 [131]I 碘化钠（NaI）治疗人类疾病[12]。[131]I 通过钠碘同向转运体和酪氨酸过氧化物酶机制在甲状腺组织和大多数甲状腺癌中富集。此后，单剂量口服 ^{131}I-NaI 被用作原发性甲状腺功能减退症（格雷夫斯病口服剂量达 20 mCi）[13]和术后残余甲状腺癌（口服剂量达 250 mCi）

的标准治疗。已发表的 ^{131}I-NaI 口服给药后的辐射剂量测定表明，使用该治疗方法对重要器官（如关键器官红骨髓和膀胱）的辐射照射量较低（可接受范围）[14]。

如第 7 章所述，无论是基于平面显像还是断层显像，要从影像获得准确的肿瘤内部放射性核素的辐射剂量，都需要有能准确定量的显像设备支持。尽管许多机构并未常规进行辐射剂量测定，并且这也不是人体放射性核素治疗中的强制要求，但辐射剂量能够为治疗提供宝贵的指导，尤其对于因反复治疗引起骨髓过度照射或治疗位于重要结构附近的病变情况下，辐射剂量都是需要着重考虑的问题[15]。

口服 5 mCi^{131}I-NaI 后，连续采集 4 天的全身图像，通过剂量测定，更多的治疗意见得到了证实。^{131}I 从胃逐渐分布至主要器官，肺转移瘤处 ^{131}I 的浓度升高，身体其他部位的 ^{131}I 持续洗脱（图 11.2）。当身体其

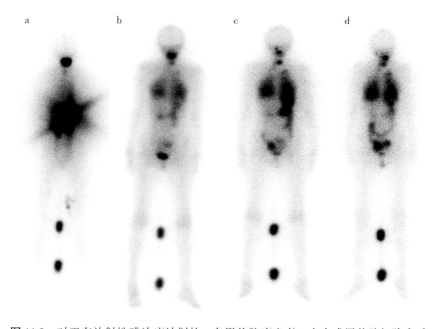

图 11.2　对于有放射性碘治疗计划的一名甲状腺癌患者，在完成甲状腺切除术后，口服 5 mCi^{131}I-NaI 后立即（10 min）（a）、22 h（b）、42 h（c）和 67 h（d）时进行一系列全身显像。^{131}I 逐渐通过身体从正常器官中排出，甲状腺床和肺转移瘤中残留 ^{131}I 摄取。将标准品置于两腿之间，以供定量参考。考虑到关键器官（肺、膀胱和红骨髓）的辐射吸收剂量，图像和基于图像的剂量测定可以为确定放射性活度剂量提供指导

他部位受到较低水平的辐射照射时，24 h 后转移瘤仍保留<2% 的 ^{131}I 浓聚，或小于 4 mCi（由 200 mCi 的预期口服剂量得出），这些剂量能够长时间抑制和（或）消除肿瘤（通常 5 年内无复发）。

（2）无肿瘤亲和力的局部非密封颗粒放射性药物　无肿瘤亲和力的非密封颗粒放射性药物的局部应用可通过乳腺淋巴显像来说明，即瘤周注射 0.5 ~ 2.5 mCi 的 ^{99m}Tc- 硫胶体后通过多平面显像来识别前哨淋巴结（图 11.3）。通常只有极少量（<1%）的硫胶体微粒通过淋巴管到达前哨淋巴结，而大部分示踪剂无限期滞留在注射部位，直至完全衰变。对于计划进行乳腺癌切除术的患者，这是一个没有争议的问题。

1.25 h P.I. 左侧乳腺淋巴闪烁显像 1

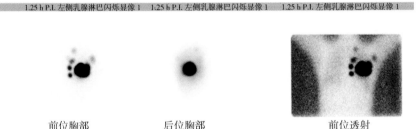

前位胸部　　　　　　后位胸部　　　　　　　　前位透射

图 11.3　一名左乳腺癌患者瘤周注射 0.5 mCi 的 ^{99m}Tc- 硫胶体 80 min 后，前、后位采集静态图像，并配以透射本底以确定身体轮廓。在左腋窝和左内乳淋巴结中发现多个淋巴引流部位。注射部位残余放射性剂量少于 1% 的注射剂量

（3）非密封可溶性放射性药物的局部使用　以下病例可以说明这一点：一名乳腺癌患者通过组织间隙注射了 ^{99m}Tc-MDP，在随后的 10 min 和 1 h 分别进行了平面显像以及 SPECT-CT 断层显像以确认前哨淋巴结（图 11.4）。在图像上观察到示踪剂迅速通过淋巴管到达前哨淋巴结，随后示踪剂逐渐被骨骼（示踪剂的最终靶器官）摄取。本研究显示了局部给予可溶性放射性药物的通过，同时也显示了其从注射部位经双重途径（淋巴引流和静脉回流）的有序通过，药物进入全身循环后最终沉积到靶器官中。与图 11.3 中排出率<1% 的颗粒放射性药物相反，大量（>50%）的可溶性放射性药物离开注射部位到达靶器官（骨骼）。

临床前研究（第 8 章）显示，与注射 ^{18}F- 氟化钠相比，将可溶性肿瘤定位剂 ^{18}F-FDG 注射至大鼠肿瘤异种移植物中后，连续 PET 成像显

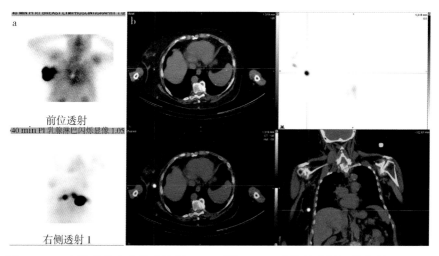

图 11.4　一名被意外在右乳房注射 20 mCi^{99m}Tc-MDP（骨示踪剂）的患者，40 min 时的静态图像及 1 h 时的 SPECT-CT 图像。静态图像显示右侧淋巴引流管道和右腋窝淋巴结迅速显影（a）。SPECT-CT 图像准确地显示了右腋窝淋巴结（b）。示踪剂可能通过局部毛细血管和静脉回流至全身，从而使骨骼显影。本病例再次显示通过间质注射可溶性放射性药物后出现淋巴管和静脉的双重引流

示注射部位中药物的滞留时间延长。这些发现证实，与使用类似的不具有肿瘤定位能力的放射性药物相比，瘤内注射可溶性肿瘤定位放射性药物将增加药物在肿瘤内的停留时间，从而增加肿瘤的辐射吸收剂量。如第 7 章所述，放射性核素在肿瘤和其他器官中的停留时间可根据平面显像或断层扫描图像进行量化，以将其与有效性相关联。理论建模中的辐射吸收剂量分数（S 值）（如第 6 章所述）以及通过显像确定的停留时间（第 7 章）将提供充足的剂量测定数据，以确定特定放射性药物在局部 / 瘤内注射中是否安全有效。LRCT 的这种基于图像的辐射剂量测定方法可以很容易地应用于临床研究。

（4）具有肿瘤亲和力的局部可溶性放射性药物　尽管注射部位的意外渗漏很少发生（在我们的 PET 临床中心中<0.5%），但对一例注射部位出现大量外渗的患者的研究中，通过第二天重复显像，提供了宝贵的生理学见解。大部分注射的放射性药物滞留在右肘前窝（标准摄取值 SUV 为 189，而期望值小于 1）和淋巴管中，右腋窝可见两个淋巴结（图 11.5）。第二天在不存在外渗情况下进行的重复扫描显示注射部位无

异常摄取（图 11.5b）。右腋窝两个淋巴结均可见高 FDG 摄取，推测为转移瘤。

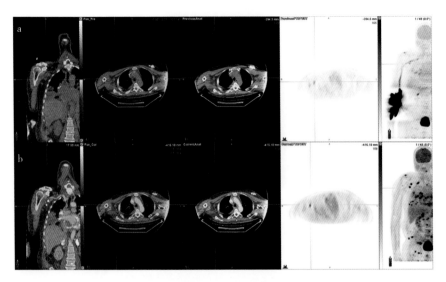

图 11.5　一名癌症患者（主诉无不适）在注射 8 mCi^{18}F-FDG 1 h 后采集的 PET-CT 图像发现右肘前窝注射部位出现意外渗漏。（a：上排图）^{18}F-FDG PET-CT 显示右肘前窝和右腋窝有渗出。注射部位的 SUV 为 189，表明滞留量高。尽管如此，仍可见右腋窝淋巴结转移瘤，随后通过重复 ^{18}F-FDG PET-CT 显像得到证实。（b：下排图）重复 ^{18}F-FDG PET-CT 图像显示右腋窝淋巴结、肺和全身多处转移

　　该研究表明，通过肿瘤内或肿瘤周围间质注射 ^{18}F-FDG 或其他亲肿瘤放射性药物也可用于诊断淋巴结转移瘤。使用可溶性亲肿瘤放射性药物淋巴显像方法直接显示转移淋巴结将是癌症治疗令人期待的进展。因此，有必要进行进一步研究以证实其实用性。

（三）LRCT：密封与非密封放射性药物

　　最近发表的一项正在进行的使用 ^{32}P 标记的 OncoSil（通过含硅微粒的中子活化产生 ^{32}P）治疗不能通过手术治疗的胰腺癌的多中心临床试验（美国），为局部使用密封放射性核素与局部使用非密封放射性药物之间的对比提供了例证[16]。事实上，在由 9 名患者组成的整个研究组中未观察到急性毒性反应[17]。在一个由 4 名患者组成的 MDACC 队列中，他们接受瘤内注射（通过内镜超声引导）^{32}P-OncoSil 的规定放射

性剂量，在长达 2 周的初始观察中未观察到急性毒性反应。进一步分析显示，平面闪烁显像测定 7 天内的放射性滞留率在 72% 到 0% 之间变化。2 周时有 72% 的滞留且 6 个月时生物标志物恢复正常的患者的 CT 图像上观察到肿瘤消退，而 7 天时胰腺中 ^{32}P 滞留较低的患者复发较早。

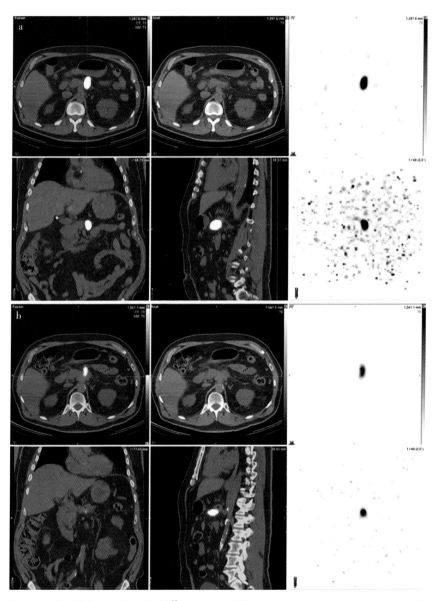

图 11.6　在内镜超声引导下注射 ^{32}P-OncoSil（微粒）后，2 小时（a）和 7 天（b）的 SPECT-CT 图像显示注射部位（胰腺癌）存在持续滞留[17]

尽管生产的这些微粒含有放射性核素且能够限制其自身扩散至靶区以外，但放射性活度位置与肿瘤位置仍存在显著偏离，表明在放射性核素完全衰变前，微粒就已经出现了显著偏离。无法对从胰腺癌中排出的放射性活度（可能包埋在微粒内）进行定位，可能是因为其活度很小，低于检测的空间分辨率。然而，根据患者的症状或血液检查，放射性核素的偏离未造成不良反应。此外，初步结果表明，在 4 名患者这一小样本量中，通过显像检测到放射性滞留与治疗肿瘤的有效性相关。这些发现证实了放射性滞留（停留时间）对于局部放射性核素癌症治疗至关重要。在给药剂量范围内，密封放射性核素的非预期偏离（可能是由于泄漏）不会对患者造成显著的全身或局部不良反应。

选择局部途径（间质、瘤内或鞘内）给药的非密封放射性药物将出现更少的非预期毒性反应，因为其可以迅速进行局部扩散，通过静脉途径以及淋巴管（回流作用比前者小）迅速回流至体循环。通过使用包括 PET-CT 和 SPECT-CT 在内的最新显像方法，可对非密封放射性药物的生物分布进行监测，并进行辐射剂量测定，以评估其有效性和潜在毒性。在 LRCT 临床试验中使用密封放射性核素需要通过 IDE 监管途径获得批准，相比之下，使用非密封放射性药物几乎肯定需要经历更为繁重的 IND 监管途径。

（四）新型放射性药物与市售放射性药物的选择

对于癌症的治疗，可通过经皮注射、内镜注射或鞘内注射局部递送放射性药物，注射时有无图像引导，具体取决于是否能够联合使用介入放射学技术。对于使用密封或非密封放射性药物开发 LRCT，监测生物分布和进行辐射剂量测定对有效性和安全性而言至关重要。

选择放射性药物需要考虑已知的安全性和有效性数据、预期的治疗持续时间（对比停留时间）以及所研究放射性药物的分子特征。虽然研究新药物和新途径肯定能激发创意并有助于累积知识产权，但使用替代给药途径对已知药物和已知途径进行研究可能在启动和完成研究过程中遇到的监管和后勤障碍更少。使用来自其他 IND 的已知放射性药物的优势是可以采用已知的全身毒性数据，而将局部毒性或有效性问题作为研究的主题。使用已知的市售放射性药物可能成本高昂，但是其具有可根据需要和临床等级提供药物的物流优势。已知的可用放射性核素与放射性药物之间有大量可能的组合，这的确将使仅受想象力和可用资源限制的 LRCT 研究得以进行。

在设计 LRCT 临床试验之前，需要仔细考虑上述所有问题和因素。对于 LRCT 的成功进行，剂量测定建模指南（第 6 章）、基于图像的剂量测定（第 7 章）和临床前试验（第 8 章）是必不可少的。当然，高质量的放射性药物供应（第 10 章）、细致的介入放射学支持（第 5 章）以及患者筛查和监测对 LRCT 的成功也至关重要。然而，药代动力学优势（因为具有高初始递送量）和可用于直接监测放射性药物生物分布的显像方法是 LRCT 的主要优势。随着放射性治疗药物和闪烁显像设备的最新发展，LRCT 将成为减轻癌症患者痛苦的重要治疗工具。

二、LRCT 的未来：还能实现哪些目标

随着使用放射性药物全身给药进行癌症治疗的应用日益增多，未来 LRCT 确实有望帮助缓解人类的痛苦。以下条件可能有助于 LRCT 更快地进入临床领域。

（1）更好的检测和监测工具　第一，由于有了更多先进的扫描仪可用于监测、定位和定量放射性药物，以及更多的放射性药物可用于全身治疗，更多的 LRCT 方法正在临床上投入使用。几项并行的科学发展将有助于加速 LRCT 临床试验发展，例如全身 PET-CT 扫描仪的最新进展，该扫描仪可实现对放射性药物的快速、准确量化和定位[18]。第二，使用 ^{18}F-FDG 等放射性药物对浅表病变（动物或人类）进行 LRCT 后，可应用切连科夫光成像研究放射性药物的生物分布（第 8 章）。

（2）与放射学进行更好的整合　LRCT 中由放射性药物分布产生的高信噪比也为探索在体条件下电离辐射对软组织和肿瘤的作用提供了独特的机会。如何将放射性物质远程靶向递送至靶器官[19]以及监测电离辐射与生物材料之间相互作用需要进一步研究。

（3）联合其他治疗方式　合理地联合使用 LRCT 和全身治疗（包括免疫治疗）可产生协同效益，同时最大限度地减少单一治疗方式造成

的不良反应。与传统的外放射治疗和（或）质子治疗合并应用，可以同时兼顾两种方法分别具有的高辐射剂量率和低辐射剂量率减灭肿瘤的优势。

（4）用作诱导癌症免疫的潜在手段　应进一步探索 LRCT 作为预防肿瘤复发手段的可能性（如第 8 章中的 NuTuVIS）。如果在人体内能够复制 LRCT 抑制移植瘤生长的成功效果（与在大鼠实验和 cTVT 犬肿瘤模型中所报告的情况相同），那么这种额外的优势将是人类在 LRCT 领域另一个值得追求的目标。

（5）当前临床试验的潜在变化和替代方法　LRCT 方法可以对注射到组织（肿瘤）的放射性核素进行体内监测和持续量化。由于有许多市售的放射性治疗药物可供使用，LRCT 无疑可以用作当前局部放疗试验（例如检测远位效应和免疫应答的试验）的平行方案或替代方案[20, 21]。

更有创意的替代方案可能包括瘤内注射放射性药物与辐射增强纳米粒子（如欧洲试验中使用的氧化铪或 NBTXR3）的混合物（通过共沉淀法或吸附法形成）[22]。在瘤内注射毫克级别的此类药剂后，外射束辐射的瘤内辐射剂量可增加至 9 倍[23]。准确量化随时间变化的注射物可对放射治疗增强剂进行准确的剂量测定。相反，辐射增强剂可使所选放射性药物的辐射剂量增强数倍，可能足以提供肿瘤内的辐射剂量，甚至无须使用外射束。

LRCT 的局部放射性核素监测也可用于增强中子俘获治疗（neutron capture therapy，NCT），该疗法利用热中子束以激活硼（^{10}B 用于瘤内质子生成）或钆（^{155}Gd 或 ^{157}Gd 用于瘤内光子生成）[24]。已生产出经 ^{18}F 标记的硼放射性药物来监测 NCT 中肿瘤的硼摄取[25]。虽然通过瘤内注射可避免全身毒性反应以实现更高的有效性，但也需要对肿瘤中滞留的硼进行量化，从而得到更准确的中子束规定剂量。因为 ^{153}Gd 发射 γ 射线，所以 Gd 含量可在 NCT 中进行量化。当将 ^{155}Gd 和 ^{157}Gd（天然丰度分别为 15% 和 16%）混合以产生瘤内中子活化注射物时，可以对 ^{153}Gd 进行显像并使用 ^{155}Gd 和 ^{157}Gd 的推导计算结果对 ^{153}Gd 进行定量。然后可以确定肿瘤内钆的定位和滞留情况，以便进行准确的剂量测定，从而得到计划给予的中子束精确剂量。此外，瘤内注射含有 ^{153}Gd

（放射性）和具备放射性增强剂性质的天然 Gd 化合物的混合物，通过热中子捕获，大量的 ^{155}Gd 和 ^{157}Gd 能够在肿瘤内产生强烈的 γ 射线，这将是另一项有价值的尝试。

利用当前最新的放射性药物、现有的剂量测定模型以及可用的扫描仪和成像算法，可以对上述所有令人兴奋的可能性进行研究。越来越多的放射性治疗药物正在进入临床阶段，更好的剂量测定模型和更简单的成像算法也正在开发中。用于人类和动物的新一代扫描仪正在实现商业化。虽然密封和非密封放射性核素之间的监管途径仍然较为严格，但在动物实验和临床实践中，这种区别正在变得越来越小。此时正是研究在肿瘤和正常组织中局部放射性核素扩散和滞留的绝佳时机。进一步探索的结果将为 LRCT 和其他肿瘤学学科的进一步发展提供宝贵的建议，以更大限度地减轻癌症带给人类的痛苦。

（杜立晴　童冠圣　译审）

参考文献

1. Andresen NS, Buatti JM, Tewfik HH, Pagedar NA, Anderson CM, Watkins JM. Radioiodine ablation following thyroidectomy for differentiated thyroid cancer: literature review of utility, dose, and toxicity. Eur Thyroid J. 2017; 6 (4) : 187-96.

2. Wiseman GA, White CA, Stabin M, Dunn WL, Erwin W, Dahlbom M, et al. Phase I/II 90Y-Zevalin (yttrium-90 ibritumomab tiuxetan, IDEC-Y2B8) radioimmunotherapy dosimetry results in relapsed or refractory non-Hodgkin's lymphoma. Eur J Nucl Med. 2000; 27 (7) : 766-77.

3. Boucek JA, Turner JH. Validation of prospective whole-body bone marrow dosimetry by SPECT/CT multimodality imaging in (131) I-anti-CD20 rituximab radioimmunotherapy of non-Hodgkin's lymphoma. Eur J Nucl Med Mol Imaging. 2005; 32 (4) : 458-69.

4. Delouya G, Bahary P, Carrier JF, Larouche RX, Hervieux Y, Beliveau-Nadeau D, et al. Refining prostate seed brachytherapy: comparing high-, intermediate-, and low-activity seeds for I-125 permanent seed prostate brachytherapy. Brachytherapy. 2015; 14 (3) : 329-33.

5. Stubbs JB, Strickland AD, Frank RK, Simon J, McMillan K, Williams JA. Biodistribution and dosimetry of an aqueous solution containing sodium 3-(125I) iodo-4-hydroxybenzenesulfonate (Iotrex) for brachytherapy of resected malignant brain

tumors. Cancer Biother Radiopharm. 2000; 15 (6) : 645-56.

6. Wernicke AG, Sherr DL, Schwartz TH, Pannullo SC, Stieg PE, Boockvar JA, et al. Feasibility and safety of GliaSite brachytherapy in treatment of CNS tumors following neurosurgical resection. J Cancer Res Ther. 2010; 6 (1) : 65-74.

7. Arnold CA, Pezhouh MK, Lam-Himlin D, Pittman ME, VandenBussche C, Voltaggio L. 90Y-TheraSpheres: the new look of Yttrium-90. Am J Surg Pathol. 2019; 43 (5) : 688-94.

8. Aranda E, Aparicio J, Bilbao JI, Garcia-Alfonso P, Maurel J, Rodriguez J, et al. Recommendations for SIR-Spheres Y-90 resin microspheres in chemotherapy-refractory/intolerant colorectal liver metastases. Future Oncol. 2017; 13 (23) : 2065-82.

9. Javed S, Bhutani MS. Endoscopic ultrasound-guided radiation therapy in pancreatic cancer. Minerva Gastroenterol Dietol. 2013; 59 (4) : 377-86.

10. Gobitti C, Borsatti E, Arcicasa M, Roncadin M, Franchin G, Minatel E, et al. Treatment of recurrent high-grade gliomas with GliaSite brachytherapy: a prospective mono-institutional Italian experience. Tumori. 2011; 97 (5) : 614-9.

11. de Campos TP, Nogueira LB, Trindade B, Cuperschmid EM. Dosimetric intercomparison of permanent Ho-166 seed's implants and HDR Ir-192 brachytherapy in breast cancer. Rep Pract Oncol Radiother. 2016; 21 (3) : 240-9.

12. Marinelli LD, Trunnell JB, et al. Factors involved in the experimental therapy of metastatic thyroid cancer with I131; a preliminary report. Radiology. 1948; 51 (4) : 553-7.

13. Soley MH, Miller ER, Foreman N. Graves' disease; treatment with radioiodine (I131) . Miss Valley Med J. 1949; 71 (4) : 131-4.

14. Marinelli LD, Hill RF. Radiation dosimetry in the treatment of functional thyroid carcinoma with I131. Radiology. 1950; 55 (4) : 494-501.

15. Sparks RB, Crowe EA, Wong FC, Toohey RE, Siegel JA. Radiation dose distributions in normal tissue adjacent to tumors containing (131) I or (90) Y: the potential for toxicity. J Nucl Med. 2002; 43 (8) : 1110-4.

16. Gholami YH, Wilson N, James D, Kuncic Z. Toward personalized dosimetry with (32) P microparticle therapy for advanced pancreatic cancer. Int J Radiat Oncol Biol Phys. 2017; 99 (4) : 1029-38.

17. Bhutani MS, Cazacu IM, Luzuriaga Chavez AA, Singh BS, Wong FCL, Erwin WD, et al. Novel EUS-guided brachytherapy treatment of pancreatic cancer with phosphorus-32 microparticles: first United States experience. VideoGIE. 2019; 4 (5) : 223-5.

18. Reardon S. Whole-body PET scanner produces 3D images in seconds. Nature. 2019; 570 (7761) : 285-6.

19. Wong FC, Boja J, Ho B, Kuhar MJ, Wong DF. Affinity labeling of membrane receptors using tissue-penetrating radiations. Biomed Res Int. 2013; 2013: 503095.

20. Bellia SR, Feliciani G, Duca MD, Monti M, Turri V, Sarnelli A, et al. Clinical evidence of abscopal effect in cutaneous squamous cell carcinoma treated with diffusing alpha emitters radiation therapy: a case report. J Contemp Brachytherapy. 2019; 11 (5) : 449-57.

21. Brix N, Tiefenthaller A, Anders H, Belka C, Lauber K. Abscopal, immunological effects of radiotherapy: narrowing the gap between clinical and preclinical experiences. Immunol Rev. 2017; 280 (1) : 249-79.

22. Bonvalot S, Rutkowski PL, Thariat J, Carrere S, Ducassou A, Sunyach MP, et al. NBTXR3, a first-in-class radioenhancer hafnium oxide nanoparticle, plus radiotherapy versus radiotherapy alone in patients with locally advanced soft-tissue sarcoma (Act. In.Sarc) : a multicentre, phase 2-3, randomised, controlled trial. Lancet Oncol. 2019; 20 (8) : 1148-59.

23. Pottier A, Borghi E, Levy L. New use of metals as nanosized radioenhancers. Anticancer Res. 2014; 34 (1) : 443-53.

24. Deagostino A, Protti N, Alberti D, Boggio P, Bortolussi S, Altieri S, et al. Insights into the use of gadolinium and gadolinium/boron-based agents in imaging-guided neutron capture therapy applications. Future Med Chem. 2016; 8 (8) : 899-917.

25. Yeh CN, Chang CW, Chung YH, Tien SW, Chen YR, Chen TW, et al. Synthesis and characterization of boron fenbufen and its F-18 labeled homolog for boron neutron capture therapy of COX-2 overexpressed cholangiocarcinoma. Eur J Pharm Sci. 2017; 107: 217-29.